肿瘤超声诊断与综合诊疗精要

赫 文 王晓蕾 王璟璐 主编

中国纺织出版社有限公司

图书在版编目(CIP)数据

肿瘤超声诊断与综合诊疗精要 / 赫文，王晓蕾，王璟璐主编. -- 北京：中国纺织出版社有限公司，2021.11

ISBN 978-7-5180-8919-2

Ⅰ. ①肿… Ⅱ. ①赫… ②王… ③王… Ⅲ. ①肿瘤—超声波诊断②肿瘤—诊疗 Ⅳ. ①R730.41②R73

中国版本图书馆 CIP 数据核字(2021)第 195981 号

责任编辑：樊雅莉 高文雅 责任校对：高 涵 责任印制：王艳丽

中国纺织出版社有限公司出版发行

地址：北京市朝阳区百子湾东里 A407 号楼 邮政编码：100124

销售电话：010—67004422 传真：010—87155801

http://www.c-textilep.com

中国纺织出版社天猫旗舰店

官方微博 http://weibo.com/2119887771

三河市宏盛印务有限公司印刷 各地新华书店经销

2021 年 11 月第 1 版第 1 次印刷

开本：787×1092 1/16 印张：16

字数：348 千字 定价：88.00 元

编 委 会

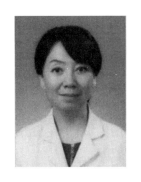

赫文,女,副主任医师,任职于哈尔滨医科大学附属第二医院,从事肿瘤内科临床、教学与科研工作23年,擅长头颈部肿瘤、软组织肿瘤、乳腺癌、肺癌、结直肠癌、胃癌、卵巢癌、子宫颈癌、子宫内膜癌的诊疗。在肿瘤科常见病及疑难杂症的诊治方面积累了丰富的临床经验。主持参加国家自然科学基金及省市级科研项目多项,发表SCI论文及国家级学术刊物论文十余篇。北京医学奖励基金会肺癌医学会常委,黑龙江省医促会肿瘤精准医疗专业委员会常委,黑龙江省医促会肿瘤MDT专业委员会常委,黑龙江省肿瘤医学会胃学组委员,黑龙江省康复学会肿瘤专业委员会委员,黑龙江省中西医结合老年病学会委员。

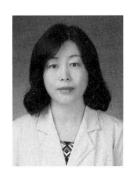

王晓蕾,副主任医师,医学博士,任职于哈尔滨医科大学附属第二医院住院处超声科,硕士研究生导师。中国医学影像技术学会腹部超声专业委员会委员,黑龙江省医师协会儿科MDT分会副会长,哈尔滨市超声医学工程学会副会长,黑龙江省医疗保健国际交流促进会肿瘤MDT专业委员会委员,黑龙江省医学会乳腺分会委员,黑龙江省核医学会理事,黑龙江省老年医学会超声专业委员会委员,黑龙江省医学会产前诊断专业委员会委员,第五届省委保健委员会干部保健专家组成员。1995年获哈尔滨医科大学临床日语医疗专业学士学位,2002年获哈尔滨医科大学影像医学与核医学专业硕士学位,2007年获哈尔滨医科大学人体解剖学与组织胚胎学专业博士学位。从事腹部及浅表器官的临床超声诊断与介入治疗工作,擅长腹部器官、妇产科疾病、浅表器官、外周血管的超声诊断,并熟练掌握超声引导下的各种介入治疗技术。近年来发表SCI论文4篇及核心期刊论文多篇,参编著作6部,获得黑龙江省卫生厅医疗新技术一等奖2项,黑龙江省自然科学技术学术成果奖二等奖1项,目前参与国家自然科学基金课题1项、省攻关课题1项,主持省级教育课题1项、市科委攻关课题1项、横向合作课题1项。

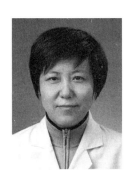

王璟璐,女,副主任医师,副教授,任职于哈尔滨医科大学附属第二医院肿瘤放疗科,多年从事各种实体瘤的放射治疗及相关综合诊疗,在临床工作中积累大量经验,尤其擅长胸部肿瘤、头颈部肿瘤、颅内肿瘤的诊断和治疗,担任多瘤种MDT团队专家,多次在大型学术会议担任讲者及讨论嘉宾,现任黑龙江省医学会肿瘤放疗专业委员会副主任委员,黑龙江省医师协会妇科放疗专业委员会副主任委员,北方放疗治疗协作组委员,在从事临床工作中亦注重进行科学研究,发表SCI论文数篇,其中一篇影响因子为5.0,参加各级学术课题研究多项。

前　言

　　恶性肿瘤已成为国民死亡的主要原因之一,其死亡率已上升至首位,成为人类生命健康的"第一杀手"。因此,解除患者痛苦,延长患者生命,是广大肿瘤科医务工作者目前需要解决的重大问题。超声医学是超声综合成像技术应用于临床的诊断方法,是理论性和实践性很强的学科,在临床医学中的应用越来越广泛,与肿瘤科有着密切联系。随着超声影像技术临床应用范围的日益扩大,为了工作在临床一线的广大医务人员更好地学习和运用超声诊断和肿瘤诊疗技术,了解和掌握更多有关肿瘤诊治的新理论、新观点、新技术,以便更加出色地完成肿瘤疾病相关的诊疗工作,本书编委会成员在广泛参考国内外文献,结合自身多年丰富临床经验的基础上,编写了此书。

　　本书共分为三章,内容包括肿瘤超声诊断、肿瘤内科治疗及肿瘤放射治疗。介绍了临床常见肿瘤的超声表现及诊断,常见肿瘤的病因与发病机制、临床表现、诊断与鉴别诊断、系统治疗,阐述了肿瘤科领域的基本理论、基本知识和基本技能,以及肿瘤科的常见病、多发病等。

　　本书在系统性及概念完整的基础上,力求突出先进性及实用性,内容简明扼要,条理清楚,便于查阅;本书对于每个系统的疾病都列出临床基础和临床意义,与临床知识密切结合,并不是孤立的超声知识传授,力求使读者能够将超声表现与临床实际相结合,便于更好地理解和掌握;全书图文并茂,精心挑选典型超声图像百余幅,并加以标注,更直观、易懂。

　　全书内容涵盖广泛,条理清晰,具有科学性、实用性、综合性等特点,适用于肿瘤科及相关科室的医务人员参考和学习。

　　本书在编写过程中,借鉴了诸多肿瘤相关书籍与论文等资料,在此表示衷心感谢。由于本编委会人员均来自哈尔滨医科大学附属第二医院,工作在临床一线,身负肿瘤临床诊治工作,故编写时间有限,难免有错误及不足之处,恳请广大读者见谅,并给予批评指正,以更好地总结经验,达到共同进步、提高肿瘤相关医务人员诊疗水平的目的。

《肿瘤超声诊断与综合诊疗精要》编委会

2021 年 7 月

目　　录

第一章　肿瘤超声诊断

第一节　肝脏肿瘤

一、肝脏良性肿瘤

（一）肝血管瘤

1.病因病理

肝血管瘤是肝脏较常见的一种良性占位性病变，据统计，发病率为0.35%～2%，占肝脏良性肿瘤的40%～71%，可发生于肝脏的任何部位，但以右叶多发，可发生于任何年龄，但以30～70岁多发，女性多见。大小从几毫米到几十厘米不等。病理上分为海绵状血管瘤和毛细血管性血管瘤，海绵状血管瘤较为多见。日益发达的超声技术在临床的广泛应用，使肝血管瘤的检出率和诊断率不断提高。根据声像图特点，肝血管瘤分为强回声型血管瘤、低回声型血管瘤、混合回声型血管瘤和无回声型血管瘤。

2.声像图特征

（1）强回声型：多分布于右叶，多为圆形或类圆形，偶可见呈弥漫分布全肝的结节型。一般＜5 cm，偶见巨块型，直径可达20 cm，内部为条状强回声，间有细小无回声，形成筛网状结构。当有钙化时可见斑片状强回声。肝血管瘤一般边界清楚规则，有的呈分叶状，周边无声晕，典型的周边可见3 mm左右的回声增强带，光带与周边肝脏组织和肿瘤之间不间断，形成典型的肝脏血管瘤声像图特征"浮雕征"（图1-1）。当有小血管进入瘤体内时，病变边缘出现凹陷性缺损即裂隙，称为"裂开征"。后方回声一般无改变或略有增强，肝脏外形和轮廓一般没有改变，当病变较大且邻近表面时，肝包膜可有突起表现，病变一般对肝内血管、胆管无挤压和推移现象。对周边肝组织也无浸润及播散现象，呈孤立性占位灶。瘤体内可见星点状或斑片状血流信号，脉冲多普勒（PW）检测一般以肝动脉血流频谱为主，彩色多普勒能量图（PDI）显示瘤体血流明显增多且呈彩色信号充填，可提高血流的检出率。肝血管瘤表现为慢进慢退，即慢显影。特征性表现首先是瘤体边缘增强呈环状，瘤体中央逐渐增强，但晚于周围肝组织，消退也晚于周围肝组织。

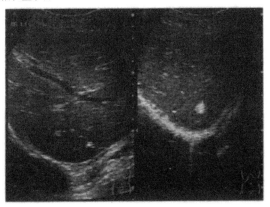

图1-1　肝血管瘤（浮雕征）

（2）低回声型：可分布于肝脏任何部位，瘤体常呈椭圆形、类圆形或分叶状，多小于 5 cm。内部回声呈稀疏网状低回声，其间偶有点状强回声或不规则带状回声（图 1-2）。边界清晰，可有完整高强回声包膜呈"线环征"，周围肝组织回声正常，对血管、肝管无明显推移、压迫征象。由于低回声血管瘤血窦腔隙较大，血流速度缓慢，PDI 能显示斑片状、绒球状彩色血流，如采集到动脉血流，多为低阻血流，阻力指数（RI）＜0.55。声学造影显示为慢进慢退型，与强回声型相似。

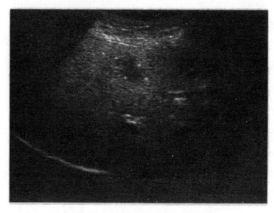

图 1-2 肝血管瘤（低回声型）

（3）混合回声型：多分布于肝右叶，瘤体大多呈圆形，瘤体多大于 5 cm，内部回声杂乱，有纤维条索状强回声，又有含液较多的无回声窦腔，形成纵横交错的不规则回声。与肝脏有明显的界限，有完整包膜，后方回声一般稍增强。一般肝脏外形无明显改变，当瘤体较大时，肝脏包膜会有明显突起。瘤体周边无卫星灶，对周围肝组织无浸润现象（图 1-3）。彩色多普勒血流成像（CDFI）和 PW 检测，实质部分可探及明显血流信号，RI＜0.55。声学造影显示为慢进慢退型。

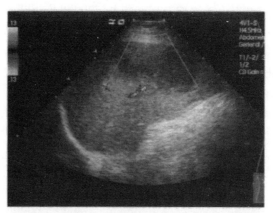

图 1-3 肝血管瘤（混合回声型）

（4）无回声型：极为少见，瘤体呈圆形或类圆形。内为无回声，透声较肝囊肿差，调高增益可见囊内有稀疏回声。与肝脏界限明显，有完整囊壁，后方回声一般稍增强伴侧方声影。一般肝脏外形无明显改变，对周围肝组织无浸润现象（图 1-4）。周边可见血流环绕，可见血流进入囊内，RI＜0.55。声学造影显示为慢进慢退型。

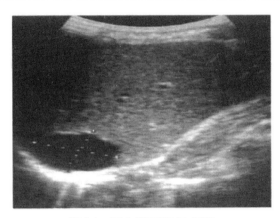

图 1-4　肝血管瘤(无回声型)

3. 鉴别诊断

(1)强回声型肝癌:多有肝炎及肝硬化病史,肝功能可异常、甲胎蛋白(AFP)升高。肿块内部回声分布多不均匀,瘤内有瘤结节呈"镶嵌征"。肿块周围多有"卫星灶",常有静脉癌栓形成,对周围血管、肝管有推移现象。

(2)非均匀性脂肪肝:一般无明显临床症状,肝功能可轻度异常,部分患者血脂升高。病变为致密高回声,无立体感,后方回声无改变,对周围组织无明显播散现象,对周围血管、肝管无明显推移现象,无"卫星灶"。

(3)肝脏局限性结节增生:多无明显临床症状,多为强回声或稍低回声,分布常不均匀,后方回声稍增强,周围肝组织正常或表现为脂肪肝。动脉血流在病灶中形成分支,多为 I_d、II_b 型,RI<0.65。

(4)肝脏小腺瘤:临床上患者偶有上腹部不适感,病灶回声明显较低,当瘤体内有出血时表现为不均匀回声,后方回声无明显变化,周围肝组织正常。当瘤体较大时可突出于肝表面,瘤内可见动脉血流,多为 I_d、II_b 型,RI<0.65。

(5)低回声型肝癌:常见右上腹隐痛、AFP升高,瘤体较大时对周围组织有推移、压迫征象,可有"卫星灶",周边有声晕,低回声,后方回声正常或略衰减,有"镶嵌征",瘤内血管 RI>0.75。

(6)恶性淋巴瘤:发热,体重下降,呈恶性体征,低密回声,包膜不明显,后方回声稍增强,大多对周围肝组织无影响,有的有浸润现象。

(7)肝囊肿:一般患者临床无明显症状,肝囊肿内无回声,边缘清晰,包膜完整,可见后方回声增强及侧方声影,无明显血管进入,周围肝组织正常。

(8)原发性肝癌(混合回声型):右上腹隐痛、AFP升高,为囊实不规则混合性回声,有"镶嵌征"、声晕等特征,对周围肝组织有浸润,有"卫星灶"。

4. 点评

肝血管瘤是肝脏良性肿瘤中发病率最高的肿瘤,肿瘤内部由血窦、血湖以及血窦壁、血管间隙间的纤维隔相间组成,且各组成成分变化较大,引起声像图千变万化,形成强回声型、低回声型、混合回声型及无回声型声像图表现,混合回声型以及无回声型的诊断和鉴别诊断尤为重要。

近年来,彩色多普勒及彩色多普勒能量图广泛应用于临床后,明显提高了血流检出率,为血管瘤的诊断与鉴别诊断提供了一定的佐证,但其特异性有待进一步研究。

声学造影技术,如间歇二次谐波声学造影、脉冲反向谐波成像、编码谐波血管造影法等,广泛应用于超声诊断后,为血管瘤的诊断与鉴别诊断提供了有较高诊断价值的信息。特别要指出的是,大部分肝血管瘤声学造影表现为慢进慢退型,但极少数血管瘤也会出现瘤体内血流速度较快,或发生动静脉畸形,表现为肝癌样快进快出型,给诊断与鉴别诊断带来一定困难。必要时行超声引导下穿刺活检,进行病理学诊断。

(二)肝腺瘤

1.病因病理

肝腺瘤是肝脏良性肿瘤之一,发病率较低,右叶多见,女性发病率高于男性,尤以孕妇和青年女性多见,可能与体内雌激素水平较高及长期服用避孕药物有关。根据肿瘤细胞学分类,可分为肝细胞性腺瘤、肝胆管细胞性腺瘤和混合性肝腺瘤。

2.声像图特征

(1)肝细胞性腺瘤:以右叶多发,小的呈圆形,大的多呈类圆形,偶见有带蒂而突出于肝外。肿瘤大小不一,小的仅几毫米,大的可达 20 cm。5 cm 以内的肿瘤,内部大多呈均匀细密低回声,大的肿瘤常因血运不足发生坏死,继而出现液化、纤维化、钙化,声像图也发生相应改变。有时还会发生瘤体破裂,腹腔大量积血,出现急腹症征象,需及时治疗,否则有生命危险。声像图表现为肿瘤边界清楚,有完整光滑的包膜,后方回声无改变或稍增强。

(2)肝胆管细胞性腺瘤:本病临床少见报道,常单发,也可多发,约 90% 的肿瘤直径小于 1 cm。早期无任何症状,随着瘤体长大,可出现上腹不适、隐痛等非特异性症状。声像图表现为肿瘤边界清楚,少有包膜,无明显特征性,与肝细胞性腺瘤难以鉴别,一般在手术后进行病理学检查确诊。

(3)混合型肝腺瘤:大多呈圆形,有的呈不规则形,一般多发生于儿童,肿瘤较大,常超过 10 cm,可发生恶变。因瘤体包含肝细胞性瘤体组织和胆管细胞性瘤体组织,内部回声多杂乱,为囊、实混合体,囊性部分还可见线样或较粗分隔,有时还见有斑片状高回声。声像图表现为肿瘤边界清楚,有包膜。因一般瘤体较大,对周围肝组织有压迫和推移现象。

3.鉴别诊断

(1)低回声型血管瘤:临床上常无明显症状,超声表现为稀疏的网状低回声,边界清晰,包膜完整,后方回声增强,可见"线环征",周围肝脏组织正常。

(2)混合型肝血管瘤与混合型肝腺瘤:前者临床上无明显自觉症状,内回声呈网络状,边界清晰,包膜完整,周围肝脏组织无明显影响。

4.点评

肝腺瘤发生率很低,肝胆管细胞性腺瘤更为罕见。混合型肝腺瘤多发生于儿童,直径一般较大,超过 10 cm。超声缺乏特征性表现,在声像图上与肝癌鉴别有一定困难,彩色多普勒检查显示血流 RI 相对较低,对鉴别诊断有一定参考价值。必要时行超声引导下穿刺活检。

二、原发性肝癌

原发性肝癌是我国常见的恶性肿瘤之一,据统计,发病率占各种恶性肿瘤的第 3 位,死亡率占各种恶性肿瘤的第 2 位,早期诊断十分重要。好发年龄为 30～50 岁,男性多于女性,病因尚未完全明确,但主要与乙型肝炎病毒感染、黄曲霉毒素、水源污染或某些生物性、化学性毒素有关。组织学分型为肝细胞性肝癌、胆管细胞性肝癌和混合型肝癌,因组织形态、肿瘤发展过程不同以及肿瘤的大小等因素,声像图表现差异较大。

（一）肝细胞性肝癌

1.病因病理

肝脏原发性恶性肿瘤绝大多数为肝细胞性肝癌,约占肝脏原发性肝癌的 90%,在声像图上从肿瘤大小来分,一般分为结节型、巨块型、弥漫型。从肿瘤的内部回声特点来分,一般分为高回声型、低回声型、等回声型以及混合回声型。

2.声像图特征

（1）结节型:肿块多为圆形或类圆形,一般<5 cm,多为单发,亦可多发,内部回声分布不均匀,边界尚清楚,周围可见低回声晕圈,即声晕,病灶周边亦可见小卫星灶。<3 cm 的癌灶结节,多为低回声型,称为小肝癌（图 1-5）。

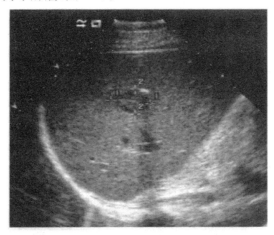

图 1-5　原发性肝癌(结节型)

（2）巨块型:肿块常>7 cm,大的>10 cm,形态不规则,呈类圆形、椭圆形或分叶状,多数伴有宽窄不一的声晕,常有中断和残缺,以声晕为界限,其与肝实质分界较清楚,声晕中断处则分界模糊不清（图 1-6）。内部回声不均匀,以混合回声型居多,肿瘤内部有条状隔带使肿瘤呈"结中结"或"镶嵌征"。内部破裂出血或坏死、液化可呈不规则的无回声区,肿瘤周边常有小斑片状的强回声播散灶。

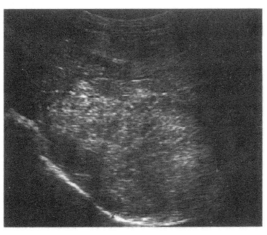

图 1-6　原发性肝癌(巨块型)

（3）弥漫型：肝脏形态多不规则，包膜不光整，肝内弥漫分布大小不等、回声不均的结节，回声强弱相间，以强回声多见，形态不规则，边界不清，可呈簇状聚集，排列紊乱，如布满整个肝脏则很难与肝硬化鉴别，但此类患者常有门静脉癌栓形成。

（4）间接征象。

1）肝脏大小和形态改变：肝脏体积常增大，如病变位于包膜下则向外呈局限性隆起，形成典型的"驼峰征"，有的呈不规则隆起使肝脏失去正常形态。

2）肝内管道压迫：肿瘤较大时可压迫肝内管道使其移位、变细、扭曲、局限性扩张、包埋，以及血管中断甚至显示不清，另外如果病灶位于肝门部或浸入胆管内或肝门区有转移淋巴结压迫时可引起肝内胆管扩张。

3）肝内转移征象：有时在肝癌的主瘤旁出现一个或多个圆形卫星灶，边界清楚，可有或无声晕，内部可为低回声或高回声，后方回声稍增强。

4）肝外转移征象：肝癌在晚期向外转移时，在肝门部及胰腺周围可出现大小不等的低回声团块，呈圆形或类圆形，部分可融合成团，即为肿大的淋巴结。部分患者还可合并癌性腹水。

5）静脉癌栓：癌栓可以出现在门静脉、肝静脉、下腔静脉中，其中门静脉发生率最高，据报道，有 40%～70% 的肝癌可出现门静脉受累，常出现在瘤体附近的门静脉内，表现为门静脉内径增宽，管壁清晰或不清，腔内充满中低或中高回声的不均质团块。肝静脉因为管径较细，因而检出率相对较低。下腔静脉癌栓如果脱落可引起肺动脉梗死而导致猝死，应予重视。弥漫型肝癌与肝硬化不易鉴别时，如果门脉中发现癌栓则诊断不难，但需与血栓相鉴别。

（5）彩色多普勒及脉冲多普勒：原发性肝癌在行动脉栓塞前血供较丰富，因而为彩色多普勒提供了可靠的基础。据报道，肝癌的血流信号检出率可达 95%，其中 98% 为动脉血流信号，明显高于肝脏其他良性病变。彩色多普勒检出肝癌内的血流信号呈线条状、分支状、网篮状、环状、簇状等。有时肝癌内可见动脉和静脉两种彩色血流信号。PW 探测出瘤体内的动脉血流常呈高阻力频谱，RI 和搏动指数分别大于 0.6 和 0.9，且平均流速呈高速型，最大流速可达 1 m/s 以上，提示肿瘤的恶性可能性大。如探测到高速低阻的动脉血流则提示肝癌内有动静脉瘘存在。门静脉癌栓形成时，彩色多普勒显示门静脉完全或不完全阻塞。PW 测及门脉栓子内动脉或静脉频谱，则提示栓子为肿瘤性，但门脉癌栓内血流检出率低，仅 18.7%。

（6）超声造影：血管造影在肝癌的诊断中，其特征表现为快进快出，与正常的肝实质及其他占位性病变存在明显差异，进一步提高了超声诊断的敏感性和特异性。

（7）超声引导下穿刺活检：超声引导下经皮穿刺活检组织学检查成为小肝癌术前诊断不可缺少的手段，确诊率能达到 90%。超声引导下穿刺损伤小，安全可靠，简便易行，实时、准确。

3. 鉴别诊断

（1）肝脓肿：临床以发热、肝区不适等为主要症状，肝脏边界光整无声晕，早期表现为均匀低回声或稍高回声，脓肿液化后为厚壁囊性包块。周围肝脏组织正常，无静脉瘤栓等其他转移声像。

（2）肝内局灶性脂肪灶：临床无自觉症状，肝区表现为均匀高回声或低回声，形态不规则，边界欠清晰，与周围肝脏组织移行自然，无占位效应，可见管道系统自然走行。

（3）混合型胆囊癌：临床患者以右季肋区隐痛、后背牵涉痛、黄疸为主要症状，肿块多为弱回声或中等回声,形态大多不规则,胆囊区探查不到正常胆囊声像,有时肿块内可见结石样强回声而提示诊断。

(4)转移性肝癌:患者常有原发肿瘤病灶或病史,有等、低、高、混合型多种回声,常多发,周边多有声晕,表现为"靶环征""牛眼征"。

4. 点评

原发性肝脏恶性肿瘤发病率高,死亡率高,是人类重要的健康杀手之一,随着医疗技术水平的不断提高,肝癌的治疗方法不断增多,特别是早期治疗,效果令人满意,因此早期发现、早期诊断十分重要。肝细胞性肝癌除以上归纳的声像图特点外,有无乙型肝炎病史,肝脏是否存在纤维化等对诊断十分有价值。研究表明,CDFI 及 PW 对肝细胞性肝癌诊断也有较高价值,一般表现为血流丰富,血流速度、搏动指数、RI 都较高。肝细胞性肝癌超声造影的特征性表现以及穿刺活检技术的使用等,使诊断变得更加准确。

(二)胆管细胞性肝癌

1. 病因病理

胆管细胞性肝癌较少见,据报道近年来有上升趋势,约占肝脏恶性肿瘤的 15%,胆管细胞性肝癌病因及发病机制尚不明确,目前认为是由肝内胆管结石和慢性炎症反复刺激引起肝内胆管内壁细胞癌变。根据原发部位分为肝门型和外周型,多发生在 50～60 岁,男女发病率无明显差别。根据胆管细胞性肝癌的声像图表现可分为厚壁乳头型、结节型、巨块型及弥漫型 4型,与肝细胞性肝癌不同,胆管细胞性肝癌常无肝硬化。

2. 声像图特征

(1)形态特征和分布:本病左右叶均可发生,以左叶多见,多为类圆形,有的形态不规则。

(2)大小及内部回声:胆管细胞性肝癌大小不一,形态各异,声像图表现千变万化,一般有如下表现和分类。①厚壁乳头型:病变区肝内胆管扩张,有的呈囊状,管壁呈不均匀增厚,最厚可达 5 mm,管腔内可见黏膜乳头状细小突起。②结节型(<5 cm):肝实质与扩张的肝内胆管内出现多个低或高回声结节,肝内结节与胆管内结节相连或不相连。③巨块型(>5 cm):较多见,一般病程较长,可发现肝门及远处淋巴结转移灶。肿块较大,无明显边界,形态极不规则,回声稍高而杂乱不均,受累胆管穿行于回声不均区中,肿块周边扩张的胆管呈截断性改变,于胆管截断处常可见肿块突入管腔。④弥漫型:肝某一叶内Ⅱ级、Ⅲ级小胆管轻度扩张,管壁阶段性增厚常呈短杆状强回声,形成一片不均匀的强回声区,肿瘤无边界。

(3)边缘和后方回声:胆管细胞性肝癌声像图特征为肿块无包膜,边界不清,呈浸润性生长,后方回声稍衰减。

(4)CDFI 及 PW:胆管细胞性肝癌呈少血供型,大部分只能检测到少量点状和斑片状血流,少部分可见动脉血流,一般为高阻型。血流动力学对此病的诊断价值有待进一步研究。

(5)造影检查:胆管细胞性肝癌由于血流动力学特点不同,超声造影可呈不典型表现,早期动脉增强相不明显,呈增强缺损型。

3. 鉴别诊断

(1)肝细胞性肝癌:肝细胞性肝癌一般呈圆形或类圆形,呈膨胀性生长,边界清晰,有假性纤维包膜。胆管细胞性肝癌形态多不规则,呈浸润性生长,边界不清,无包膜。肝细胞性肝癌内部回声一般较低且较均匀,因纤维组织较多,一般呈高回声或回声不均匀,对周围肝组织血管和胆管有推移现象。胆管细胞性肝癌声像图表现为胆管包含其中,早期就可发现肝门处及腹腔淋巴结转移灶。

(2)肝脓肿:肝脓肿回声多不均匀,形态也不规则,无明显边界,远端胆管不扩张且临床症状明显,一般诊断不难。

(3)肝内胆管结石:肝内胆管结石时胆管壁显示清晰,结石呈串珠样排列,而胆管细胞性肝癌合并肝内胆管结石时,胆管壁一般毛糙增厚,胆管壁显示不清晰,结石呈堆砌状,对门静脉有浸润时,彩色多普勒显示门静脉内血流充盈差,多无明显血流信号。

4.点评

由于胆管细胞性肝癌临床表现及声像图表现非常复杂,对此病的认识又不足,漏诊率极高,常常术后才能诊断。随着高档彩色多普勒诊断仪的临床应用,和对此病的认识提高,诊断率逐渐提高。此病的临床特征性表现是早期出现黄疸,患者体重减轻等恶病质体征,患者一般无乙肝病史,也无肝硬化表现。如在检查时发现胆管细胞性肝癌的特征性声像图表现,一般诊断并不困难。

三、肝母细胞瘤

1.病因病理

肝母细胞瘤是发生于婴幼儿的一种具有多种分化方式的恶性胚胎性肿瘤。病理成分多样复杂,如胎儿型及胚胎型上皮细胞、纤维结缔组织、骨样物质、骨骼肌纤维等。本病以 2 岁以下儿童多见,5 岁以内发病者占 90%。

2.声像图特征

(1)形态特征和分布:肝脏体积明显增大,以右叶多见,多为单个结节,也可为多个结节,常呈圆形、椭圆形或分叶状。

(2)大小及内部回声:单个肿块,肿块大小一般在 6~7 cm,也有大于 16 cm 者;结节型病灶常小于 5 cm。肿块内部回声强弱不一,分布不均匀,常可见小片状无回声区,如发现伴有声影的高回声,往往表示病变区内有钙化灶存在,对本病诊断有很大的帮助。

(3)边缘和后方回声:肝母细胞瘤边界清晰,大部分有包膜。后方回声一般无变化或稍减弱。

(4)CDFI 及 PW:肝母细胞瘤内血流丰富,可测及动脉频谱,一般为高阻力型。

3.鉴别诊断

(1)肝血管瘤:肝母细胞瘤一般为 6~7 cm,回声不均匀,肝血管瘤边界清晰,边缘锐利,可见"线环征"及"裂隙征",其内部呈网格样改变,鉴别不难。

(2)右侧腹膜后肿瘤:位于右侧腹膜后的肿块,与肝脏无明显关系,应多个切面观察,嘱患者深呼吸,可见肿块与肝脏呈矛盾运动。

4.点评

肝母细胞瘤是儿童较常见的恶性肿瘤之一,是一种起源于胚胎组织的恶性肿瘤,尤多见于 2 岁以内婴幼儿,据统计约占 73%,因肝母细胞瘤的恶性程度高,病程发展较快,儿童,特别是婴幼儿出现上腹部包块,超声检查发现肝脏较大占位性病变,结合此病的声像图特点,应尽早怀疑此病,尽早手术,以免失去治疗机会。

四、肝脏继发性恶性肿瘤

（一）病因病理

肝脏继发性恶性肿瘤是全身各组织器官恶性肿瘤通过直接浸润或门静脉转移（如消化系统恶性肿瘤）、血液循环和淋巴系统转移（如肺部、乳腺、卵巢恶性肿瘤等）而来。超声显像复杂，常直径较小但多发。

（二）声像图特征

1. 形态特征和分布

病灶较小时，肝脏大小一般无明显变化，病灶较大时可出现局限性的肝脏体积增大，继发性肝肿瘤肝左右叶均可见，无特殊分布性，可多发也可单发，大多数为多发。形态多规则，呈圆形或椭圆形。

2. 大小及内部回声

多发的转移灶病灶一般较小，单发的病灶一般较大，内部回声可呈无回声型、弱回声型、高回声型及混合回声型。

（1）无回声型：大部分为淋巴转移，少部分由病灶演变成空泡，声像图上表现为无回声。要注意与囊肿的鉴别。

（2）弱回声型：是转移性肝脏恶性肿瘤中最常见的一种，约占75％，呈圆形或类圆形，边界清楚，有完整包膜，常多发，直径一般较小，3 cm以下占50％以上，5 cm以下超过85％。"靶环征"是特征性的声像图表现，即病灶中央为等回声团块，周边是较完整的低回声光带，形似靶环；"牛眼征"是"靶环征"病灶演变而来，当"靶环征"灶中央发生坏死、液化，就形成典型的牛眼样改变；如"牛眼征"灶中央进一步液化，则演变为"空泡征"（图1-7），即周边低回声光带逐渐消失，形似空泡，呈囊肿样改变。

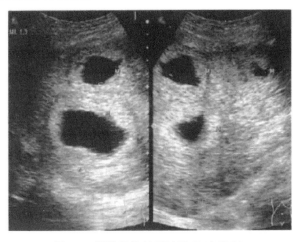

图1-7　肝脏继发性恶性肿瘤（空泡征）

（3）高回声型：高回声型约占转移性肝脏恶性肿瘤的1/5，或更多。高回声型声像图一般呈圆形或类圆形，少数呈不规则形，病变区多呈致密高回声，部分呈不均匀高回声团块，与弱回声肿瘤的"靶环征"声像图稍有不同，强回声团块周边是3 mm左右的无回声环包绕（图1-8）。

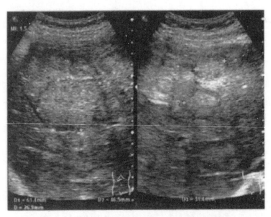

图1-8　肝脏继发性恶性肿瘤(伴声晕)

（4）混合回声型：较为少见，声像图表现也较为复杂，有的呈囊实混合型，有的呈网状多房回声型，有的呈圆环状高回声型，有的直接表现为强回声型。

3.边缘和后方回声

转移性肝脏恶性肿瘤边界多清晰，极少数边缘处较粗糙，并呈伪足样伸展征象。病灶周围肝组织一般正常，后方回声无明显改变。转移性肝肿瘤特征性表现为肿块周边可见完整的较宽声晕。

4.CDFI及PW

彩色肿块内血流相对较丰富，RI较高，无特异性。

5.对周围血管的影响

较小的病灶一般不引起明显的血管改变，病灶离血管较近或肿块较大，可引起血管受压和移位。

6.超声造影

肝脏继发性肿瘤来自不同的器官，因此它的血供也是多种多样的，大多数表现为少血供型，主要表现为门静脉增强，极少数为多血供型，造影表现为快进快出。

（三）鉴别诊断

肝继发性肿瘤需与原发性肝癌、小肝癌、肝血管瘤等相鉴别。

1.原发性肝癌

原发性肝癌一般无肝外肿瘤史，肿瘤生长快，多单发。无"牛眼征"，可有声晕，但声晕多不完整，常有中断残缺现象，有的声晕还会伸入瘤体内。多伴有肝硬化，癌栓多见，彩色多普勒显示瘤内血流信号非常丰富，可测及特征性的高阻动脉血流，RI>0.75。

2.小肝癌

小肝癌亦无肝外肿瘤史，大部分病例和肝硬化并存，病灶多单发，多为低回声型，内部回声均匀。彩色多普勒显示小肝癌周边较多血流信号，瘤内见点状血流信号。

3.肝血管瘤

肝血管瘤边界清晰，边缘锐利，可见"线环征"及"裂隙征"，其内部呈网格样改变，鉴别不难。

（四）点评

继发性肝脏恶性肿瘤的病理组织的多样性和发展过程中的多变性，常可在同一肝脏断面中出现多种声像图，同一种疾病在不同过程中声像图也会发生多种变化，形成声像图类型的多样化,如淋巴转移灶多为无回声,消化系统肿瘤转移多为弱回声等,有的转移灶从"靶环征"演变成"牛眼征",再演变成"空泡征"等,给诊断带来一定困难。但转移性肝脏肿瘤也有许多非常有诊断价值的特点,如有其他部位的原发灶,无肝硬化,声像图出现多发病灶,但却呈现独立结构,周围肝组织正常。直径一般都较小,特别是出现"靶环征""牛眼征""空泡征"等特征性声像图都有助于诊断。

继发性肝脏恶性肿瘤的鉴别诊断非常重要,但有些却非常困难,如与原发性肝癌的鉴别,都有声晕;"空泡征"与肝囊肿的鉴别,都是无回声等。掌握是否有原位癌,是否有肝硬化就特别重要,有原发病灶,无肝硬化的,就应该考虑癌转移。转移癌声晕不仅较宽,而且完整,原发性肝癌的声晕不完整,有的还伸入瘤体内。空泡状的转移癌与肝囊肿的鉴别应从以下方面入手:是否有其他部位肿瘤存在或病史,如果是转移病灶,一般都多于 5 个,大小相似;肝脏其他部位是否具有转移癌特征如"靶环征""牛眼征"的肿瘤。空泡状转移癌一般后方增强和侧影均不明显,有助于鉴别。

（王晓蕾）

第二节　胆囊肿瘤

一、胆囊腺瘤

（一）病因病理

胆囊良性肿瘤中以腺瘤为多见,纤维瘤、平滑肌瘤、脂肪瘤等均少见。在病理学上,腺瘤可分为单纯性腺瘤和乳头状腺瘤。一般认为乳头状腺瘤是癌前病变,腺瘤有恶变的倾向。胆囊良性肿瘤大多无明显症状,但伴有慢性胆囊炎、胆囊结石的患者可出现上腹部不适、厌油腻等症状。

（二）声像图特征

胆囊内壁上向胆囊腔突出的乳头状或圆形强回声或等回声结节,有的有蒂,结节基底较宽。可单发也可多发,好发于胆囊颈部或底部。大小平均不超过 15 mm,体积较胆固醇息肉大。大于 10 mm 的腺瘤要高度警惕恶变的可能。腺瘤无声影、无移动是和胆囊结石相鉴别的特征(图 1-9)。

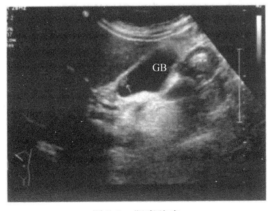

图 1-9　胆囊腺瘤

（三）点评

胆囊腺瘤很容易被超声发现，但是定性诊断较困难，只能提出拟似诊断。需与胆囊结石的强回声团相鉴别，但胆囊结石多伴有声影。胆囊内陈旧性黏稠胆汁表现的强回声团，多沉积于后壁，可有移动性。但是较小的腺瘤和胆固醇性息肉或炎性息肉难于鉴别，较大的腺瘤难以和早期胆囊癌相鉴别。胆囊腺瘤的恶变倾向已被公认，Sowyer 甚至认为，腺瘤不论单发或多发，肯定是癌前病变。超声显像对腺瘤有很高的检出率，方便对腺瘤的动态观察。

二、胆囊癌

（一）病因病理

原发性胆囊癌是一种恶性程度较高的肿瘤，大多数为腺癌，偶见鳞癌。形态可分为乳头状型、浸润型和混合型。早期无明显特殊症状，浸润型腺癌只局限于胆囊颈部内壁，晚期可导致囊壁弥漫性增厚。乳头状癌早期可见单发或多发，突向胆囊腔内，晚期胆囊腔消失，被巨大的肿瘤占据。胆囊癌常直接侵犯肝脏，肝门被侵犯或有转移性肿大淋巴结时，可引起阻塞性黄疸。胆囊癌约 70％同时合并有胆囊结石，胆囊管阻塞时可继发感染或管腔内积脓。由于早期无明显临床症状和体征，诊断常被延误。其他检查方法仅能发现一些晚期的征象，并无特异性。超声检查能直接显示胆囊、胆囊壁、胆囊腔内肿块以及肝脏和淋巴结转移灶，提高了胆囊癌的检出率和临床诊断水平。

（二）声像图特征

胆囊癌声像图分为 5 型。

1. 小结节型

此型为胆囊癌较早的表现，典型的呈乳头状中等回声，病灶直径一般为 1 cm 以上，团块与壁相连突向腔内，基底较宽，表面不平整。好发于胆囊颈部（图 1-10）。

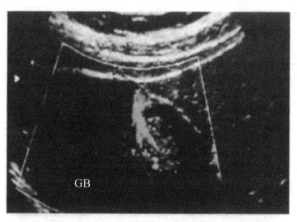

图 1-10　小结节型胆囊癌

2. 蕈伞型

肿块呈蕈伞状突向腔内，边缘不光整。基底较宽，呈弱回声或中等回声，可单发也可多发或相互融合成不规则团块。单发的病灶以乳头状为常见。在肿块周边常可见胆泥形成的点状回声(图 1-11)。本型特征明显,不难诊断。

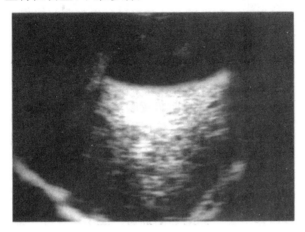

图 1-11　覃伞型胆囊癌

3. 厚壁型

胆囊壁表现为不均匀增厚,可以是局限型或是弥漫型,弥漫型以胆囊颈部、体部增厚为显著,内壁线多不规则。胆囊腔不均匀性狭窄或扩张,整个胆囊僵硬变形。此型早期内壁仅轻度增厚时诊断较困难,有时不易与慢性胆囊炎所致的囊壁增厚鉴别(图 1-12)。

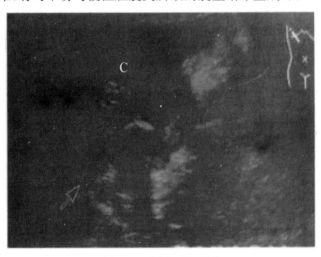

图 1-12　厚壁型胆囊癌

4. 混合型

表现为胆囊壁增厚同时伴有乳头状或覃伞状肿块,突向胆囊腔,此型较多见。

5. 实块型

本型为晚期表现。可见胆囊肿大,腔内胆汁消失,可见一回声不均匀的实质性肿块,或在胆囊内充满不均质斑点样回声,并有结石强回声团,伴有声影。肝脏与胆囊之间的正常光带样回声因受到癌肿浸润被破坏、中断甚至消失。肿瘤侵犯到周围组织和肠袢时,胆囊轮廓显示不清。此型容易被误诊为肝脏内肿瘤,如发现肿块内有结石强回声团则可以鉴别(图 1-13)。

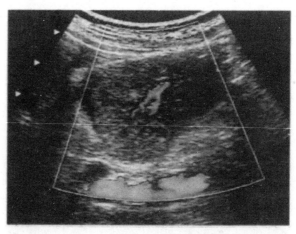

图 1-13 实块型胆囊癌

胆囊癌易侵犯肝脏并且较早即发生转移,超声诊断的间接征象主要有:①肝门部胆管阻塞,肝内胆管扩张。②肝实质受侵犯和肝内转移灶。③胆囊颈部或胰头部淋巴结肿大。

(三)检查技巧

对于较小的、早期的胆囊癌在合并胆囊内多发结石时容易漏诊,因此,对胆囊结石的病例做超声检查时,要多切面观察,改变体位使结石移动,也可以观察胆囊颈部壁上的改变,对提高小肿瘤的显示率有很大的帮助。彩色多普勒超声的应用对鉴别诊断有很大的价值。CDFI能够显示胆囊癌特征性肿块的血流供应情况。肿块内部可显示较丰富的血流信号。多普勒为高速低阻频谱显示,RI<0.4,周边可见受压的门静脉和肝动脉血流图。

(四)点评

因为胆囊癌早期症状不明显,临床症状出现较晚,所以在超声显像应用于临床之前很少能够在早期或术前作出诊断。高分辨率的超声诊断的应用对胆囊癌诊断的准确率达63.5%～82%,为首选的检查手段,对部分早期病例也能够作出诊断。在实际工作中,因一些胆囊病变可能和胆囊癌声像图改变很相似,部分胆囊癌的声像图很不典型,会出现误诊和漏诊。本病的鉴别诊断需注意以下几点。

1.胆囊壁增厚

慢性胆囊炎伴胆囊壁慢性肉芽肿、炎症性息肉、胆囊腺肌增生症等均可以造成胆囊壁局部或全层异常增厚,增生水肿的胆囊壁、炎症性息肉局部瘤样隆起,有时很难和胆囊癌鉴别。发现后短期复查,观察动态改变是鉴别的方法之一。胆囊腺肌增生症增厚的内壁内可见罗-阿窦形成的囊状样暗区及"彗星尾征",是区别于胆囊癌的重要特征。

2.胆囊腔回声异常

胆囊萎缩,胆囊腔内无胆汁或充满稠厚的胆汁,胆囊边界不清,呈实体样变,往往和胆囊癌难于鉴别。但是胆囊与肝脏之间的界限可分辨,而胆囊癌胆囊外形改变明显异常,很难与肝脏分界,形成复杂的实性肿块图像。实块型要与胆囊床附近的肝脏、胰头、结肠的肿块及早期肝脓肿等相鉴别,要多方位确定解剖学标志——肝主裂的由门脉右支根部指向胆囊颈部的强回声线是重要特征。肿块内有结石的强回声和声影,即能证实肿块来自胆囊。

3.胆囊颈部回声异常

大多数胆囊癌发生在胆囊颈部,此处又是结石容易嵌顿的部位,对嵌顿结石周围胆囊壁不对称增厚或螺旋区出现低回声团块,并有胆囊颈部梗阻征象的病例必须倍加警惕。

三、肝外胆管癌

(一)病因病理

肝外胆管癌属于胆管癌的一种,指发生于左右肝管、肝总管、胰腺上胆总管的原发性恶性肿瘤。本病病因不明,有 $16\%\sim30\%$ 的胆管癌患者伴有胆结石。病理学上胆管癌大多数为分化较好的腺癌,未分化癌和乳头癌少见,鳞癌和肉瘤等更为罕见。胆管癌的大体形态可分3类:①乳头状;②结节状;③弥漫型。其中以弥漫型最为多见,约占全部胆管癌的2/3。胆管壁呈广泛性增厚,周围组织伴有纤维化,这类癌肿常在黏膜下蔓延,局部广泛浸润,但较少发生远处转移。大多数肿瘤生长缓慢,但也有少数肿瘤生长迅速,早期即可发生转移,并可累及整个肝外胆管。

(二)声像图特征

肝外胆管癌根据其超声表现不同,可归结为两种征象:一种为直接征象,即在扩张胆管的远端可见软组织团块回声,根据其超声表现的不同,可分为乳头型、团块型及截断型或狭窄型;另一种为间接征象,即在扩张胆管远端未见软组织团块,仅见胆管突然中断或细窄闭塞。

1.直接征象

(1)乳头型:胆管内乳头状中强回声光团,自胆管壁突入扩张的胆管内,边缘不规则,无声影,其基底部与管壁黏膜层分界不清。肿块一般较小,其形态、位置在脂餐后或隔日复查中均未见明显变化(图 1-14)。

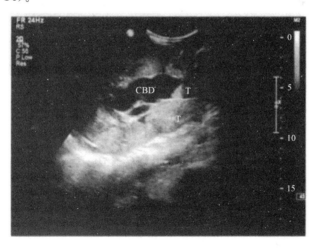

图 1-14　乳头型肝外胆管癌

(2)团块型:较乳头型体积稍大,形态不规则,呈类圆形或分叶状充填于扩张的胆管内,局部胆管壁黏膜中断,肿块多表现为强回声,体积较大时回声略减弱,分布欠均。脂餐后或隔日复查中均未见明显变化(图 1-15)。

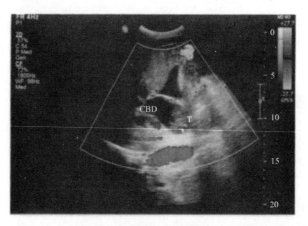

图 1-15　团块型肝外胆管癌

（3）截断型或狭窄型：扩张的胆总管下端突然被截断或呈锥形狭窄，阻塞端及锥形狭窄区域多表现为致密的斑点状强回声，边界不清，后方多无声影，局部未见明显肿块回声（图 1-16、图 1-17）。

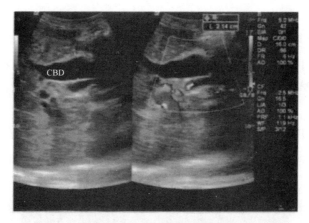

图 1-16　截断型肝外胆管癌

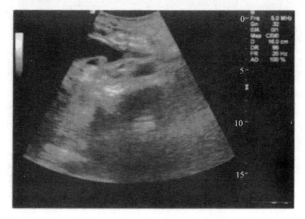

图 1-17　狭窄型肝外胆管癌

2.间接征象

（1）病变胆管以上胆道系统扩张，如肝内胆管扩张、胆囊肿大。

（2）肝脏弥漫性肿大，形态饱满。

（3）肝门部淋巴结肿大或肝内见转移灶。

（4）腹膜后淋巴结肿大（图1-18）。

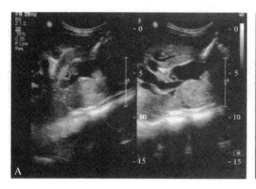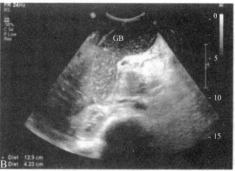

图1-18 肝外胆管癌间接征象

注：A. 肝内胆管明显扩张；B. 胆囊肿大伴胆泥淤积

3. 上段胆管癌（即肝门部胆管癌）

（1）肝门部胆管管壁局部不规则增厚，回声增强，分布不均，后方无声影。

（2）肝内胆管明显扩张，扩张的胆管呈放射状向肝门部聚集并突然中断。

（3）病变部位肝实质或门脉受浸润，肝内可见转移性病灶。

（4）胆囊体积缩小，胆汁稠厚，透声差，呈絮状光点。

（5）病变部位以下胆管不扩张（图1-19）。

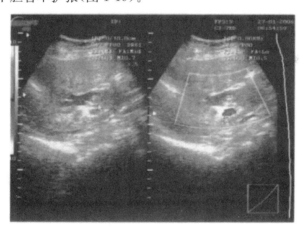

图1-19 上段胆管癌

4. 中下段胆管癌

（1）病变部位以上胆管普遍性扩张，胆囊明显肿大。

（2）扩张肝外胆管末端可见乳头状、结节状中等回声或强回声肿块堵塞，正常胆管壁回声线遭到破坏。

（3）病变部位胆管可表现为狭窄型或截断型超声表现（图1-20）。

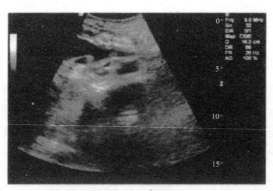

图 1-20　中下段胆管癌(狭窄型)

(三)检查技巧

1. 探头选择

选择线阵或凸阵式超声探头,一般频率选 3 MHz 或 3.5 MHz,肥胖者可用 2～2.5 MHz,体型瘦小及儿童可选择 5 MHz,根据观察病变的不同深度,选用近、中、远等不同深度的聚焦探头。合理调节适当的增益及深度补偿以使要观察的部位显示清晰。

2. 扫查方法

常规选择仰卧位或左侧卧位,根据需要可嘱患者深吸气后屏气进行检查,探头与肋缘垂直以显示肝门部门静脉主干,探头稍向右侧平移即可显示肝门部胆总管,其走行与门静脉平行,位于门静脉上方。探头沿胆总管长轴向下缓慢移动观察中段胆管。胆总管扫查注意纵切面与横切面相结合进行多方位观察。

3. 检查方法

检查前需禁食 8 小时以上,以保证胆囊及胆管内有充足的胆汁作为透声窗,减少胃肠道内容物及气体的干扰。对于小儿或患者无法配合者,可给予镇静剂待其安静后方可进行检查。肝外胆管的显示以肝门部门静脉为定位标志,在左侧卧位深吸气状态下,可使肝脏及胆囊下移,扩大肝脏及胆囊的透声窗,减少胃肠道气体的干扰,可明显提高肝外胆管中下段的显示率。对于胰头段及以下部位胆管的显示,可以胰头为定位标志,胰头横断面、门静脉右侧胰腺实质内的类圆形无回声区即为胰头段胆总管,可同时结合纵断面及连续扫查,观察胆总管中下段有无异常。

(四)鉴别诊断

主要与胆总管结石、胰头癌、壶腹部占位及外源性压迫相鉴别。

1. 胆总管结石

梗阻以上部位胆管扩张,于扩张胆管下端见结石强光团,后方多伴有声影。结石与胆管壁之间可见液性暗区带,局部胆管壁连续性良好,无中断。

2. 胰头癌

源于胰头的占位,表现为胰头明显肿大,局部可见不均质低回声光团,可压迫胰头段胆管致胰头以上胆管扩张,但胆管连续性良好,管壁无中断。

3. 壶腹癌

源于十二指肠壶腹部的恶性肿瘤,本病早期即出现进行性加重性黄疸,病变部位较低,表现为形态不规则的低回声团块,与下段胆管癌有时难以区别。

4.外源性压迫

多见于腹腔淋巴结肿大压迫,表现为胆管外类圆形低回声光团,局部胆管受压狭窄,但管壁连续性良好无中断,受压胆管以上部位可见扩张。

(五)点评

胆管癌起病隐匿,早期可出现黄疸,而超声是非介入性的一种检查方法,已作为临床首选的影像学检查。超声影像学检查可鉴别阻塞性黄疸,确定阻塞部位,显示胆管形态及病变特征。在根据扩张胆管进行连续性扫查时,要仔细观察扩张胆管的下端,注意胆管形态和走向的改变及肿块的回声。彩色多普勒可显示肿瘤内部血供特点及其与肝门部血管之间的关系。在扫查中要注意尽量避免肠道气体的干扰,同时结合适当的体位方能较好地显示所要观察的部位。对于可疑病灶,需多方位探查,观察其与周围组织、脏器及血管的关系。

(吴　涵)

第三节　胰腺肿瘤

一、胰腺囊肿

胰腺囊肿分为假性囊肿与真性囊肿两大类,假性囊肿多见。

(一)假性囊肿

1.病因病理

常由急性或慢性胰腺炎、胰腺外伤和胰腺手术引起。胰腺的渗出液、坏死物、血液等和胰液外漏,被周围纤维组织包裹形成假性囊肿。

2.声像图特征

(1)胰腺内或周围见单个或多个不规则无回声区,出血感染时囊内出现回声。

(2)囊壁较厚。

(3)后方组织回声增强(图1-21)。

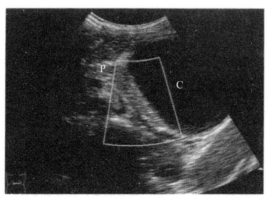

图1-21　胰腺假性囊肿

3.检查技巧

先遵循从深层逐渐向浅层寻找的方法,确认胰腺并探查其内回声情况;再探查胰周、小网膜囊等间隙,可探及壁厚、边缘不规则的无回声区。

4.点评

假性囊肿多见,体积大,多位于胰腺的周围,须与周围脏器的囊肿相鉴别,也应与胰腺囊腺瘤(癌)相鉴别,后者囊内有乳头状突起,呈囊实性改变,无胰腺炎及胰腺外伤、手术史。

(二)真性囊肿

1.病因病理

分先天性囊肿及潴留性囊肿,另有包虫囊肿。

2.声像图特征

(1)先天性囊肿:胰实质可见单个或多个类圆形无回声区,壁薄,常合并肝、肾囊肿,儿童多见(图1-22)。

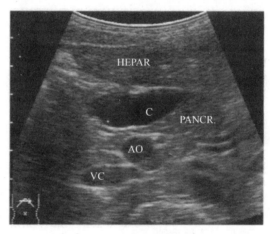

图1-22 胰腺先天性囊肿

注:HEPAR.肝脏;C.囊肿;PANCR.胰腺;AO.主动脉;VC.腔静脉

(2)潴留性囊肿:呈单房较小的无回声区,可与胰管相通。

(3)包虫囊肿:胰腺内可见边界光滑、整齐的无回声区,囊内有子囊或头结节,可见强回声团或点状回声。

3.点评

先天性囊肿是因导管、腺泡发育异常所致,儿童多见,与遗传因素有关;潴留性囊肿是胰管梗阻、胰液潴留所致,体积较小,有时可与胰管相通;包虫囊肿即胰包虫病,罕见。

二、胰腺癌

(一)病因病理

胰腺癌为常见的消化道肿瘤,临床上最常见的症状为腹痛或上腹不适、食欲减退、乏力、体重减轻等,胰头癌可出现黄疸。按肿瘤生长部位分为胰头癌、胰体癌、胰尾癌和全胰癌,病理学分为胰管上皮细胞发生的胰管癌、腺泡细胞发生的腺泡细胞癌和胰岛细胞发生的胰岛细胞癌,以及其他肿瘤而来的转移癌。

(二)声像图特征

1. 直接征象

(1)胰腺内可见肿块,小于 2 cm 时,内部呈均匀低回声,边界不清,后方回声衰减不明显。随着肿块增大,内部回声不均,偶见强回声团,部分可有钙化、液化,癌肿向周围组织呈蟹足样浸润,边界不清,后方回声衰减。胰腺癌为少血管肿瘤,直径小于 4 cm 的胰腺癌,较少显示肿瘤区血管。

(2)胰腺增大多呈局限性,胰腺轮廓不清,全胰癌胰腺呈弥漫性增大,肿瘤小于 2 cm 时胰腺增大不明显。

2. 间接征象

(1)胰管扩张:当癌肿压迫和侵犯胰管时,胰管呈不同程度的均匀扩张,内壁平滑(图 1-23)。

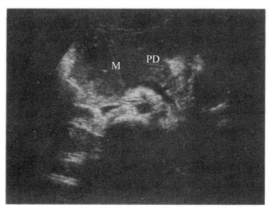

图 1-23 胰头癌(M) 胰管扩张(PD)

(2)胆管扩张,当癌肿压迫和侵犯胆总管时引起胆管梗阻扩张。

(3)胰腺癌压迫和浸润周围脏器,可出现挤压现象,或被肿瘤包绕。常被侵犯的器官有十二指肠、肝、胃、脾、左肾等。

(4)胰腺癌也可挤压血管,使肿瘤附近血管移位,挤压变形。如胰头癌向后挤压下腔静脉使其变窄,远端出现扩张。胰颈癌使后方门静脉、肠系膜上静脉受压移位。胰尾癌则使脾静脉、肠系膜上动脉移位。

(5)晚期胰腺癌常有肝转移、淋巴结转移(图 1-24)。

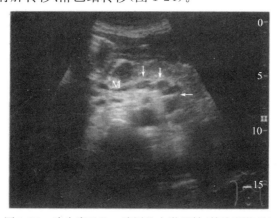

图 1-24 胰头癌(M) 胰周肿大淋巴结(箭头所指处)

（三）诊断与鉴别诊断

1. 诊断要点

胰腺内肿物，边界不清，后方回声衰减，肿物内部少血供，胰头癌常伴胰管扩张。

2. 鉴别诊断

（1）局限性胰腺炎（表1-1）。

表1-1　胰腺癌与局限性胰腺炎的鉴别诊断

项目	胰腺癌	局限性胰腺炎
胰腺肿物内有无胰管	无	有
肿物内有无强回声斑块	偶有	有
肿块后方回声	衰减	衰减不明显
胰管	均匀性增宽	不均匀性增宽

（2）胰腺假性囊肿：胰周囊性病变，囊壁较厚，囊肿较大，常压迫挤压周围器官，并与周围器官粘连，鉴别时注意胰腺假性囊肿常有胰腺炎、胰手术及外伤病史，且症状轻微。鉴别困难时，淀粉酶检查或细胞学检查有助于鉴别。

（3）全胰腺癌与慢性胰腺炎：全胰腺癌胰腺明显肿大，形态失常，内部回声不均，后方回声衰减，周边器官、血管受压移位或者被侵犯，胰周淋巴结肿大。慢性胰腺炎胰腺轻度肿大，内部回声强弱不均，边缘不整，胰管不规则扩张，钙化型胰腺炎可探及胰腺结石，但慢性胰腺炎无转移病灶，无血管侵犯。

（4）胰腺囊腺瘤（癌）：多发生于胰腺体尾部，多房性囊性肿物，呈蜂窝状结构，囊壁上可见乳头状实性回声，瘤内血流较丰富，胰管扩张少见。

（5）壶腹周围癌（表1-2）。

表1-2　壶腹周围癌与胰头癌的鉴别诊断

项目	壶腹周围癌	胰头癌
肝内外胆管扩张	轻或中度	中或重度
黄疸	出现早	出现晚
肿瘤回声	低回声	低回声
胰头	正常	肿大
下腔静脉	正常	受压
胰管扩张	轻度	中度或重度
肿物内血流	较丰富	稀少

（6）胰岛细胞瘤：呈圆形低回声，瘤体回声较胰腺癌高，体积较小，胰管无明显扩张，瘤体内血流多丰富，临床上常有阵发性低血糖，静脉注射葡萄糖注射液，症状可迅速缓解。

（7）腹膜后肿瘤：常位于脾静脉后方，使脾静脉向浅层移位。

（四）检查技巧

（1）胰腺横切面检查时，要结合多切面检查，有助于胰内外肿瘤的鉴别。

（2）胰管检查时，要注意脾动脉与胰管非常接近，如胰管扩张应沿扩张胰管向头侧追踪，避免将脾动脉误认为扩张的胰管。

（五）点评

胰腺癌诊断时须注意，小于 2 cm 的胰腺肿瘤，胰腺增大不明显，胰管可无明显扩张，肿物显示也比较困难，必要时可行超声内镜检查。在所有影像检查中，超声内镜是目前胰腺癌最敏感的诊断手段，超声内镜对 2 cm 以内的肿瘤检出率为 80%～95%。

三、胰腺良性肿瘤

（一）胰腺囊腺瘤

1. 病因病理

多见于中年女性，好发部位是胰腺的体、尾部。组织学上分为浆液性囊腺瘤和黏液性囊腺瘤。前者极少恶变，后者有恶变倾向。

2. 声像图特征

（1）胰腺内肿物，边界清晰，边缘光滑，壁厚，内部为无回声区，有多房分隔，呈蜂窝状结构，壁上有时可见突起乳头样实性回声及点状钙化。

（2）肿物后方回声稍强，胰管、胆管多数无明显变化。

（3）胰腺囊腺瘤壁上、乳头样突起上可探及动脉血流（图 1-25）。

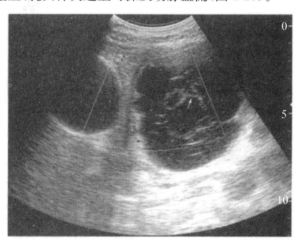

图 1-25 胰腺囊腺瘤 内有多个分隔（箭头所指处）

3. 点评

胰腺囊腺瘤临床症状隐匿，当肿物增大有压迫症状时，可引起上腹痛，声像图表现与囊腺癌相似，区别困难，要引起重视。囊腺癌在声像上表现为肿物边界模糊，内部回声杂乱，囊内乳头样增生明显，向周围呈浸润性生长。另外应与胰腺癌、胰腺假性囊肿相鉴别。

（二）胰岛细胞瘤

1. 病因病理

胰岛细胞瘤体积小，好发于体、尾部，多为单发，它起源于胰岛 β 细胞，分泌过多的胰岛素，其中恶性占 10%～20%。

2.声像图特征

(1)胰腺内肿物,圆形,低回声,边界清。

(2)肿瘤体积小,超声常不易显示,超声内镜可提高检出率。

(3)肿瘤内部有丰富的血流信号(图1-26)。

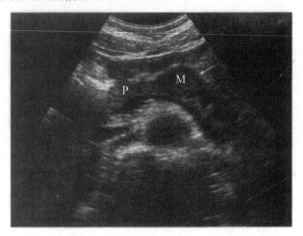

图1-26 胰岛细胞瘤(箭头所指处)

3.点评

胰岛细胞瘤常有典型的低血糖症状,发作时血糖低于2.2 mmol/L,诊断除声像特征外,病史及实验室检查有助于诊断。诊断时另需与恶性胰岛细胞瘤、胰腺癌相鉴别。恶性胰岛细胞瘤体积较大,边界不整,向周围呈浸润性生长,并有淋巴结和远处器官转移。

(马　饶)

第四节　肾脏肿瘤

一、肾血管平滑肌脂肪瘤

根据肿瘤内组织成分的不同,肾血管平滑肌脂肪瘤(renal angiomyolipoma,RAML)的超声表现有所不同。脂肪组织较多时,以高回声为主,外形可呈圆形或椭圆形,部分可在肾表面形成片状高回声区,并可向后腹膜延伸至髂窝内。伴有小片状出血时,可表现为"葱皮样"外观。大量出血时,肿瘤内或者肾周出现不规则片状低回声区。CDFI检查显示肿瘤内很少有彩色血流信号。如果伴有大量血流信号,注意与表现为高回声的肾脏恶性肿瘤相鉴别。

超声造影的表现则根据肿瘤体积不同而有所不同。直径小于1 cm的小肿瘤表现为与周围肾皮质同步强化,由周边向中央灌注,达峰时呈等增强,后缓慢廓清,直径大于1 cm的肿瘤则表现为稍高增强,可均匀或者欠均匀灌注,由周围向中央缓慢强化,达峰后廓清缓慢。如果伴有出血,则在瘤体内出现片状或梭形无灌注区。超声造影较为典型的RAML呈低增强,强化时间晚于周围肾组织,达峰后廓清缓慢。因此,超声造影作为无电离辐射的检查方法值得在临床中发挥作用(图1-27、图1-28)。

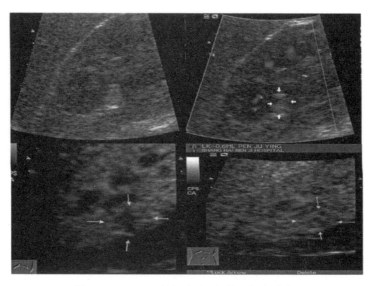

图 1-27　RAML 的超声表现（位于肾实质内）

注：图示二维超声发现该结节位于肾实质内，边界清；CDFI 检查未见明显血流信号；超声造影可见在动脉相早期结节呈低增强，造影剂由结节周围向中央灌注，达峰时呈等增强，后造影剂缓慢廓清。考虑 RAML

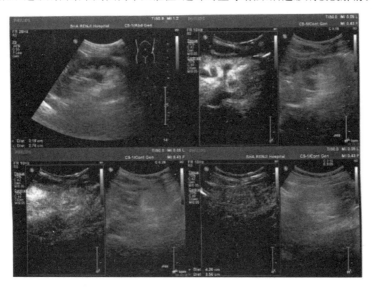

图 1-28　RAML 的超声表现（位于左肾下极）

注：图示二维超声于左肾下极见 1 枚偏高回声团块，大小约为 31 mm×27 mm，边界清，形态规则，局部向肾外突出，团块内部回声欠均匀；造影剂注入后，左肾下极偏高回声团块由周围向中央缓慢灌注，时间稍晚于周围肾组织，呈低增强，达峰后，廓清缓慢。考虑 RAML

　　体积较大的 RAML 应与表现为偏高回声的肾脏恶性肿瘤相鉴别，尤其在 CDFI 检测时，团块内可测及血流信号，超声造影或者增强 CT 检查显得尤为重要。如图 1-29 所示病例，二维超声显示团块内回声欠均匀，并可测及条状血流信号，怀疑恶性病灶可能，在超声造影中，动脉早期呈低增强，达峰后廓清缓慢，从造影模式上未见明显造影剂快进或快出表现，从而考虑良性病灶 RAML 可能，术后病理学检查证实为 RAML（图 1-29）。

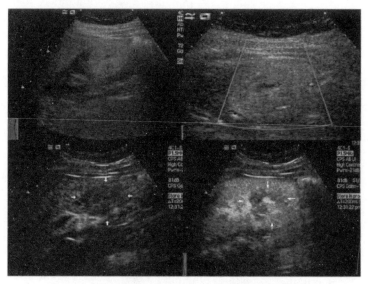

图 1-29　RAML 的超声表现（位于右肾中下部）

注：图示二维超声可见右肾中下部偏高回声团块，大小约为 48 mm×50 mm，形态欠规则，内部回声欠均匀；CDFI 显示团块中央可见少量细条状血流信号；超声造影可见肿瘤内造影剂灌注晚于肾皮质，由周边向中央汇聚性增强，呈不均匀灌注，达峰时强度低于周围肾皮质，为低增强。术后病理学检查证实为 RAML

二、肾嗜酸细胞腺瘤

图 1-30 所示病例为一例肾嗜酸细胞腺瘤患者，二维超声显示右肾中部 1 枚等回声结节，大小约为 30 mm×27 mm，位于肾包膜下，局部包膜向外隆起，CDFI 显示右肾团块边缘及内部可见少量血流信号，超声造影显示右肾团块快速均匀强化，呈高增强，大小约为 30 mm×27 mm，达峰后于 47 秒迅速廓清。

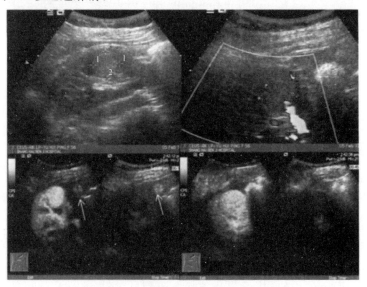

图 1-30　肾嗜酸细胞腺瘤的超声表现

注：右肾中下部等回声结节，局部略向肾外突出；CDFI 显示团块边缘及内部可见少量血流信号；超声造影显示动脉相早期右肾团块呈快速强化，高增强，静脉相肿块中造影达峰后迅速廓清

从该患者的二维超声、彩色多普勒超声、超声造影检查和 CT 检查结果来看,肾脏恶性肿瘤可能大(图 1-31),但是手术后病理报告显示为肾嗜酸细胞腺瘤。因此超声对该型肾脏占位的诊断值得进一步总结。

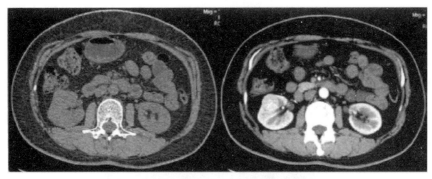

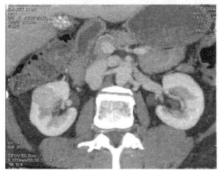

图 1-31 肾嗜酸细胞腺瘤的 CT 表现

注:右肾中极表面结节状隆起;增强 CT 动脉期局部可见明显强化的软组织密度结节,直径约 2.7 cm,密度大部分与肾皮质相仿,局部密度稍低;延迟期结节密度迅速减低,低于肾皮质但高于肾髓质,较为均匀

三、肾囊性占位

肾囊性占位是肾脏内出现大小不等的与外界不相通的囊性肿块的总称。临床常见的有单纯性肾囊肿、肾盏源性囊肿和复杂性肾囊肿。

1. 单纯性肾囊肿

典型的单纯性肾囊肿二维超声多表现为孤立性圆形或椭圆形无回声区,囊壁较薄,光滑,其后壁及后方可见回声增强。有的囊肿两旁可见侧方声影。位于肾内的囊肿可造成肾皮质和肾窦压迹,也可向外隆起使肾局部肿大畸形。少数向包膜外隆起,呈外生性囊肿。部分肾囊肿二维超声表现并不典型:如直径<1 cm,由于部分容积效应常呈低回声;位置较深的囊肿,其囊壁回声不够清晰;少数囊肿呈分叶或多房状,内部伴有多发分隔,囊肿内合并出血或感染时呈弥漫性低回声或沉渣状回声,肾盏阻塞后引起的潴留性囊肿,内可见强回声沉淀物及液平面,被称为钙乳症性囊肿。某些囊肿的诊断需要进一步的影像学检查,如增强 CT 或超声造影检查。

典型的单纯性肾囊肿超声造影表现:造影剂注入后,在皮质期和实质期肾脏内均扫及圆形或椭圆形无灌注区,可位于肾实质内,或者位于肾盂旁(图 1-32)。尤其对于不典型囊肿,超声造影可以鉴别囊肿内容物是否存在强化表现,从而达到鉴别诊断的目的。

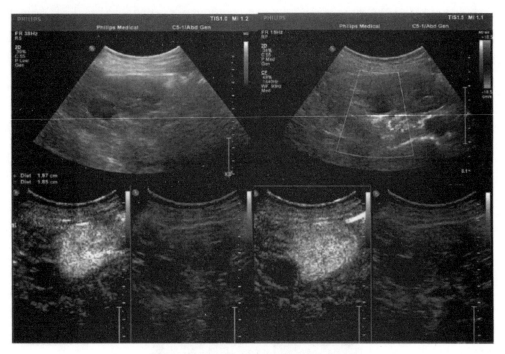

图 1-32 单纯性肾囊肿的超声表现

注:右肾下极见 1 枚无回声团块,大小约为 20 mm×18 mm,边界清,透声尚可,局部向包膜外突出,前壁回声稍增强;CDFI 未见明显血流信号;造影剂注入 20 秒和 60 秒后,右肾皮质、髓质依次灌注,右肾下极结节始终无造影剂灌注,边界清,形态规则

2. 肾盏源性囊肿

肾盏源性囊肿是肾小盏的漏斗部狭窄引起肾小盏扩张积水,但是该囊肿具有分泌尿液的功能,而且囊肿与肾集合系统相通。在影像学上单以二维超声难以与单纯性肾囊肿鉴别。如果对肾盏源性囊肿采取经皮肾囊肿抽吸术,吸净囊液后向囊肿腔注入无水乙醇等硬化剂烧灼囊壁,无水乙醇等硬化剂将顺肾小盏的漏斗部流入肾盂输尿管,造成术后集合系统狭窄或闭锁,患肾将丧失功能。但是,采取肾囊肿穿刺置管后进行血管外超声造影术,则有助于鉴别诊断。图 1-33 所示病例:二维超声显示右肾囊肿,大小约为 76 mm×80 mm,局部向肾外突出,紧邻肾盂,并且压迫局部肾盂,在肾囊肿穿刺置管后进行血管外超声造影术,即将 0.2 mL 注射用六氟化硫微泡稀释于 20 mL 生理盐水中,通过引流管注入肾囊肿内,观察肾囊肿是否与肾盂相通,从而判断是否为肾盏源性囊肿。

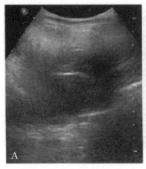
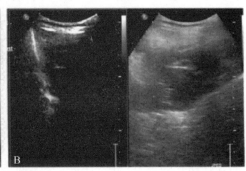

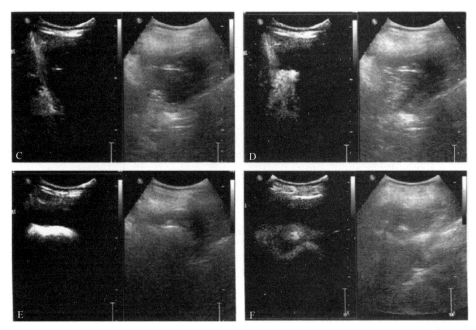

图 1-33 血管外超声造影技术用于肾盏源性囊肿的诊断

注:A. 二维超声显示右肾囊肿;B. 血管外超声造影:造影剂进入引流管;C. 血管外超声造影:造影剂逐渐充填过程;D. 血管外超声造影:造影剂逐渐充填于囊肿内;E. 血管外超声造影:造影剂充满囊肿囊腔内;F. 血管外超声造影显示囊肿与肾盂之间相通,呈细尾状相连

　　应用血管外超声造影技术在肾囊肿内注入超声造影剂,观察造影剂是否进入肾盂或者膀胱,从而实时观察有无肾盏源性囊肿的存在。国内已经有多名学者对这种方法进行报道,取得很好的诊断效果。该方法具有使用造影剂少、诊断效果明确、实时动态观察、快速得到结果的优点,值得在有条件做肾囊肿穿刺的单位开展相应的工作。

　　3.复杂性肾囊肿

　　根据囊肿内分隔的数量、强化程度、有无乳头状突起等来判断肾囊性占位的良恶性质。1986 年 Bosniak 以 CT 表现为基础,对肾囊性占位进行了分级。①Ⅰ级:单纯性囊肿,良性,CT 表现为类圆形,无壁,均匀水样密度灶(CT 值 0～20 HU),边界清晰,边缘光滑锐利,增强 CT 扫描无强化。②Ⅱ级:轻微复杂性囊肿,良性(包括分隔性囊肿、微小钙化囊肿、感染性囊肿、高密度囊肿),CT 表现为囊壁薄而均匀,分隔少(<2 条)而细小(<1 mm)且规则,囊壁或分隔可有细小钙化、轻微强化。③ⅡF 级:囊壁及分隔均匀增厚,钙化增多,囊壁及分隔可有轻度强化,还包括直径≥3 cm 完全位于实质内的高密度囊肿。④Ⅲ级:较复杂的囊肿,不定性,包括良性及恶性(如多房囊性肾瘤、复杂分隔性囊肿、慢性感染性囊肿、钙化性囊肿;囊性肾细胞癌),CT 表现为囊壁或分隔厚(>1 mm)且不规则,分隔增多(≥3 条),囊壁或分隔可有钙化,钙化较多,囊壁可有较小的实性成分,分隔或囊壁强化明显,一部分是良性病变。⑤Ⅳ级:明确的恶性囊性肿物,主要是囊性肾细胞癌,CT 表现为具有Ⅲ级囊肿的特点;邻近囊壁或分隔有独立存在的软组织成分。Ⅰ、Ⅱ级为良性,无须手术,随访即可;Ⅲ、Ⅳ级需要手术切除,ⅡF 级需要随访以明确其生物学行为。

　　(1)Bosniak Ⅰ级:图 1-34 二维超声检查显示右肾下极见 1 枚无回声团块,大小约为 20 mm×18 mm,边界清,透声尚可,局部向包膜外突出,前壁回声稍增强,CDFI 无血流信号,造影剂注入后,右肾皮质、髓质依次灌注,右肾下极见一无灌注结节,边界清,形态规则。

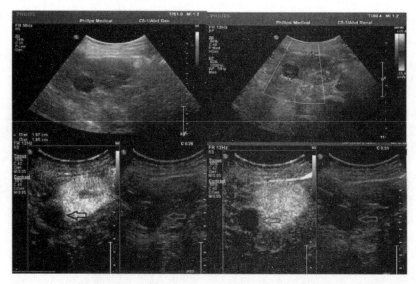

图 1-34　Bosniak Ⅰ级肾囊性占位的超声表现

对于一些小囊肿二维超声检查难与实质性肿瘤相鉴别,主要由混响效果所致。超声造影可以在血管中注入对比剂,由于囊肿内为液体,故不会形成强化灶,表现为无造影剂进入,无灌注区。因此超声造影可用于鉴别肾脏表面较小的囊性病灶。

(2)Bosniak Ⅱ级:图 1-35 二维超声显示右肾中部见 1 枚无回声团块,大小约为 43 mm×51 mm,边界清,形态欠规则,向肾外突出,内见分隔,CDFI 未见明显血流信号;造影剂注入后,右肾中部见一无灌注区,大小约为 43 mm×51 mm,内见 2 条分隔均匀强化,廓清缓慢。

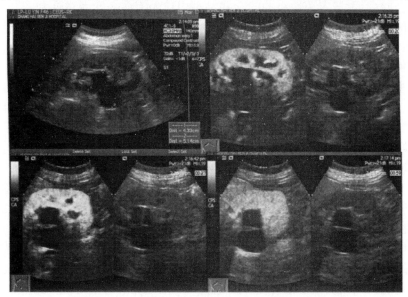

图 1-35　Bosniak Ⅱ级肾囊性占位的超声表现

注:囊性团块内分隔形态纤细,造影剂灌注均匀,强化均匀,分隔数量 2 条,未见异常灌注结节,符合 Bosniak Ⅱ级

(3)Bosniak ⅡF级:图 1-36 二维超声显示右肾中部见 1 枚无回声团块,大小约为 10 mm×9 mm,内见多发强回声斑,最大约为 4 mm,团块形态欠规则,造影剂注入后右肾中部无回声

团块呈无灌注,中央见 1 条分隔强化,灌注均匀,廓清缓慢。

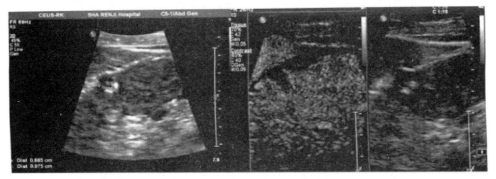

图 1-36　Bosniak ⅡF 级肾囊性占位的超声表现

注:二维超声显示肾脏囊性团块内伴多发分隔,且分隔中伴钙化,但是在超声造影中仅 1 条分隔呈微弱增强表现,其余无高增强表现,故诊断为 Bosniak ⅡF 级

（4）Bosniak Ⅲ 级:图 1-37 二维超声显示左肾上极见无回声区,大小约为 90 mm×83 mm,其内可见多条纤维分隔,粗细不一,最厚处约 6 mm,部分分隔胶质呈网状,内部液体透声欠佳,可见絮状沉积物,CDFI 未见明显血流信号,超声造影显示左肾上极见无灌注区,其中央部分隔未见明显强化,边缘多发分隔强化明显,达峰后,部分分隔可见廓清。

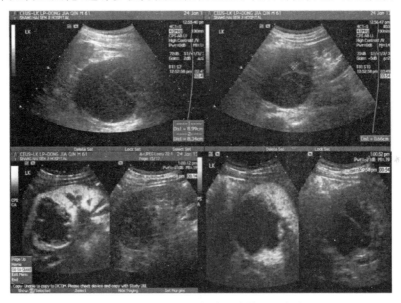

图 1-37　Bosniak Ⅲ 级肾囊性占位的超声表现

注:左肾多房性囊性团块,内部可见多发分隔,厚薄不一,局部厚度可达 6 mm,部分交织呈细网状;超声造影动脉相早期可见囊性团块边缘多发分隔强化,呈网状分布,超声造影实质期见囊性团块边缘分隔上造影剂廓清。该病例左肾囊性团块体积较大,直径>8 cm;二维超声检测到囊性团块内可见多发分隔,数目>5 条,且分隔粗细不一,但是在超声造影下这些厚薄不均的分隔均未见强化,而团块边缘的分隔可见强化及部分廓清,因此考虑为 Bosniak Ⅲ 级

（5）Bosniak Ⅳ级:图 1-38 二维超声显示左肾下极见 1 枚无回声结节,大小约为 20 mm×20 mm,边界清,附壁见 1 枚等回声结节,大小约为 10 mm×8 mm,凸向囊腔内,实性部分内见强回声,大小约为 5 mm,造影剂注入后,左肾下极见 1 枚无灌注结节,内见微小凸起于动脉相早期快速灌注,呈高增强,大小约为 12 mm×7 mm,达峰后快速廓清。

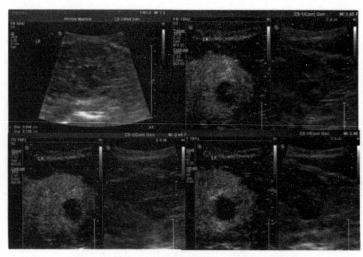

图 1-38　Bosniak Ⅳ级肾囊性占位的超声表现

注:二维超声显示左肾中下部囊性团块内有乳头状突起物;超声造影动脉相早期24秒乳头状突起物强化明显,呈等增强;动脉相38秒乳头状突起物中造影剂廓清后大部分组织内无造影剂显影;实质期52秒乳头状突起物中造影剂廓清完全,组织内无造影显影,整个团块呈无灌注

图 1-39 二维超声显示右肾中下部见1枚无回声区,大小约为59 mm×45 mm,形态欠规则,内见多发分隔交织呈网状;造影剂注入后,右肾中下部见一不规则无灌注区,内见多发分隔迅速强化,条数大于5条,分隔粗细不一,最厚处约为6 mm,向中央集结,达峰后,见数条分隔快速廓清。考虑为 Bosniak Ⅳ级囊性占位。

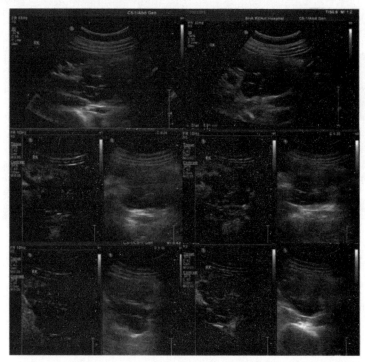

图 1-39　Bosniak Ⅳ级肾囊性占位的超声表现

注:二维超声检查显示右肾下极多房性囊性团块,内部多发纤维分隔;超声造影动脉相早期多房性团块中央分隔开始增强,部分分隔粗大;静脉相多房性囊性团块内部分分隔开始廓清

　　肾脏复杂性囊肿的超声诊断比较困难,在二维超声检查中应该注意观察囊肿内分隔的厚度、分布情况以及血流信号。如果有条件,尽量采用超声造影进一步检查。超声造影可以显示肾脏占位性病灶中实性组织的微循环,从而判断病灶分隔上血流灌注及廓清表现,从而对其良、恶性进行判断。尤其要注意观察复杂性囊肿中分隔较厚、分布紊乱、交织呈不规则网状、超声造影提示高增强或者灌注较早、廓清较快的病灶。这些病灶经过手术往往证实为囊性肾细胞癌。

四、肾脏恶性肿瘤

1. 肾透明细胞癌

　　肾透明细胞癌是肾细胞癌中最多见者,在肾肿瘤中发病率达 85％,男女发病率比例约为 2∶1,一般为单侧发病,双侧肾细胞癌者较少。常见的肾肿瘤二维超声显示以低回声团块为多,偏高回声团块多被认为肾血管平滑肌脂肪瘤,但高回声并不能完全排除恶性肿瘤,这时超声造影检查有助于鉴别诊断。

　　图 1-40 二维超声显示左肾下极见 1 枚偏高回声团块,大小约为 22 mm×23 mm,团块大部分向肾外突出,回声尚均匀,CDFI 可见团块周围及内部条状血流信号;超声造影显示高增强,强化时间与周围正常肾组织相仿,迅速达到峰值强度,达峰后快速廓清。二维超声诊断肾脏占位性病变比较明确,在肾脏超声造影和增强 CT 中,造影剂强化模式略有差异,超声造影显示可以通过显示肿瘤内微循环而判断良、恶性。图 1-40 显示超声造影肿瘤呈等增强,而 CT 则呈低增强,超声造影在显示肾脏小病灶上似乎更具敏感性。

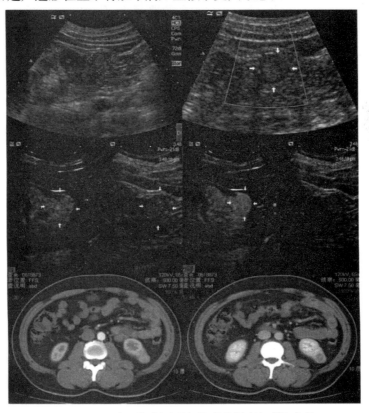

图 1-40　左肾下极肾透明细胞癌的超声与 CT 表现

图 1-41 二维超声显示右肾中上部见一混合回声团块,大小约为 21 mm×22 mm,内夹杂多发片状无回声区,壁较厚,厚度约为 8 mm。超声造影中,右肾中上部混合性团块内实性组织强化明显,呈快速强化,内部夹杂多发片状无回声区,达峰后快速廓清。病理报告证实为肾透明细胞癌Ⅱ级。

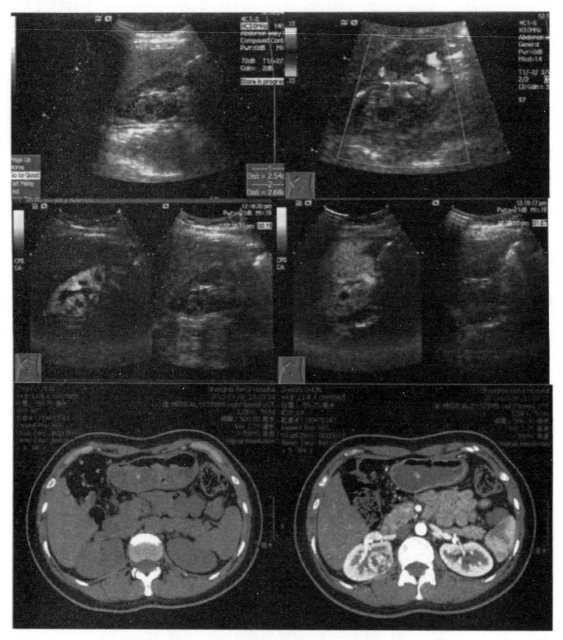

图 1-41　右肾透明细胞癌的超声与 CT 表现

注:二维超声显示右肾中部混合性回声团块,夹杂多发无回声区;CDFI 显示混合性回声团块实性组织内可见短棒状血流信号;超声造影动脉相团块内实性组织强化明显,快速强化,夹杂多发片状无灌注区;实质期该团块达峰后快速廓清。上腹部 CT 见右肾中部低密度影,增强动脉期内团块不均匀强化

图 1-42 二维超声显示右侧肾脏中上部局部回声偏低,呈团块样改变,CDFI 显示该区域内部未见明显血流信号,周围见血流环绕,超声造影显示右肾局部肾髓质排列异常,伴发育不良,未见明显占位性病变。

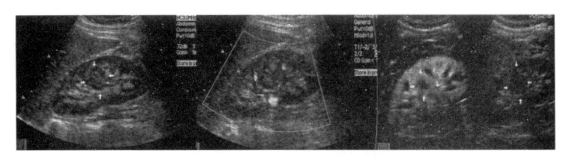

图 1-42　右肾透明细胞癌的二维超声表现

注:右肾透明细胞癌的二维超声显示右肾占位,超声造影提示右肾局部肾髓质排列异常,未见明显占位性病变

二维超声检查发现肾内低回声区,应该注意鉴别肾脏内生性肿瘤与肾脏结构异常,超声造影可以很好地进行鉴别。由于超声造影与增强 CT 在检查方法上有所不同,增强 CT 为序贯扫查,而超声造影着重观察病变部位的造影剂灌注、廓清以及强化程度变化,肾脏结构异常者的可疑病灶区与周围肾脏皮质和髓质依次强化,未见其他异常灌注和廓清表现。因此超声造影较增强 CT 在鉴别肾脏结构异常方面更具优势。

2.肾嫌色细胞癌

肾嫌色细胞癌是一种临床少见的低度恶性肾细胞癌。二维超声往往显示肿瘤呈低回声或等回声,内部回声欠均匀,出血坏死少见,肿瘤边界清晰,部分瘤体内可见钙化。CDFI 显示肿瘤内血流信号较少。超声造影可见肿瘤内低增强,呈乏血供表现,造影参数分析可见达峰绝对值,曲线下面积低于肾皮质。

在诊断肾脏恶性占位性病变中,肿瘤灌注模式为造影剂快进和(或)快出都可能表明肿瘤内微循环的异常,从而提示恶性肿瘤的可能。

3.乳头状肾细胞癌

乳头状肾细胞癌占肾细胞癌的 $10\%\sim15\%$,预后较肾透明细胞癌好。乳头状肾细胞癌二维超声一般呈偏高回声团块,内部回声欠均匀,二维超声一般难以明确诊断。文献报道称乳头状肾细胞癌以缓慢增强和全期低增强为主,部分可伴有无灌注的中央坏死区。

图 1-43 二维超声显示左肾有 1 枚偏高回声团块,大小约为 32 mm×38 mm,内部回声不均匀,形态尚规则,边界清,局部向肾外突出,CDFI 显示团块内无明显血流信号,周围见半环状血流信号;超声造影显示左肾内偏高回声团块强化时间晚于周围组织,呈低增强,达峰后可见廓清。

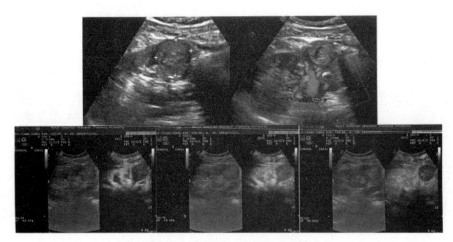

图 1-43　乳头状肾细胞癌的超声表现

注：二维超声显示左肾中下部偏高回声团块，向肾外突出；CDFI 团块内部未见明显血流信号；超声造影显示动脉相早期团块内造影剂灌注少，时间晚于周围肾皮质，肿块达峰时强度明显低于周围肾组织，呈低增强；实质期可见少量廓清，强度明显低于周围肾组织。术后病理学检查证实为乳头状肾细胞癌

图 1-44 二维超声显示右肾下极有 1 枚偏高回声团块，大小约为 20 mm×21 mm，边界清，形态规则，CDFI 显示团块周围可见少许条状血流信号；超声造影可见造影剂注入后，右肾下极偏高回声团块由周围向中央灌注，达峰时强度低于周围组织，达峰后，可见廓清。

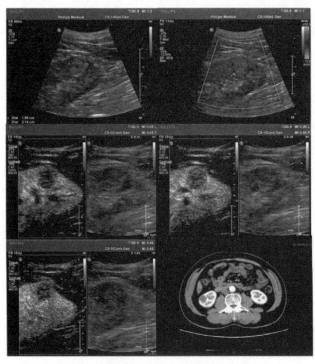

图 1-44　乳头状肾细胞癌的超声表现

注：二维超声显示右肾下极偏高回声团块，位于肾组织内，呈内生性生长；CDFI 显示团块内部未见明显血流信号；超声造影动脉相早期造影剂灌注晚于周围肾组织，达峰时结节内造影剂强度明显低于周围肾组织，呈低增强；延迟相显示结节内造影剂缓慢廓清；同时增强 CT 显示动脉期内右肾团块呈低增强表现。术后病理学检查证实为乳头状肾细胞癌

4. 肾母细胞瘤

肾母细胞瘤是小儿最常见的泌尿生殖系统肿瘤,生长迅速、恶性程度高,较早发生转移,90%发生于 7 岁以下儿童,95.6%发生于一侧肾。图 1-45 所示病例,该患儿以腹部膨隆来院就诊,二维超声检查发现右肾内 1 枚混合回声团块,大小约为 76 mm×55 mm,中央见无回声区,大小约为 47 mm×31 mm。该团块体积较大,占据肾脏大部分组织,仅右肾上极见少量正常肾组织,同时右肾静脉内见数枚低回声团块,大小约为 27 mm×14 mm,下腔静脉内见不规则低回声团块,大小约为 85 mm×9 mm,栓子头端过肝静脉开口处,未及膈肌。造影剂注入后,右肾内混合回声团块于动脉相早期快速灌注,呈高增强,内见多发不规则无灌注区,该团块达峰后快速廓清,右肾静脉内低回声团块于动脉相早期明显强化,达峰后迅速廓清;下腔静脉内低回声团块中大部分组织于动脉相早期明显强化,达峰后迅速廓清,其中距头部 22 mm 处部分栓子内无造影剂组织,长度约 20 mm,栓子头部距膈肌约 15 mm,其平面超过肝静脉汇入口。

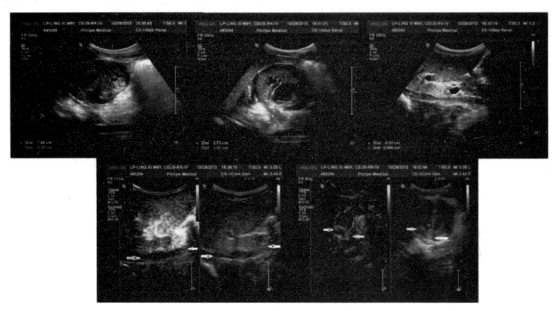

图 1-45　右肾肾母细胞瘤伴下腔静脉瘤栓的超声表现

注:二维超声显示右肾下极混合性团块,体积较大,内部伴有不规则液化区,右肾静脉内充满低回声物,考虑癌栓可能性大,下腔静脉内可见低回声物;超声造影显示右肾静脉内低回声物于动脉相早期局部快速强化(箭头所指处),下腔静脉中低回声物局部于动脉相早期快速强化,呈高增强,并逐渐延伸至膈肌下方(箭头所指处)

5. 肾黏液小管状和梭形细胞癌

肾黏液小管状和梭形细胞癌(mucinous tubular and spindle cell carcinoma, MTSCC)是一种低度恶性的肾肿瘤,在临床上较为罕见。图 1-46 二维超声显示右肾下极可见低回声团块,大小约为 29 mm×22 mm,边界清,形态规则,CDFI 检查肿块内未见明显血流信号,超声造影检查显示右肾下极低回声团块在造影剂注入后呈低增强,造影剂由周边向中央灌注,达峰时强度低于周围组织,廓清较快。

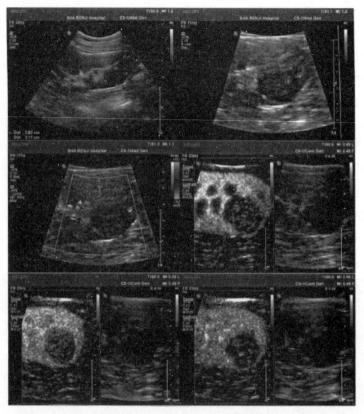

图 1-46 肾 MTSCC 的超声表现

注:二维超声显示右肾下极低回声团块,CDFI 显示肿块内血流信号不明显,超声造影动脉相早期可见肿块内造影剂强化晚于周围组织,造影剂达到峰值强度时,肿瘤呈低增强表现;实质期肿瘤内造影强度达到峰值强度后快速廓清

本病例中,从肿瘤灌注模式来看,肾 MTSCC 与乳头状肾细胞癌比较接近,两者均表现为慢增强及全程低增强。但是,肾 MTSCC 在达峰后廓清提前,这似乎与乳头状肾细胞癌有差异,这点值得增加病例数后加以总结。

五、肾脏恶性肿瘤伴下腔静脉瘤栓的超声造影诊断

进展期肾细胞癌往往伴有静脉瘤栓形成,下腔静脉瘤栓推荐采用美国梅奥医学中心五级分类法:0 级,瘤栓局限在肾静脉内;Ⅰ级,瘤栓位于下腔静脉内,瘤栓顶端距肾静脉开口处≤2 cm;Ⅱ级,瘤栓位于肝静脉水平以下的下腔静脉内,瘤栓顶端距肾静脉开口处>2 cm;Ⅲ级,瘤栓在肝内下腔静脉,膈肌以下;Ⅳ级,瘤栓位于膈肌以上、下腔静脉内。

图 1-47 二维超声显示右肾下极 1 枚低回声团块,大小约为 82 mm×59 mm,边界欠清,形态欠规则。右肾静脉局部膨隆,向肾门处延伸,管腔内可见低回声物,大小约为 38 mm×15 mm,右肾静脉远端内径约为 4 mm。腹腔胀气明显,横膈以下 70 mm 段下腔静脉超声可清晰显示,该段管腔内未见明显栓子图像,余受肠气遮挡,显示欠清。下腔静脉肝后段内径约为7.5 mm,最大流速为 47 cm/s,管腔通畅。造影剂注入后,右肾下极低回声团块于动脉相早期快速灌注,呈高增强,达峰后中央迅速廓清,呈中央疤样改变。右肾静脉内低回声物于动脉相早期快速灌注,呈高增强,达峰后快速廓清。下腔静脉达峰时灌注均匀,未见明显异常灌

注区。

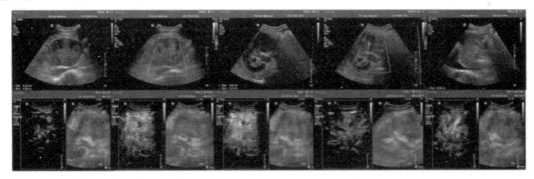

图 1-47 肾细胞癌伴 0 级瘤栓

注：二维超声显示右肾低回声团块，CDFI 显示团块内可见条状血流信号，右肾静脉内见低回声团块，CD-FI 显示右肾静脉内未见明显血流信号；下腔静脉未见明显低回声物；超声造影显示动脉相早期团块内造影剂不均匀强化，迅速强化达到峰值；实质期团块廓清明显，中央伴提前廓清结节；右肾静脉内低回声物在动脉相早期即呈现强化（箭头所指处）；实质期右肾静脉内低回声物廓清明显

二维超声发现肾脏占位性病变时，应将肾静脉和下腔静脉的检查列为常规检查项目，这样有助于发现肾静脉和下腔静脉内的瘤栓。二维超声发现的肾静脉内低回声物，需要通过超声造影来判断其性质，超声造影可以区分瘤栓和血栓。如图 1-47 所示病例，二维超声中发现右肾静脉中有低回声物，通过超声造影发现该低回声物在动脉相早期即呈现强化，而实质期则开始廓清，由此可以判断该低回声物为癌栓。

图 1-48 二维超声可以发现下腔静脉中的栓子，但是超声造影却发现上半部分栓子呈强化表现，而下半部栓子未见强化，呈灌注缺损表现。因此可以判断下腔静脉中栓子为瘤栓和血栓并存。

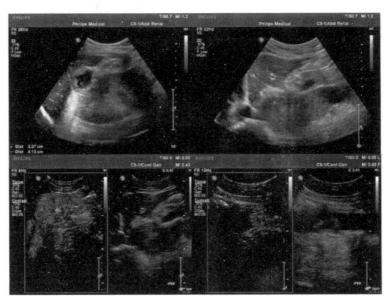

图 1-48 肾细胞癌伴下腔静脉瘤栓

注：二维超声显示右肾中上部混合性回声团块，向肾外突出，下腔静脉增宽，内见低回声物，不规则膨出；超声造影显示下腔静脉内高增强团块影，提示为瘤栓，同时栓子的下半部分低回声物呈无灌注表现，提示该处为血栓

六、肾盂癌

肾盂癌的二维超声主要表现为肾窦分离,肾窦或肾盂内可见不规则低回声物,可表现为乳头状突起,边界清,形态欠规则,或表现为肾盂壁增厚,无明显边界,抑或是肾内低回声物,肾窦受压偏移或消失。CDFI可见少量星点样血流信号。超声造影显示低回声物在动脉相早期强化明显,达峰时可以呈高增强或稍高增强,达峰后迅速廓清(图1-49)。

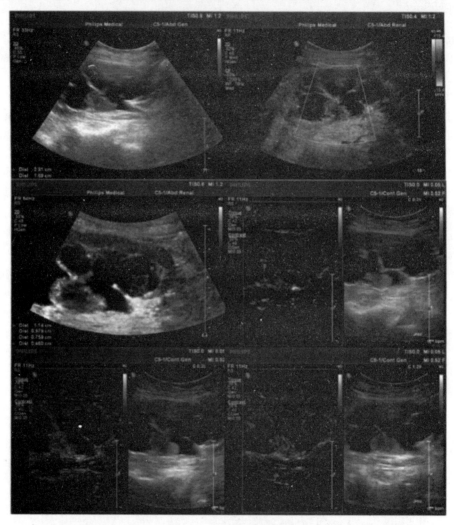

图1-49 肾盂癌的超声表现

注:二维超声可见右肾积水,肾盂内低回声物,外形呈乳头状;CDFI显示肾盂内肿物未见明显血流信号;右肾下盏另见1枚附壁肿物;超声造影显示动脉相早期可见造影剂进入肾盂内乳头状突起物,时间早于周围肾组织,达峰时强度高于周围肾组织,呈高增强表现,而下盏结节未见明显强化,呈无灌注表现,肾盂内低回声物达峰后可见廓清

图1-50 二维超声显示右侧肾盂中部见1枚低回声物,大小约为11 mm×7 mm,于肾盂下极处见1枚低回声物,大小约为10 mm×7 mm。CDFI显示右肾盂内未见明显血流信号。超声造影显示造影剂注入后,右侧肾盂壁增厚,其内2枚低回声物未见明显强化。

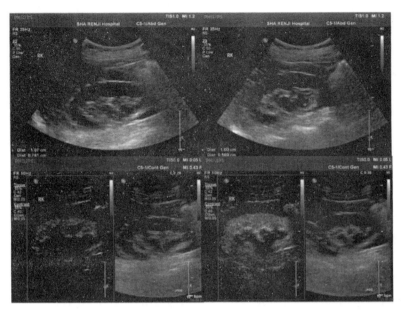

图 1-50 超声造影在肾盂可疑占位鉴别诊断中的价值

注：二维超声显示右肾轻度肾盂积水，肾盂中部可见 1 枚低回声物，下盏也可见 1 枚低回声物；超声造影动脉相早期右肾盂内未见明显病灶强化，肾组织达峰时肾盂内未见明显病灶强化，仅见肾盂内壁增厚

肾盂癌患者往往在临床症状上表现为肉眼血尿，二维超声可见肾盂内低回声物。但是，要注意与肾盂内感染物或者积血形成的絮状沉积物相鉴别。超声造影可以帮助对肾盂内容物进行性质判断。图 1-49 超声造影显示肾盂内有造影剂进入的强化性病灶，图 1-50 病例中，超声造影则在诊断中起到关键作用，二维超声显示低回声物在造影过程中均呈无灌注表现。因此运用超声造影可以对肾盂内低回声物进行良、恶性的鉴别诊断。

（王晓蕾）

第五节 前列腺癌

前列腺癌在欧美国家发病率极高，其发病率和死亡率仅次于肺癌，在我国的发病率呈逐年上升的趋势，多发生在 50 岁以后，发病率随着年龄的增长而逐步增高。其发病机制可能与年龄、种族、激素水平、前列腺增生、环境或感染有关。

一、病理

前列腺癌好发于外腺，即周围区和中央区，内腺占 10%。95% 为分化较好的腺癌，少数为移行细胞癌。

二、临床表现

前列腺癌早期无任何症状，常在直肠指诊中被扪及，也可在前列腺增生切除的标本中被发现。当肿瘤发展到足以引起下尿路梗阻时，才出现类似前列腺增生的一系列症状，但发生血尿的情况远多于前列腺增生，晚期可出现腰骶部、会阴部疼痛及尿潴留等。在男性发现转移性骨肿瘤，首先应考虑前列腺癌转移的可能。

三、前列腺特异抗原的测定

前列腺特异抗原(prostate specific antigen,PSA)是前列腺上皮在雄激素刺激下合成的,正常情况下,由于上皮细胞结构完整,PSA很少进入血液。当前列腺发生癌变时,屏障遭到破坏,大量PSA渗漏到血液中导致血清PSA升高,血清PSA目前是前列腺癌最重要的肿瘤标志物。

正常血清PSA<4.0 ng/mL,PSA大于10.0 ng/mL对前列腺癌有诊断价值,但前列腺炎及前列腺增生均可使PSA升高。

四、超声声像图

1.体积增大、形态失常

前列腺增大,可向膀胱内凸出,左右不对称,两叶形态不一致,在病程早期可出现上述情况。

2.内部回声不均匀

早期前列腺癌以周围区低回声为主要特征,边缘分界模糊,部分病例可出现斑片状、团块状、多发结节状等回声或高回声改变(图1-51)。

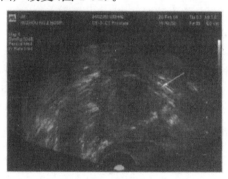

图1-51　前列腺癌超声声像图

注:前列腺内低回声团块

3.包膜回声异常

前列腺癌70%发生在外腺区域,可延伸至包膜下造成包膜局限性隆起,多发结节时包膜凹凸不平,如病灶达到或超过包膜,进入前列腺周围脂肪组织,前列腺周围的线状强回声(周围脂肪组织)将变形或扭曲,甚至中断。

4.彩色血流图改变

前列腺癌彩色血流较正常丰富,尤其是低回声病灶内出现较多血流信号时具有较高的诊断价值,但彩色血流正常时不能做排除诊断。穿刺活检的病理结果是"金标准"。

5.超声造影

表现为快进、高增强。增强过程中病灶内造影剂灌注不匀,呈不均匀性增强表现,增强过程中及增强后病灶边界显示清楚,同时可见病灶内不对称的血管。

6.邻近器官受累表现

肿瘤可浸润精囊、膀胱颈部、膀胱三角区、膀胱直肠凹或直肠前壁。

7.泌尿系并发症

前列腺癌造成膀胱颈部及后尿道梗阻,但不如前列腺增生严重,可出现肾积水,膀胱小梁、小房及尿潴留等。

五、鉴别诊断

本病主要与前列腺增生鉴别,前列腺增生只发生于内腺,内腺增大,外腺萎缩,两者分界清晰,包膜光滑,两叶对称,无邻近器官受累,很容易作出诊断(表1-3)。但是移行区癌与前列腺增生的鉴别就比较困难,特别是前列腺癌常与前列腺增生并存,尤其是结节样增生,更增加了鉴别的难度,需要依靠穿刺活检诊断。

表1-3　前列腺增生与前列腺癌的鉴别要点

鉴别要点	前列腺增生	前列腺癌
部位	内腺	外腺
内腺与外腺	内腺增大,外腺萎缩,两者分界清楚	外腺病灶使内腺受压,两者分界模糊不清
包膜	完整,光滑	表面不规则,有中断,不光滑
对称性	多数对称	多数不对称
病变回声	多为强回声或等回声结节	多为低回声结节
结石	常为弧形排列	多在病变处聚集
侵犯邻近器官	无,但可向膀胱腔内突出	向精囊和膀胱浸润

六、临床意义

前列腺癌的影像诊断中,超声检查列为首选,尤其是经直肠超声,其组织分辨率、空间分辨率均高于 CT 及 MRI,但是早期前列腺癌或小于 1.0 cm 的结节易漏诊,需要在经直肠超声引导下行前列腺组织学活检来帮助诊断。

(马　饶)

第六节　胃肠肿瘤

一、胃癌

胃癌居消化道恶性肿瘤的首位,多发生于 40～60 岁,发病率随年龄的增长而上升,男女发病率比例为 2∶1。

(一)病理

胃癌最常见于胃幽门窦,其次是胃小弯、贲门区、胃底及胃体,病理组织学分类主要以腺癌和黏液癌最多见。

早期胃癌是指癌组织浸润仅限于黏膜层和黏膜下层,有或无淋巴结转移,分为 3 种类型,即隆起型、表浅型和凹陷型。①隆起型:肿瘤从黏膜面明显隆起或呈息肉状,此型较少。②表浅型:肿瘤呈扁平状,稍隆起于黏膜表面。③凹陷型:又称溃疡周边癌性糜烂,系溃疡周边黏膜的早期癌,此型最多见。

中晚期胃癌是指癌组织浸润超过黏膜下层或浸润胃壁全层的胃癌。按照 Borrmann 分型,中晚期胃癌分为 4 种类型。①息肉型:又称结节蕈伞型,癌组织向黏膜表面生长,呈息肉状或蕈伞状,突入胃腔内。②溃疡型:癌组织坏死脱落形成溃疡,溃疡一般比较大,边界不清,多呈皿状,也可隆起如火山口状,边缘清楚,底部凹凸不平。③浸润溃疡型:肿物表面有溃疡,边缘部分隆起,部分被浸润,边界不清。④弥漫浸润型(革囊胃):癌组织向黏膜下扩展,侵及各层,范围较广,胃壁厚而硬。

(二)临床表现

早期胃癌可无症状和体征,病情进展可出现疼痛及体重减轻,常有上消化道症状,如嗳气、反酸、呕吐、呕血和黑便等。中晚期胃癌最常见体征为中上腹有压痛,病情发展到一定程度,在上腹部可触及包块,可引起腹腔积液、恶病质、脏器、淋巴结转移,左锁骨上窝淋巴结是容易转移的部位。

(三)超声声像图

1.超声声像图表现

(1)早期胃癌:癌组织仅限于黏膜层和黏膜下层,有或无淋巴结转移。早期胃癌无症状,经腹超声检查很难发现异常,常规超声不是首选的检查方法。

(2)中、晚期胃癌:胃壁不规则增厚、胃壁僵硬、胃腔狭窄,胃壁结构、层次紊乱,厚度＞1 cm,病变区胃黏膜高低不平,肿瘤回声多呈不均匀的弱回声,形成团块。横切面时形成"靶环征",斜切则形成"假肾征",即病灶明显增厚呈低回声在周边,胃内较少的气体呈高回声在中间,外形似肾脏回声,但无肾脏结构,且高回声有动态变化,此为较大的晚期癌的常见表现。病变区胃壁僵硬、蠕动减缓,幅度减小或消失,如幽门部肿物可导致排空减慢,出现胃潴留。在部分较大肿瘤实质内有不规则血流信号。

2.超声分型

胃癌的超声分型可分为以下几种。

(1)肿块型:此类最为常见,肿瘤向腔内生长,呈菜花状或蕈伞状,肿瘤部分胃壁显著增厚,无明显的溃疡凹陷。

(2)溃疡型:在增厚胃壁表面出现不规则凹陷区,底部多不光滑,边缘隆起不规则,溃疡深大而厚度不均匀,基底宽,整个病变呈火山口状外观。

(3)浸润溃疡型:有明显的"火山口征",在溃疡周围有范围较大的不规则增厚的胃壁。

(4)弥漫浸润型:病变范围广,侵及胃大部或全胃,胃壁弥漫性不规则增厚、隆起,胃壁5层结构消失,胃腔狭窄,胃壁僵硬,蠕动消失,即"皮革胃"。黏膜面不规则破溃或糜烂,胃第3条强回声紊乱、增厚,回声减弱不均匀,重者长轴切面呈线状胃腔,短轴切面呈"假肾征"(图1-52)。

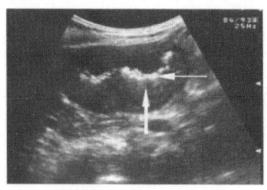

图1-52 "假肾征"

注:粗箭头为胃壁明显增厚;细箭头为胃腔狭窄

3. 胃癌转移的声像图表现

(1)直接蔓延邻近脏器:幽门、贲门癌可蔓延至十二指肠食管下端;大小弯、后壁的癌灶可向外侵及大网膜、小网膜、横结肠、肝、脾;后壁胃癌可累及胰腺。

(2)淋巴转移:是最常见的转移途径,小弯侧及幽门下转移最多见,以腹主动脉或下腔静脉旁、肝门、脾门及胰腺周围多见。

(3)血行转移:最常见的是肝转移,晚期胃癌全肝广泛转移,典型表现为"牛眼征"或"靶环征"。其次可转移至肺、骨、脑、肾、甲状腺、卵巢等。

(4)种植转移:肿瘤细胞脱落可转移至大网膜、盆腔、直肠、卵巢等,如转移至卵巢,则称 Krukenberg 瘤,常合并腹腔积液。

4. 胃癌分期

(1)早期:病变累及黏膜下层,为 A 期。

(2)中期:病变累及肌层,为 B 期或 B_1 期;累及浆膜层,为 B_2 期;如有淋巴结肿大(>1.5 cm),则为 C_1 期。

(3)晚期:如全层累及并有淋巴结肿大,为 C_2 期;侵犯全层伴转移,为 D 期。

(四)鉴别诊断

1. 良性胃溃疡

良性胃溃疡胃壁水肿增厚向胃腔内突出,呈肿瘤样表现时,应与进展期胃癌伴发溃疡相鉴别。胃溃疡的周围胃壁厚度一般<5 mm,层次结构清晰,尽管良性胃溃疡胃壁厚度、溃疡深度、胃壁柔韧度等方面与恶性溃疡不同,但它们的鉴别仍较困难,须结合胃镜活检进行判断。

2. 胃平滑肌肿瘤

胃平滑肌瘤多在胃壁第 4 层看到有弱回声肿瘤;胃平滑肌肉瘤,肿瘤内部可观察到呈不规则散在的囊泡状低回声区,边缘多不平整,较巨大。

3. 胃恶性淋巴瘤

胃恶性淋巴瘤的回声一般较低,有时近似无回声,以胃壁第 3 层肥厚为中心,如侵及黏膜层有第 2 层增厚,伴有溃疡形成时,则有第 1 层高回声层断裂,与胃癌鉴别较困难,须结合活检病理检查判断。

二、胃平滑肌肉瘤

胃平滑肌肉瘤是起源于胃壁平滑肌的恶性肿瘤,约占胃肉瘤的 20%,多见于年轻人,肿瘤较大。

(一)病理

胃平滑肌肉瘤原发性肿瘤较少见,大部分由良性平滑肌瘤恶变形成。其多起源于胃壁的第 4 层,膨胀性生长,呈球形或半球形,也可为分叶状或结节状,单发或多发,瘤体质地坚韧,多较大,血供丰富,肿瘤的病理组织学变化为溃疡形成。平滑肌肉瘤容易发生出血、坏死,继而出现液化,并在黏膜表面形成溃疡导致消化道出血。大体形态可分为 3 型。①胃内型,位于黏膜下。②胃外型,位于浆膜下。③哑铃型,位于浆膜下。胃平滑肌肉瘤以血行转移为主,转移至肝最多见,其次为肺。

（二）临床表现

常见临床症状有上腹痛或不适、呕吐、上消化道出血、贫血等，瘤体较大时可触及腹部肿块。

（三）超声声像图

（1）肿块较大，一般为 7～10 cm，形态不规则或呈分叶状，在胃壁第 4 层可见弱回声肿块。

（2）肿块边缘回声高且不整齐，与正常胃壁结构分界清楚。

（3）肿瘤内出血、坏死、液化，有不规则无回声区，若液化与溃疡贯通，可形成假腔。

（4）可出现周围淋巴结的转移及肝转移，肝转移多见，表现为肝内圆形低回声团块，中心可出现液化、坏死。

（四）鉴别诊断

本病主要应与良性平滑肌瘤相鉴别。肿瘤大，内部回声不均并有液化时应进行活检明确诊断。

三、胃恶性淋巴瘤

胃恶性淋巴瘤是源于胃黏膜下淋巴组织的恶性肿瘤，约占消化道原发性淋巴瘤的 1/3，占胃恶性肿瘤的 3%～5%。中老年男性多见，高度恶性淋巴瘤多出现在 20 岁以前。

（一）病理

胃恶性淋巴瘤分为非霍奇金恶性淋巴瘤及霍奇金恶性淋巴瘤。病变起源于黏膜下层或黏膜固有肌层的淋巴组织，常见于胃体部小弯侧和胃后壁，并逐渐向周围蔓延，侵及胃壁全层，可形成溃疡。病灶常为多发，大小不等，一般为 4～5 cm，大者可达 10～20 cm，病理形态学大体可分为 4 种类型，即肿块型、溃疡型、浸润型、结节型，临床以混合型多见。

（二）临床表现

临床表现常有上腹痛、体重减轻、呕血和黑便，约 90% 的患者有腹痛症状，30% 的病例上腹部可扪及肿块。

（三）超声声像图

（1）胃壁第 3 层肥厚，表现为黏膜下肿瘤，大部分瘤体表面可见拱桥样黏膜皱襞。

（2）胃的分层结构消失，胃壁弥漫性不均匀增厚，有弱回声或近似无回声瘤体，透声好，后方回声略增强，适当调节仪器增益条件可见肿物内部呈多结节或网格结构。

（3）尽管胃壁明显增厚，但胃腔狭窄并不明显。

（4）肿瘤可侵及胃黏膜层，并形成溃疡，基底宽，呈息肉状或菜花状。

（5）CDFI 显示较大的低回声团块内有少许点状血流。

（6）病变周围可见肿大淋巴结。

（四）鉴别诊断

胃恶性淋巴瘤和胃平滑肌肉瘤均为黏膜下肿瘤，两者声像图不易鉴别，须进行活检以明确诊断。

四、胃肠道间质瘤

胃肠道间质瘤是起源于胃肠道壁间叶组织的肿瘤，是一种有潜在恶性倾向的侵袭性肿瘤。

（一）病理

胃肠道间质瘤大部分发生于胃，其次为小肠、食管及结、直肠。胃间质瘤起源于胃壁的第4层，好发部位依次为胃体、胃窦、胃底部、贲门等。胃间质瘤可分为良性胃间质瘤和恶性胃间质瘤。良性胃间质瘤呈圆形或椭圆形，边界清晰，向胃腔内外突起，但不向周围胃壁及胃周组织浸润；恶性胃间质瘤呈不规则或分叶状，肿瘤黏膜面可形成溃疡，直径大于5 cm多为恶性。

（二）临床表现

胃间质瘤病史较长，多发生于中老年女性，多数无明显症状，当肿瘤较大时会出现黑便、腹痛和腹部肿块。

（三）超声声像图

1. 良性胃间质瘤

起源于肌层，呈圆形或椭圆形，形态规则，多单发，肿瘤与正常的胃壁分界清楚，内部呈低回声，直径<5 cm，可出现液化、坏死，内部血流丰富（图1-53）。

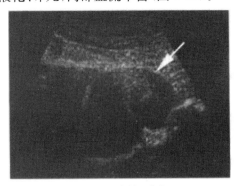

图1-53　胃间质瘤

注：胃壁低回声团块

2. 恶性胃间质瘤

常单发，瘤体较大，直径常>5 cm，形态不规则或呈分叶状，包膜局部不完整，内部可出现液化及钙化，内部血流较丰富，与周围组织分界不清。可出现淋巴结及腹腔脏器转移，肝脏有转移病灶是恶性胃间质瘤的特征。

（四）鉴别诊断

1. 淋巴瘤

淋巴瘤起源于黏膜下层，呈浸润性生长，瘤体回声偏低，近似为无回声。

2. 胃癌

胃癌呈浸润性生长，胃壁层次结构破坏明显。

五、大肠癌

大肠癌包括结肠癌和直肠癌，又称结直肠癌，是较常见的胃肠道恶性肿瘤，居胃肠道恶性肿瘤的第二位。直肠腺瘤性息肉易发生癌变，因此提高对微小病变的早期检出是防治大肠癌的关键。

（一）病理

大肠癌好发部位以直肠最多见（50%），其次为乙状结肠（20%）、盲肠及升结肠、横结肠、降结肠。大肠癌的病理组织学类型以腺癌为主，大体形态分为隆起型、溃疡型、浸润型和胶样癌。

1. 隆起型

肿瘤呈息肉状或盘状向肠腔突出,可伴浅溃疡,多为分化较高的腺癌,手术切除预后好,多见于右半结肠,特别是盲肠。

2. 溃疡型

肿瘤早期发生溃疡、坏死,底部深达肌层,形成明显较深凹陷的溃疡,外观似火山口状,易引起出血和穿孔,多为腺癌,分化差,淋巴转移早,是大肠癌中最常见的类型。

3. 浸润型

癌组织向肠壁深层弥漫浸润,常累及肠管全周,导致局部肠壁增厚、变硬,若同时伴有肿瘤间质结缔组织明显增多,则使局部肠管周径明显缩小,形成环状狭窄。多为硬癌,预后较差,早期易发生血行或淋巴转移,常见于左半结肠。

4. 胶样癌

肿瘤外观和切面呈半透明、胶冻状,此型少见,预后较差,主要发生于直肠。

(二)临床表现

1. 右半结肠癌

以贫血和血便为主。

2. 左半结肠癌

腹痛和排便习惯改变,便秘和腹泻交替出现,易引起肠梗阻。

3. 直肠癌

多为无痛性便血或黏液血便,伴有里急后重或排便不净感。

(三)超声声像图

1. 大肠癌超声分型

(1)肿块型:肿瘤向腔内突出,呈结节状、息肉状或菜花样,呈不均质低回声,或中等回声,基底部宽,多<2 cm,肠壁增厚、僵直,正常肠壁层次结构回声消失,在肿瘤实质内有较丰富、不规则的血流信号,多为早、中期肿瘤。

(2)溃疡型:周边隆起,中心部凹陷,基底部粗糙不平,多>5 cm,肿瘤在肠壁一侧或两侧同时可见,其间有狭窄的肠腔,周边呈低回声,类似肾皮质,中心部肠腔内气体和内容物反射为强回声,表现为"假肾征",伴有不同程度的肠梗阻,多为中、晚期。

(3)浸润型:肠壁呈环形不均匀增厚,中心部肠腔内气体和内容物为强回声,呈"靶环征"或"假肾征"。

2. 大肠癌并发症

(1)肠套叠:肿瘤近端肠管长轴出现"套筒征",短轴出现"同心圆征"。

(2)肠梗阻:肿瘤可引起肠腔狭窄,与周围组织粘连,使肠道受阻,近端肠腔扩张、积液。

(3)肿瘤与周围组织粘连:肠管失去正常形态,肠蠕动时腹痛。

(4)肾积水:回盲部或乙状结肠肿块压迫输尿管,引起肾积水。

(5)肿瘤淋巴回流区淋巴结肿大,向肝脏等器官转移。

3. 大肠癌超声分期

Dukes 及 Astler 根据组织学将大肠癌分为 5 期:病变累及黏膜下层为 A 期;累及肌层为 B 或 B_1 期;累及浆膜为 B_2 期;C、D 期为晚期,若有淋巴结肿大(>1.5 cm)为 C_1 期,若全层累及并有淋巴结肿大为 C_2 期,侵犯全层伴转移为 D 期,即为晚期(表 1-4)。

表 1-4　大肠癌超声分期

分期	侵犯层次	说明
A	1～3　黏膜下层	早期
B_1	1～4　达肌层	中期
B_2	1～5　达浆膜未突破	中期
C_1	全层　淋巴结肿大	晚期
C_2	全层　转移	晚期
D	全层　远处转移	晚期

(四)鉴别诊断

1.结肠恶性淋巴瘤

以回盲部和升结肠多见,肿块呈低回声或近似无回声,无肠腔狭窄。

2.结肠平滑肌肉瘤

肿物界限清晰,内部可有液化坏死,容易出现肝转移。

(滕　飞)

第七节　腹膜后肿瘤

一、原发性腹膜后肿瘤

(一)病理

原发性腹膜后肿瘤是指来源于腹膜后间隙的非器官性肿瘤,是一种少见的肿瘤。按组织来源可分为间叶性肿瘤(来源于脂肪组织、肌肉组织、纤维组织、血管和淋巴管等)、神经源性肿瘤、尿生殖源性肿瘤、生殖细胞源性肿瘤、淋巴源性肿瘤。腹膜后肿瘤有良性和恶性两大类,以恶性居多,占 80% 左右。良性肿瘤常见的是囊性畸胎瘤、纤维瘤、皮样囊肿、神经鞘瘤等,恶性肿瘤中软组织肉瘤是最常见的原发性腹膜后恶性肿瘤,恶性淋巴瘤次之。除了恶性淋巴瘤,肿瘤仅在局部浸润,罕见远处淋巴结转移,硬而固定的肿块多为恶性肿瘤或错构瘤,柔软而有弹性的肿块常为脂肪瘤或脂肪肉瘤。腹膜后间隙位置较深,范围很大,使腹膜后肿瘤有一定的扩展空间,但是又受到后腹膜的限制,所以生长较缓慢,多无任何症状和体征,因此非功能性肿瘤很难被早期发现。但是腹膜后肿瘤又多是恶性的,因此早期发现及诊断对患者的预后有较高的价值。

(二)临床表现

除了内分泌肿瘤能分泌化学物质而产生临床症状能够被早期发现,一般肿瘤早期无临床症状。随着肿瘤的增大,可在腹部扪及肿块,瘤体较大会压迫邻近器官而出现腹部膨胀感及不同的压迫症状。中上腹腹膜后肿瘤可压迫胃肠而出现消化道症状,如饱胀不适、食欲缺乏、食量减少,甚至恶心、呕吐、体重减轻等。下腹部腹膜后肿瘤最常见的症状为压迫同侧输尿管导致肾盂积水和腰部不适,严重者可影响肾功能;压迫膀胱和直肠会出现尿频、尿急、里急后重和大便次数增多;压迫血管可使血管受压移位、变形;压迫静脉和淋巴管可引起回流障碍,出现下肢、会阴部、阴囊、精索肿胀和腹壁静脉曲张。如腹膜后肿瘤是恶性肿瘤,可出现体重减轻、发热、乏力、食欲缺乏,甚至恶病质。

(三)超声声像图

原发性腹膜后肿瘤的超声特点如下。①由于腹膜后的限制,腹膜后肿瘤的生长受到较大的限制,形状可以多样,一般边界清楚,通常体积较大,其后壁受脊柱、髂骨及骶骨的限制而紧贴其上。②肿块位置较深,其前壁一般距腹壁较远,后壁常紧贴脊柱、腰大肌、腰方肌等,脊柱前方的大血管受压、移位,患者取胸膝位时,腹膜后肿瘤因受后腹膜限制不能向腹壁移动,肿瘤后壁与后腹壁相连,即肿瘤"悬吊征"阳性,这是鉴别腹腔肿瘤与腹膜后肿瘤的有效方法之一。③腹膜后肿瘤位置较深、固定,不随着呼吸或体位的改变而改变,而腹腔内肿物在深呼吸时,可见其随着呼吸上下移动,如改变体位或用手推动会产生明显的移动。④腹膜后血管及腹腔脏器可因腹膜后肿瘤而受压、移位或被肿物包围;如肿瘤较大,内部可出现出血、坏死、囊性变、纤维化或钙化。腹膜后肿瘤病理种类繁多、结构各异,肿瘤内部形态复杂,不同组织来源的肿瘤可能呈现类似的超声图像,因此,超声不能诊断肿瘤的组织学类型。

1. 囊状淋巴管瘤

(1)病理及临床表现:囊状淋巴管瘤病因不清,有学者认为是一种淋巴管的发育畸形,由于阻塞的淋巴管不断扩张,以致淋巴液在某一区域集聚。多发生于婴幼儿,好发于颈部,腹膜后少见,是一种良性肿瘤。

(2)超声表现:呈圆形或椭圆形,边界清楚,壁薄,可见单房或多房囊性回声,囊腔大小可不同,常伴有粗细不等的分隔,一般囊液透声好,少数可合并感染突然增大,可有颗粒状回声,加压探头内部回声可有流动的现象。

2. 畸胎瘤

(1)病理及临床表现:腹膜后畸胎瘤是由内胚层、中胚层及外胚层组织组成的真性肿瘤,瘤体内的结构较复杂,最常见的是外胚层组织,如皮肤、毛发、牙齿等。发生部位包括卵巢、睾丸、前纵隔和腹膜后,腹膜后畸胎瘤是继神经母细胞瘤和肾母细胞瘤之后儿科最常见的第三大原发性腹膜后肿瘤,女性较男性多见,分为良性和恶性,良性多见。良性畸胎瘤多为囊性,内部可有头发、牙齿等物质,但有恶变的可能;恶性畸胎瘤多为实性或囊实性包块,内部含有纤维组织、脂肪组织、胚胎和骨骼组织等各种不同的成分,由不成熟的胚胎组织组成。

(2)超声表现:囊性和囊实性畸胎瘤超声表现如下。

1)囊性:囊壁薄,内部回声不均匀。良性畸胎瘤有以下几个特点:①脂液分层征,肿物中有一高回声水平分界线,线上方为脂质成分,呈密集细小光点,水平线下为液性回声;②"面团征",肿物内为团状高回声,边缘较清晰,在囊性回声的一侧,为毛发和脂质成分;③"瀑布征"或"垂柳征",当肿瘤中的毛发与油脂松散结合时,表现为表面回声强,后方回声逐渐减弱,且反射活跃似瀑布状;④"星花征",黏稠的油脂呈现密集细小光点,并伴高回声,漂浮于无回声区内,推动和加压时高回声点可随之移动,囊壁可隆起高回声结节,即壁立性结节,后方可伴声影;⑤杂乱结构征,内部可含有牙齿、骨组织、钙化灶及油脂样物,因此,在无回声区内有明显增强的点、团,并伴有声影,但仍可见完整的包膜回声。

2)囊实性:恶性畸胎瘤与周围脏器分界不清,轮廓不规则,囊实相间,回声杂乱,可有毛发、骨骼及牙齿的强回声结构,囊壁较厚,不规则,内部可因囊性变或出血形成散在无回声区,实性部分可见血流信号。

3.恶性淋巴瘤

(1)病理及临床表现:恶性淋巴瘤按病理学特点可分为霍奇金淋巴瘤和非霍奇金淋巴瘤。本病可发生于任何年龄,但是在儿童和青年中所占比例较高。

1)霍奇金淋巴瘤:主要发生于淋巴结,往往先从一个或一组淋巴结开始,逐渐经邻近淋巴结向远处扩散,以颈部淋巴结和锁骨上淋巴结最为常见,其次为纵隔、腹膜后、主动脉旁等淋巴结,病变淋巴结肿块相互粘连,形成结节状巨大肿块。

2)非霍奇金淋巴瘤:多发生于浅表淋巴结,以颈部淋巴结最为多见,其次为腋下和腹股沟淋巴结,并可累及纵隔、肠系膜和腹膜后等深部淋巴结。

(2)超声表现:腹主动脉前方或周围可见大小不等的圆形或卵圆形均匀的低弱回声,边界清晰,轮廓光整,类似囊性回声,当邻近多个淋巴结粘连融合成大团块,则呈分叶状,肿瘤体积较大时可出血、坏死(图1-54)。病灶推挤腹膜后大血管,大血管可受压、移位,肠系膜上动脉和腹主动脉间距增宽,腹主动脉与下腔静脉距离增大。CDFI可见淋巴瘤内的血流信号,并可判断淋巴瘤与腹膜后大血管及其分支的位置关系。

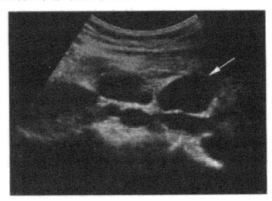

图1-54　恶性淋巴瘤

4.神经母细胞瘤

(1)病理及临床表现:神经母细胞瘤是腹膜后原发性恶性肿瘤,是源自神经鞘的胚胎性肿瘤,为婴幼儿最常见的实体瘤。约50%发生于2岁之前,主要发生在肾上腺髓质和主动脉旁交感神经节。患儿有贫血、恶心、呕吐、发热、骨关节痛等症状,有特征性的眼眶转移,生长迅速。

(2)超声表现:瘤体较大,形态不规则,可呈分叶状,边界清楚,内部呈低回声,回声不均匀,可见团块状高回声,当发生液化、坏死时,可出现大小不等的无回声区,如合并钙化,内部可出现团状强回声伴后方声影。肿瘤较大时,可将肾脏推挤向下移位,此时肾脏轮廓清晰,可显示完整的肾脏回声。晚期可出现胸腔积液及腹腔积液,腹主动脉旁可见淋巴结转移。

(四)鉴别诊断

本病主要与腹腔内肿物鉴别:通过呼吸和体位鉴别。腹膜后肿物位置较深,嘱患者吸气可见腹腔脏器在吸气过程中移动,呼气恢复至原位,而腹膜后肿物无移动或移动度小。另外可以根据体位来鉴别,胸膝位扫查时,腹膜后肿物会出现肿瘤"悬吊征"。

二、继发性腹膜后肿瘤

（一）病理

继发性腹膜后肿瘤即腹膜后转移癌,比原发性腹膜后肿瘤更为多见,以腹腔消化系统、盆腔脏器和睾丸的恶性肿瘤多见。大部分以淋巴结肿大的形式存在,晚期形成较大的肿块。

（二）临床表现

肿瘤合并腹膜后转移时,一般是晚期,患者常有消瘦、恶病质、腹腔积液等表现。

（三）超声声像图

肿大的淋巴结呈圆形或椭圆形,边界清晰,多位于腹主动脉等大血管周围,内部回声多为低回声或弱回声,一般无声衰减。多个肿大淋巴结聚集成团,融合时可呈分叶状,肿瘤较大时可出现坏死,内部可检出较丰富的血流信号。肿大的淋巴结可引起腹膜后血管移位、绕行,还可侵犯输尿管引起肾积水。另外转移性淋巴结和原发性肿瘤的组织来源相关。

（苗欢欢）

第八节 肾上腺肿瘤

一、肾上腺皮质腺瘤

（一）病理

肾上腺皮质腺瘤可发生于肾上腺的任何部位,单侧单发者多见。直径较小,一般在1～2 cm,有完整包膜,可出现出血、坏死或囊性变。肾上腺皮质腺瘤生长缓慢,有恶变倾向。

（二）临床表现

根据其是否引起临床内分泌紊乱,可分为功能性肾上腺皮质腺瘤和无功能性肾上腺皮质腺瘤两类。

1. 功能性肾上腺皮质腺瘤

有80％～90％伴醛固酮症,故又称醛固酮瘤,瘤体多数较小,直径在1 cm左右,恶性极少;10％～20％的功能性肾上腺皮质腺瘤伴皮质醇增多症,此类腺瘤的体积多为3 cm;5％的功能性腺瘤伴肾上腺性征异常,有恶变的倾向。

2. 无功能性肾上腺皮质腺瘤

较功能性肾上腺皮质腺瘤少见,无临床症状,多数在体检时发现。

（三）超声声像图

(1)肾上腺区可见圆形或椭圆形低回声或弱回声结节。醛固酮增多症肾上腺皮质腺瘤直径多为1～2 cm,内部回声较弱,边界清楚;皮质醇增多症肾上腺皮质腺瘤体积相对较大,多为3 cm左右。边界回声较高,与周围组织分界清楚,瘤体内部多呈低回声,分布较均匀,后方回声无明显衰减(图1-55)。

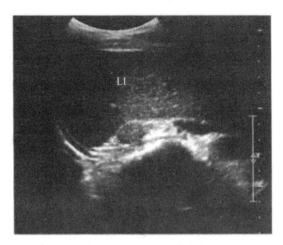

图 1-55　肾上腺皮质腺瘤

注:LI 为肝脏;标尺为肾上腺皮质腺瘤

(2)功能性肾上腺皮质腺瘤患者,对侧肾上腺有不同程度的缩小,而无功能性肾上腺皮质腺瘤患者,对侧肾上腺正常。

(四)鉴别诊断

肾上腺皮质腺瘤生长快,瘤体较大,直径>3 cm,边界不整齐或呈分叶状,内部回声不均匀。特别是伴有性征异常的低龄患者,更应警惕肾上腺皮质癌。

二、肾上腺皮质恶性肿瘤

(一)病理

肾上腺皮质癌分为原发性和继发性两类。原发性较罕见,绝大多数为腺癌,单侧,大小不等,但多数直径在 3 cm 以上,呈圆形、椭圆形或分叶状,表面凹凸不平。癌瘤易侵犯肾上腺静脉、下腔静脉,发生肺、肝、脑转移。

(二)临床表现

原发性肾上腺皮质腺癌 80% 以上为功能性肾上腺皮质腺癌,常表现为皮质醇增多症和肾上腺性征异常。特别是小儿有皮质醇症状或男性患者女性化者,更应警惕功能性肾上腺皮质腺癌。功能性肾上腺皮质腺癌由于临床症状出现早,早期容易被发现,而无功能性肾上腺皮质腺癌常在肿瘤较大时才被发现。肾上腺皮质转移癌多来自肺癌、支气管癌、肾癌、肝癌和黑色素瘤,可为单侧或双侧,也可单发或多发,很少引起肾上腺功能异常。

(三)超声声像图

肾上腺皮质癌体积通常较大,但其大小和回声差异很大。多数呈低回声,大肿瘤多呈混合回声,内部可有出血、坏死形成的不规则无回声区,内部还可出现钙化强回声,部分肿瘤呈分叶状或内部呈放射状回声("疤痕征"),提示恶性。

(四)鉴别诊断

1.肾上腺外肿瘤

肾上腺外肿瘤是发生于肾上腺区的非肾上腺肿瘤,如淋巴瘤、腹膜后纤维肉瘤、胰尾部肿瘤、肝右叶或肾上极肿瘤均可表现与肾上腺皮质恶性肿瘤类似的回声。肾上腺肿瘤通常局限于肾上极的前上方稍偏内侧,或前上方,而不是正上方或后方。

2.嗜铬细胞瘤

嗜铬细胞瘤表现为边界光滑的高回声带,与邻近的肾包膜回声构成典型的"海鸥征"。结合临床症状有高血压和代谢紊乱表现,较容易鉴别。

3.肾上腺转移癌

肾上腺转移癌有肾上腺外的恶性肿瘤病史,不出现肾上腺功能异常。

(吴成威)

第九节　子宫肿瘤

一、子宫内膜癌

子宫内膜癌是发生于子宫内膜的一组上皮性恶性肿瘤,以来源于子宫内膜腺体的腺癌最常见,占女性生殖道恶性肿瘤的 20%～30%。

（一）病理

子宫内膜癌依据大体病理学表现分为弥漫型、局限型和息肉型 3 种类型。

1.弥漫型

癌组织累及子宫内膜的大部或全部,使内膜广泛性增厚,并可形成结节状或乳头状凸起,癌组织可向肌层浸润。

2.局限型

癌组织仅累及部分子宫内膜,表面的癌变范围不大,易向深部肌层侵犯,致使子宫体增大或坏死感染形成宫壁溃疡,甚至穿透。

3.息肉型

实际也是局限型的一种,癌肿呈息肉状突向子宫腔内,癌组织侵及的范围较小。

（二）临床表现

子宫内膜癌主要临床症状为不规则或绝经后阴道出血,癌组织坏死、破溃,或合并感染,则有大量恶臭的脓血样液体排出,并夹杂有癌组织碎片。如子宫颈管被癌组织堵塞,可引起子宫腔积脓,引起全身感染症状。癌肿刺激子宫不规则收缩,或癌肿浸润其他组织均可引起阵发性腹痛。

（三）超声声像图

子宫内膜癌早期多无异常超声表现,中、晚期有以下声像表现。

1.子宫大小

子宫不规则增大,当病灶侵及浆膜层、附件或宫旁组织时,子宫轮廓模糊,与周围组织分界不清。

2.子宫内膜及宫腔回声

子宫内膜不规则增厚,局灶性或弥漫性回声不均,呈不均质中低混合或低回声。当癌组织有出血、坏死时,可显示为不规则的无回声。当病灶侵及宫颈或癌组织脱落阻塞宫颈管时,表现为宫腔积液内伴实性不均质中等回声。

3.子宫肌层回声

当病变侵及肌层时,局部内膜与肌层界限不清,受累肌层回声减弱。大部分肌层受侵时则宫区回声杂乱,无法分辨子宫正常结构。

4.子宫颈改变

病变累及子宫颈时,可出现子宫颈增大或变形,宫颈管结构模糊不清,回声不均。

5.子宫内膜癌晚期

肿瘤向子宫外浸润转移时,可在子宫附件区出现实性肿块,也可出现淋巴结转移及腹腔积液的超声表现。

6.彩色多普勒

增厚的子宫内膜可检出较丰富的血流信号,当子宫肌层有瘤灶浸润时,显示受累区域血流信号增多。

(四)鉴别诊断

子宫内膜癌需与子宫内膜增生、子宫内膜息肉、黏膜下肌瘤相鉴别。子宫内膜癌80%发生于绝经后。绝经后妇女出现内膜增厚、表面不光滑,并有子宫出血或阴道排液等临床表现时,要考虑内膜癌的可能性。内膜息肉表面多光滑,基底部内膜线清晰,内膜与肌层界限清楚;子宫内膜增生时内膜均匀性增厚;子宫内膜癌时内膜常显示非均质性增厚,其内呈现不规则息肉状团块,局部回声减弱或增强。彩色多普勒超声检查显示,正常分泌期子宫内膜和内膜增生者的内膜均可探及点状低速、中等阻力的血流信号,子宫内膜癌病灶内有较丰富的低阻力血流信号。但由于子宫内膜癌缺乏特征性的声像图表现,最终诊断需依赖诊断性刮宫。

二、子宫颈癌

子宫颈癌(又称宫颈癌)是妇女最常见的恶性肿瘤之一,好发于20~50岁妇女。

(一)病理

宫颈癌在病理上包括宫颈不典型增生、宫颈原位癌和宫颈浸润癌。早期阴道镜下子宫颈有粗糙发红或颗粒状区域,表面略隆起,触之易出血。肿瘤生长明显时以外生性生长为主的肿瘤呈乳头状、息肉状或蕈伞状。以内生性为主的肿瘤组织向周围和深部浸润,外突不明显。如坏死明显,肿瘤表面可出现溃疡。

(二)临床表现

早期宫颈癌常无症状,宫颈浸润癌主要症状和体征包括接触性阴道流血、阴道排液,癌肿侵犯周围组织可出现继发性症状如尿道刺激征、大便异常、肾盂积水等,局部体征包括宫颈口赘生物或宫颈肥大、质硬。

(三)超声声像图

早期的宫颈癌超声无明显发现,当肿瘤形成明显结节时,宫颈增大,形态如常或失常,病变部位见不均质低回声团块,边界常不清晰,形态多不规则(图1-56)。宫颈癌宫体浸润时,子宫下段内膜和肌层与宫颈界限不清,宫体正常结构难辨。宫颈癌侵犯膀胱时,宫颈低回声团块突向膀胱,膀胱后壁连续性中断,肿块增大压迫输尿管时可出现输尿管扩张及肾盂积水声像。彩色多普勒超声显示,宫颈肿块内可见丰富的血流信号,常呈高速低阻的动脉血流频谱。

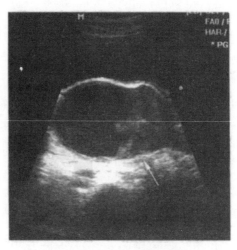

图 1-56　宫颈癌二维声像图

注:宫颈部位见不均质低回声团块,边界不清晰,形态不规则(箭头所指处)

(四)鉴别诊断

晚期宫颈癌需与子宫颈肌瘤、宫颈妊娠及恶性滋养细胞肿瘤鉴别。子宫颈肌瘤形态多规则,周边可见血流信号。宫颈妊娠及恶性滋养细胞肿瘤有停经史或妊娠史可资鉴别。

(吴成威)

第十节　卵巢肿瘤

一、卵巢良性肿瘤

卵巢良性肿瘤二维声像图上可表现为囊性、实性和囊实性等类型,彩色多普勒显示血供较少。良性肿瘤种类繁多,形态各异,但结构大多较规则。二维超声结合彩色多普勒可以提供良、恶性的鉴别依据。

(一)卵巢囊性畸胎瘤

卵巢囊性畸胎瘤又称皮样囊肿,发生于生殖细胞,是最常见的卵巢肿瘤之一,占所有卵巢畸胎瘤的 95% 以上。可发生于任何年龄,但 80%~90% 的患者为生育年龄的年轻妇女。

1.病理

卵巢囊性畸胎瘤多为单侧,瘤体大小不等,呈表面光滑的圆形肿块,常为单房。肿瘤内容物由 2 个或 3 个胚层的多种成熟组织构成,主要含外胚层组织,包括皮肤、皮脂腺、汗腺、毛发、牙齿、神经组织等,此外也可见中胚层组织如脂肪、软骨等,内胚层组织少见。

2.临床表现

囊性畸胎瘤一般无明显症状,如肿瘤过大,可以压迫邻近器官产生相应症状,并可产生蒂扭转,出现急腹症的临床表现。

3.超声声像图

卵巢囊性畸胎瘤声像图表现错综复杂,声像图上除显示一般卵巢囊肿的特征外,还由于肿瘤所含的组织不同而产生相应的声像(图 1-57)。常见征象有以下几种。

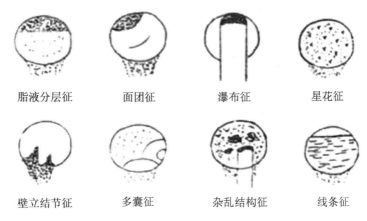

脂液分层征　　面团征　　瀑布征　　星花征

壁立结节征　　多囊征　　杂乱结构征　　线条征

图 1-57　不同畸胎瘤示意图

(1)脂液分层征:肿块内有一高回声水平分界线,线上方为脂质成分,可见均质密集细小光点,在体位移动过程中,脂质成分始终在高回声水平线上方,水平线下方为液性无回声区。

(2)面团征:肿块无回声区内有团状高回声,边缘较清晰,此为发-脂裹成的团块所致,附于囊肿壁的一侧,不随体位移动(图 1-58)。

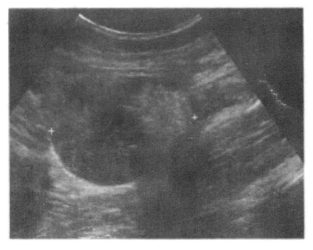

图 1-58　畸胎瘤面团征

(3)瀑布征或垂柳征:当肿瘤内的毛发与油脂物呈松散结合未构成团块时,声像图显示为表面回声高,后方回声逐渐减弱,而且反射活跃似瀑布状或垂柳状。

(4)星花征:肿块内含有黏稠的脂质物,可见均匀密集细小光点中散在小的高回声光点,漂浮在无回声区内,推动和加压时,弥散型分布的光点可随之移动。

(5)壁立结节征:肿瘤囊壁可见到隆起的结节高回声,似乳头状,其后方可伴有声影。

(6)多囊征:肿瘤的无回声区内可见小囊,即囊中囊的表现。

(7)杂乱结构征:肿瘤内含有多种组织成分,如骨骼、脂质、牙齿等,声像图显示为无回声区内强回声光点、光团、光斑,后方伴声衰减或声影。

(8)线条征:肿瘤无回声区内可见多条平行排列的短线状高回声(图 1-59),可随体位移动,此为毛发在脂质中漂动。当肿瘤内被毛发充满,且油脂物甚少时,如鸟巢状。声像图表现为仅肿瘤前表面为增强回声或呈弧形强光带,后方伴声影,肿瘤后壁显示不清。

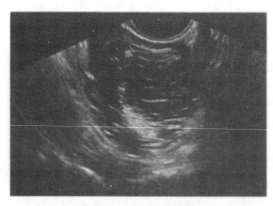

图 1-59　畸胎瘤线条征

4. 鉴别诊断

声像典型的囊性畸胎瘤较易诊断,声像不典型的应注意与其他卵巢肿瘤及巧克力囊肿相鉴别。

(二)浆液性囊腺瘤

浆液性囊腺瘤约占全部卵巢良性肿瘤的 25%,主要发生于生育年龄,以单侧多见,可分为单纯性浆液性囊腺瘤及乳头状浆液性囊腺瘤两种。

1. 病理

以单房囊性多见,囊壁薄,囊内充满淡黄色清澈液体。单房者囊内壁光滑,多房者囊内可见乳头。镜下见囊壁为纤维结缔组织,内衬单层立方或柱状上皮,间质内可见砂粒体;乳头可局限,也可分散在多个房内。浆液性囊腺瘤尤其是乳头状浆液性囊腺瘤最易发生癌变,其癌变率高达 50%,因此,该种肿瘤一经发现,就必须尽快切除。

2. 临床表现

肿瘤较小时多无症状,肿瘤较大时可产生压迫症状,蒂扭转或肿瘤合并感染时可出现急性腹痛。若发生穿孔或肿瘤表面有乳头生长,可引起腹腔种植。原发病灶切除后,种植病灶可逐渐自然消退。

3. 超声声像图

子宫附件区可见圆形或卵圆形囊性包块,囊壁薄、光滑,大多数囊肿为单房性,少数囊内有薄壁分隔,囊腔内透声性良好,少数囊内可有较稀疏的点状回声。CDFI 显示囊壁及分隔上可探及血流信号;乳头状囊腺瘤囊壁增厚,可见乳头状突起;乳头状突起之间常有砂样钙化小体,呈强回声光点。

4. 鉴别诊断

(1)单纯性浆液性囊腺瘤与卵巢非赘生性囊肿及卵巢冠囊肿:非赘生性囊肿动态观察可见囊肿缩小或消失,卵巢冠囊肿的同侧可见正常卵巢,而单纯性浆液性囊腺瘤观察多年,大小无变化。

(2)乳头状浆液性囊腺瘤与巧克力囊肿:巧克力囊肿多有痛经史,囊壁较厚,内壁毛糙,囊内回声随月经周期可有变化。

(3)乳头状浆液性囊腺瘤与卵巢囊性畸胎瘤:乳头状浆液性囊腺瘤因其无回声内的乳头状高回声及"砂样小体"的强回声光点而最不易与卵巢囊性畸胎瘤鉴别。如仔细辨认,卵巢囊性畸胎瘤无回声内的团状高回声一般表面较为光滑,不会穿透囊壁。而乳头状浆液性囊腺瘤的团状高回声表面呈乳头状,可以穿透囊壁,甚至产生腹腔积液。

（三）黏液性囊腺瘤

黏液性囊腺瘤占所有卵巢良性肿瘤的 20％,多为单侧,发生年龄多在 30～50 岁。

1.病理

黏液性囊腺瘤较浆液性少见,多为单侧多房性,囊肿表面光滑,内含黏液性液体或呈胶冻状、藕糊状液体,黏液性囊腺瘤约 10％可见乳头生长于囊壁外,一般囊肿体积较大,如破裂可引起腹膜种植,产生大量黏液性腹膜黏液瘤。

2.临床表现

肿瘤较小时,可无临床症状。如果肿瘤较大,可表现为腹部肿物、腹胀、腹痛或压迫症状。

3.超声声像图

黏液性囊腺瘤可见圆形、椭圆形无回声区,单侧多见。肿瘤边缘光滑,轮廓清晰,囊壁呈均匀厚壁型。囊肿无回声区内有散在细小光点及间隔光带回声,呈多房结构,房腔大小不一（图 1-60A）。较大的肿瘤可占据整个腹腔。肿瘤内有乳头状物生长时,囊壁上可见乳头状高回声突向囊内或壁外（图 1-60B）。CDFI 显示肿瘤的囊壁及间隔上可探及点状血流信号。

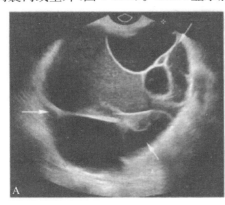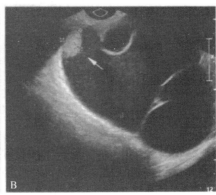

图 1-60　黏液性囊腺瘤二维声像图

注:A.附件区见一多房囊性包块,无回声区内有散在细小光点;B.囊壁上可见乳头状高回声突向囊内

4.鉴别诊断

（1）巧克力囊肿:巧克力囊肿直径多＜10 cm,囊壁厚薄不均,与周围组织有不同程度的粘连。黏液性囊腺瘤瘤壁厚薄均匀,囊内分隔多,与周围组织通常无粘连,少数单房或囊内分隔少的黏液性囊腺瘤与巧克力囊肿鉴别诊断困难。腹腔镜检查有助于鉴别诊断。

（2）浆液性囊腺瘤:单房性黏液性囊腺瘤与浆液性囊腺瘤在声像图上无法鉴别,多房性黏液性囊腺瘤的突出特点是呈多房、蜂窝状结构,囊壁稍厚,囊腔内可见散在光点回声。

（四）卵巢纤维瘤

卵巢纤维瘤是卵巢良性实性肿瘤中较为常见的一种,占卵巢肿瘤的 2％～5％,多见于绝经期妇女。卵巢纤维瘤多为单侧,约 10％为双侧生长。卵巢纤维瘤虽属良性,但可合并胸腔积液、腹腔积液,具此三者称为麦格综合征。

1.病理

肿瘤大小中等,质地较硬,多呈肾形或圆形,少数呈分叶状。外观呈灰白色,切面见组织排列呈涡旋状,或平滑肌瘤编织涡旋状结构,主要由梭形成纤维细胞和纤维细胞组成。

2.临床表现

卵巢纤维瘤生长缓慢,早期瘤体较小时多无特殊症状。肿瘤增大至中等大小时,可出现下腹部不适感或腹胀感,肿瘤较大时可以出现压迫症状。妇科检查时发现子宫旁质地坚硬、呈圆形或分叶状的活动性肿块。少数患者合并胸腔积液、腹腔积液时则产生相应的症状和体征。

3.超声声像图

卵巢纤维瘤超声声像图显示,在子宫一侧可见圆形或分叶状肿块,轮廓清晰,边界规整,内部呈实质性低回声或中、高回声,后方可有声衰减(图1-61)。出现胸腔积液、腹腔积液时可在胸腔、腹腔探及液性暗区。部分肿块无血流信号,部分肿块 CDFI 于近场可见少许血流信号,远场因有衰减,常无血流显示。

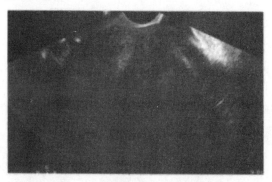

图 1-61　卵巢纤维瘤二维声像图

注:子宫附件区实性肿块,呈低回声,后方回声衰减

4.鉴别诊断

卵巢纤维瘤易被误认为浆膜下子宫肌瘤。但卵巢纤维瘤与子宫之间有明显的分界,子宫形态无改变,无血流相通,肿瘤内部前方回声均匀增强,后方回声衰减明显。浆膜下子宫肌瘤时子宫增大,瘤体向外隆起与子宫无明显分界,与子宫同步运动,瘤体内部有肌瘤涡旋状的回声特点,瘤体内部及周边可见血流信号,并可见子宫肌壁内血流信号延伸至肌瘤内。双侧卵巢显示正常。

合并腹腔积液时应与卵巢癌腹腔积液鉴别。卵巢癌肿块形态常不规则,内部回声不均匀,腹腔积液液性暗区内常有弥散小光点。

二、卵巢恶性肿瘤

(一)浆液性囊腺癌

浆液性囊腺癌是最常见的卵巢恶性肿瘤,占卵巢上皮癌的50%,可自始即为恶性或为浆液性囊腺瘤发生恶变。好发于40～60岁妇女,预后差,5年生存率仅为20%～30%。

1.病理

肿瘤半数为双侧性,约30%伴砂样小体。大小为5～10 cm,多为半囊半实性,其显著特点为具有大量质脆的乳头状突起,起初位于肿瘤内壁,常穿透瘤壁,在肿瘤外继续生长,侵犯周围组织器官。此瘤生长很快,常伴出血、坏死。

2.临床表现

早期常无临床症状。一旦合并有腹腔积液或转移,可出现腹胀、恶心、消化不良、排便困难等。

3.超声声像图

(1)一侧或双侧附件区出现圆形无回声区,内伴散在浮动光点。

(2)囊壁不均匀增厚,有分隔时,隔膜较厚且不均,可见乳头状光团突入囊内或侵犯壁外。

(3)肿瘤伴出血或不规则坏死脱落物时,无回声区内可见光点、光团回声并随体位改变、移动。

(4)晚期囊腺癌可向子宫和肠管浸润或向腹膜广泛性转移,引起腹腔积液,形成粘连性肠管强光团且多固定于腹后壁。粘连性肠管强回声间可见多个不规则的无回声区。

(5)彩色多普勒超声表现:肿瘤的实性部分可见较丰富的血流信号,可探及高速、低阻动脉血流频谱。

4.鉴别诊断

(1)卵巢纤维瘤:卵巢纤维瘤多为单侧,多呈圆形、椭圆形或多个结节状,边缘常较规则,内部呈低回声,后方伴有声衰减。

(2)盆腔炎性包块:盆腔炎性包块患者多伴有下腹疼痛、体温升高、腹肌紧张等临床症状,声像图多表现为与周围组织粘连的混合性肿块。

(二)黏液性囊腺癌

黏液性囊腺癌约占卵巢上皮癌的40%,可由黏液性囊腺瘤演变而来,预后较浆液性囊腺癌好。

1.病理

肿瘤多为单侧,双侧占15%。瘤体较大,外观光滑,呈圆形或分叶状,可为实性或囊性。囊内壁可见乳头,囊腔内含血性胶状黏液,实性区常见出血、坏死。

2.临床表现

常见症状为腹痛、腹胀、阴道出血或月经不规则。

3.超声声像图

肿瘤呈椭圆形、分叶状或不规则形无回声区,其内散在光点、光团。肿瘤边缘回声不规则,囊内较多光带分隔,厚薄不一。囊壁明显增厚,如有向外伸展的不规则光团,提示肿瘤已向周围浸润,大多伴有腹腔积液。

4.鉴别诊断

(1)黄素囊肿:黄素囊肿多见于20～30岁的妊娠妇女或患有葡萄胎、绒毛膜癌、胎儿水肿、多胎等疾病的妇女。卵巢内可见圆形或椭圆形囊性肿物,常为双侧性,壁较薄,囊内分隔纤细、多房,囊内液体呈无回声。

(2)乳头状浆液性囊腺瘤:乳头状浆液性囊腺瘤多为椭圆形,中等大小,囊壁较薄,由内壁突出一乳头状不规则实性结构。

(三)内胚窦瘤

1.病理

内胚窦瘤即恶性卵黄囊瘤,为卵巢生殖细胞恶性肿瘤,恶性程度高,60%为单侧,好发于10～20岁妇女,血清甲胎蛋白(AFP)浓度增高,常与畸胎瘤并存。包膜完整光滑,形态不规则,切面上大部分为实性,组织脆,易发生缺血、出血、坏死和囊性变。实质部分可见形态不规则、大小不等的囊腔,含胶状囊液,早期即可发生转移,预后差。

2.超声声像图

表现为以实性为主的囊实性肿块,瘤体较大,实性部分为较均质的等回声或稍低回声,内见大小不一、边界清晰的小囊腔散在分布。CDFI显示肿块实性部分血流较丰富。

（四）无性细胞瘤

1.病理

无性细胞瘤属中等恶性,占卵巢恶性肿瘤的3%～5%,多见于青春期及青年期,肿瘤含滋养细胞时可出现人绒毛膜促性腺激素(hCG)异常,肿瘤对放射治疗敏感,预后较好。瘤体中等大小,实性,单侧多见,触之如橡皮样,切面呈分叶状,淡棕色。镜下肿瘤细胞呈圆形或多角形,核大,细胞丰富,呈片状或条索状排列,由少量纤维组织分隔。

2.超声声像图

肿瘤形状较规则,边界较清晰,内为实质性不均质稍低回声,无声衰减,瘤体中部可见树枝状稍高回声分隔,将实性肿瘤组织分隔成小叶状低回声区。CDFI显示瘤内血管主要分布于稍高回声的分隔上,血流频谱呈高速低阻型。

（五）卵巢转移癌

原发肿瘤的瘤细胞经淋巴管、血管或体腔侵入卵巢,形成与原发病类同的肿瘤,且两者没有解剖位置关系,则称为卵巢转移性肿瘤。其来源较广泛,身体内任何部位的恶性肿瘤均可转移至卵巢,常见原发部位为胃、肠,占70%左右,乳腺占20%左右。

转移癌的发病率占全部卵巢肿瘤的1.9%左右,占恶性肿瘤的4%～10%。转移癌常为双侧,由胃肠道或乳腺转移到卵巢者称为Krukenberg瘤。

1.病理

卵巢转移癌,一般保持卵巢原形,呈肾形或长圆形,表面光滑或呈结节状,切面为实质性、半透明胶质样,部分肿瘤纤维间质呈纤维瘤样改变。可见大量弥漫性或集聚成团的印戒状腺癌细胞,散布于增殖的梭形卵巢间质细胞之间。细胞呈圆形或多角形,胞质丰富,有时含大量黏液,因而胞体被胀大,胞核被挤压变扁推至一侧而形成典型的印戒状细胞。

2.临床表现

本病多见于绝经前妇女,好发年龄在40～50岁,下腹部有包块,生长迅速,伴腹痛、腹胀,晚期可出现胸腔积液、腹腔积液。有些肿瘤间质细胞亦可发生黄素化或产生雌激素,引起月经不调或绝经后阴道出血。

3.超声声像图

(1)双侧卵巢增大,呈肾形或长圆形,边界清。

(2)内部呈实性不均质强弱不等回声,后部回声轻度衰减(图1-62A)。

(3)肿瘤内部出现坏死时,可见不规则液性暗区。

(4)有腹腔积液时常伴细小光点反射,多为血性(图1-62B)。

(5)CDFI显示瘤体内部及周边可检出丰富血流信号。

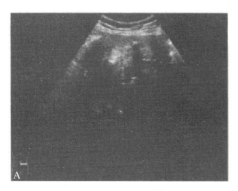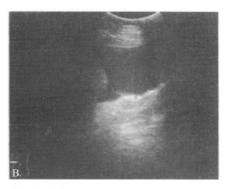

图 1-62 Krukenberg 瘤二维声像图

注:A. 肿块内部呈实性不均质强弱不等回声,后部回声轻度衰减;B. 腹腔积液

4.鉴别诊断

卵巢肿瘤种类繁多,形态各异,仅从声像图上区分病理类型较为困难,但区分卵巢肿瘤良、恶性有一定的规律,二维超声、彩色多普勒结合临床表现可以提供良、恶性肿瘤的鉴别诊断依据(表 1-5)。

表 1-5 良性与恶性卵巢肿瘤的鉴别要点

鉴别要点	良性肿瘤	恶性肿瘤
病史	病程长,瘤体逐渐增大	病程短,瘤体迅速增大
体征	单侧多,囊性,表面光滑,一般无腹腔积液	双侧多,实性或半实性,表面呈结节状,伴腹腔积液,多为血性,可能查到癌细胞
一般情况	良好	逐渐出现恶病质
肿瘤抗原(CA125)	正常	升高
二维超声		
回声类型	绝大多数为囊性	混合性和实性
肿瘤壁及分隔	边界清,壁薄,分隔细而均匀	壁厚薄不均,分隔粗细不均
内部回声	较单纯,液性暗区为主,内壁光滑,实性部分边界清晰	瘤内回声杂乱,实性部分呈不均质回声,囊性与实性区分界不清,回声多样
彩色多普勒		
血流分布	无或少量血流,分布在包膜或细隔上	包膜或实质部分血流丰富
血流阻力指数	>0.40	≤0.40
转移	无	Ⅲ期以上能发现转移灶

(赵 宁)

第十一节 心脏肿瘤

心脏肿瘤是少见的心脏疾病,按肿瘤的病理性质分为良、恶性两种;按起源分为原发性、继发性两种;按发生部位可分为向心腔内(以黏液瘤较多见)、向心肌壁内(以横纹肌瘤、纤维瘤较常见)和心包肿瘤(常见为心包囊肿)。

黏液瘤是最常见的原发性心脏良性肿瘤,属心腔肿瘤,可发生于心腔的任何部位。95%

发生于心房,最常见于左心房,约占 75%,其次为右心房,占 15%~20%,发生于左、右心室者各占 4%。男性患者约占 2/3。

一、病理

常发生于房间隔的左心房面,多有一蒂连于卵圆窝的边缘,基底较小。瘤体较大,突出于心房腔内的左心房黏液瘤亦可发生于左心房的其他部位,如左心房前后壁、左心耳内等。

黏液瘤活动度较大,舒张期移向二尖瓣口,阻碍左心房血通过二尖瓣,左心室灌注时间延长,类似二尖瓣狭窄的改变;收缩期则离开二尖瓣口,退回左心房。由于黏液瘤对二尖瓣口的阻塞,左心房血流排空受阻,左心房扩大。黏液瘤体可脱落而导致体循环栓塞。

二、临床表现

左心房黏液瘤的临床表现与血流动力学改变类似于二尖瓣狭窄,虽为良性肿瘤,但瘤体组织可坏死脱落造成体循环栓塞或堵塞二尖瓣口导致晕厥或猝死,因此临床以手术治疗为主。

三、超声心动图

1. M 型超声

(1)在心底波群中可见左心房内有一光团回声,收缩期出现,舒张期消失,且左心房内径增大(图 1-63)。

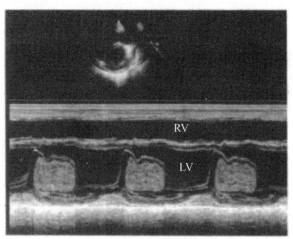

图 1-63　左心房黏液瘤 M 型曲线

注:RV:右心室;LV:左心室

(2)在心室波群可见二尖瓣前后叶之间的团块状回声,心室舒张时出现于二尖瓣口,且舒张早期有一微小的无回声间期;二尖瓣前后叶无增厚表现,并且前后叶呈镜像运动;二尖瓣前叶 EF 斜率减慢,可有舒张期扑动。

2. 二维超声

(1)左心室长轴和心尖四腔心切面可清楚显示左心房内的瘤体大小、形态、部位、活动度(图 1-64、图 1-65)。

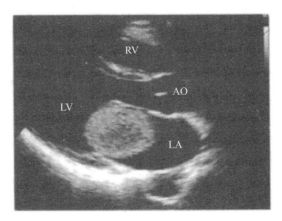

图 1-64 左心房黏液瘤二维声像图(左心室长轴切面)

注:RV:右心室;LV:左心室;AO:主动脉;LA:左心房

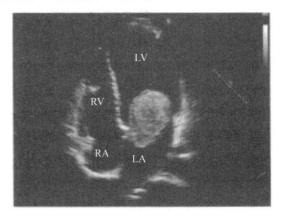

图 1-65 左心房黏液瘤二维声像图(心尖四腔心切面)

注:LV:左心室;RV:右心室;RA:右心房;LA:左心房

(2)瘤体常堵塞房室瓣口导致心房增大,如瘤体堵塞二尖瓣口,左心房可增大。

3. 多普勒超声

彩色多普勒可见舒张期二尖瓣口黏液瘤与房室瓣环间出现明亮的射流血流信号,若导致瓣膜关闭不全,可出现不同程度的反流。

四、鉴别诊断

1. 心腔内血栓

左心房血栓常发生在二尖瓣狭窄尤其伴有心房纤颤的基础上,血栓常附着于左心房后壁,基底宽,不活动,表面尚平整,回声不均匀。

2. 赘生物

感染性心内膜炎可在二尖瓣瓣叶上出现大小不等的回声不均匀的团块,与二尖瓣附着紧密,随心脏瓣膜活动。

(朴贞雅)

第十二节　乳腺肿瘤

一、中央型导管内乳头状瘤

(一)临床概述

乳腺中央型导管内乳头状瘤是指发生在大导管或主导管的乳头状瘤,也称为大导管乳头状瘤或主导管乳头状瘤,通常位于乳晕下区。乳腺的大导管系统包括集合管、乳窦、乳段导管和乳段下导管。发生于乳段下导管的瘤体则位于乳腺实质导管内。一般认为本病与雌激素的过度刺激有关。

中央型乳头状瘤好发于 40~50 岁女性,乳头溢液(浆液性、血性或两者混合)是最常见的临床症状,见于 64%~88% 患者。仅少数乳头状瘤形成可触及的乳房肿块。乳头溢液多为单孔性,少数为 2 个或多个乳孔。导管造影表现为主导管完全梗阻,导管突然中断,断端呈杯口状,近端导管管径正常或轻度扩张,远端导管未显示(图 1-66);部分分支导管梗阻,导管腔内出现充盈缺损,大多为单个充盈缺损,仅少数可见多个缺损,充盈缺损表现为圆形、椭圆形或不规则形,病变近端导管扩张或正常。乳管镜可通过直接观察乳管内病变,直视下放置定位针以准确判断乳管内病变位置,明确乳头溢液病因及导管内占位性病变的性质,对中央型乳头状瘤诊断能够提供更直观的证据。

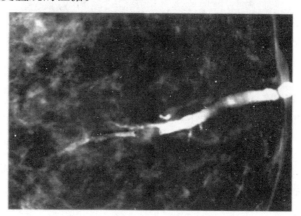

图 1-66　导管乳头状瘤乳管造影

注:大乳管向腔内突出乳头,致充盈缺损,远端导管部分显示

中央型乳头状瘤大小变化很大,从数毫米到 4 cm 或更大,并可沿导管向周围延伸数厘米。仅体积较大的中央乳头状瘤可在肉眼观察时发现带蒂肿瘤附着于扩张导管壁上,体积较小者肉眼不易识别。肉眼可辨乳头状瘤表面呈颗粒状,切面为灰白或灰红色,质地嫩脆,扩张导管内有时可见浆液性或血性积液。组织病理学特征是具有纤维血管轴心的上皮增生在大导管中形成具有"树枝状"结构的病变。中央型乳头状瘤可再分为单纯型和复合型。前者乳头状病变仅见于个别扩张乳管,后者则有多个导管受累。

中央型乳头状瘤首选手术治疗。对于单孔性血性溢液,行乳房区段切除。通常认为导管内乳头状瘤属于良性肿瘤,但 6%～8% 的病例可以发生恶变,应早期行手术治疗。

（二）超声表现

不同程度扩张的乳管壁、内部乳头状瘤体和周围包绕液体是中央型导管内乳头状瘤声像图的解剖基础。乳管壁呈高回声,呈圆形、椭圆形、管状扩张;乳头状瘤瘤体呈极低回声,呈圆形、椭圆形,甚至分叶状,边界清晰;周围包绕液体多为均匀无回声区,形态可为大片状、不规则形、月牙形,也可无液体无回声而仅见瘤体及乳管壁回声(图 1-67)。

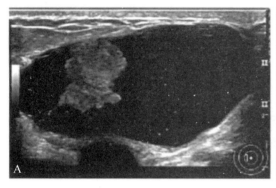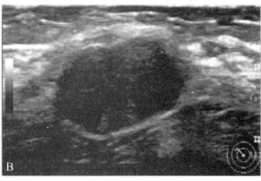

图 1-67　中央型导管内乳头状瘤(囊壁环状高回声＋乳头低回声＋乳头旁包绕液体无回声)

注:A. 患者女,64 岁,单个乳头,外形不规则,蒂部较窄,囊壁高度扩张,呈高回声;B. 患者女,21 岁,多个乳头,呈低回声,腔内乳头周边被无回声(囊腔内积液)包绕

二维超声:①数目:瘤体多为单个,少数可为 2 个或以上。②乳管:可见于单条或多条乳管,多条乳管受累时可位于两个象限。③大小:乳头状导管瘤瘤体大小不等,从数毫米到 4 cm。④位置:位于乳头、乳晕下及周边大乳管管腔内。⑤回声类型:根据 Boo-Kyung Han 等研究的声像图特征,中央型导管内乳头状瘤可分为以下 5 种回声类型。Ⅰ型:导管扩张伴管腔内乳头状低回声或低回声充填;Ⅱ型:囊实混合性团块,囊性无回声区常为局限性导管扩张形成,囊壁可见乳头状低回声突入囊内,或仅在低回声边缘显示少量无回声包绕(图 1-68);Ⅲ型:局限性导管扩张,远端导管壁不规则或中断(图 1-69);Ⅳ型:导管扩张伴远端中断处乳头状低回声;Ⅴ型:腺体内低回声结节不伴有周边导管扩张。

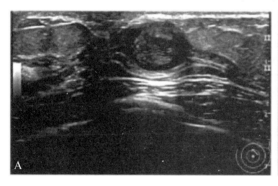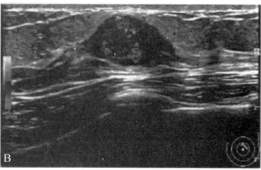

图 1-68　中央型导管内乳头状瘤,患者女,40 岁,Ⅱ型囊实混合团块型

注:A. 囊性扩张乳管内可见低回声乳头突入腔内,周边无回声,两端可见与扩张乳管相连;B. 低回声内部见极性条状血流信号

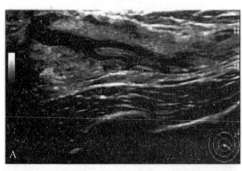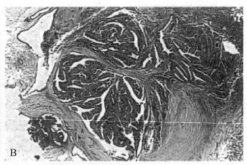

图 1-69 中央型导管内乳头状瘤,患者女,33 岁,Ⅲ型单纯导管扩张型

注:A. 仅见扩张大乳管,内径为 2.7 mm,腔内未见乳头结构;B. 显微镜下仅远端小导管腔内见多个"树枝状"乳头结构,近端大乳管腔未见乳头

CDFI 显示少数瘤体周边或内部可见点状、棒状、条状血流信号。由于瘤体较小或增生不活跃,血供不足,滋养血管流速过低,多数瘤体难以探及彩色血流信号。CDFI 检查对本病的诊断价值不大。自乳头基底进入瘤体的条状血流及瘤体局部异常丰富的血供(极性血供)为特征性表现,但出现率不高。

(三)诊断思维要点

乳头血性溢液:中央型导管内乳头状瘤的重要临床线索。

典型声像图:扩张的乳管壁高回声内见乳头状低回声及其周围被无回声区包绕。

超声寻找及定位步骤:①具备典型声像图的病灶,容易确定病灶位置及大小,进而进行体表定位。②难辨类型的病灶定位:第一步,在超声检查前轻轻挤压乳头,观察溢液从哪个区域乳孔流出;第二步,放置探头到相应象限乳房腺体内扫查,发现可疑病灶或扩张乳管时,用手指轻压其表面皮肤,若乳头溢液流出,可确认此处为乳头状瘤病灶或病变乳管;第三步,沿瘤灶至乳头体表连线皮肤按压,溢液流出,则可在体表确认病变引流大乳管的方向,进而行体表标记。

(四)注意事项

手指挤压乳头要轻,目的是要保留更多液体在病变乳管内部,便于超声检查寻找病灶;探头检查放置方向应与大乳管走行方向平行;若为中央孔溢液,则应在超声检查前通过四周向乳头方向轻压,确定大致溢血乳管所在象限后再行超声检查。

(五)鉴别诊断

纤维腺瘤囊性变属于纤维上皮性肿瘤,好发于青中年女性,声像图表现为规则低回声,边界清晰,CDFI 可见边缘性血供为主的规则血流信号。合并囊性变时,囊性变多发生于瘤体周边,呈不规则锯齿状无回声,需要与声像图Ⅱ型的中央型导管内乳头状瘤鉴别。在临床触诊时纤维腺瘤瘤体移动度大,而中央型导管内乳头状瘤无移动度,触诊可见乳头溢液或溢血,结合临床检查鉴别不难。

二、外周型乳头状瘤

外周型乳头状瘤常为多发性,表现为发生于多个终末导管小叶单位内和导管系统远端分支的乳头状增生。外周型患者较单发性中央型患者年轻。外周型乳头状瘤临床偶尔表现为乳头溢液,很少形成肿块,大多数情况可在显微镜下被偶然发现。

外周型乳头状瘤大体检查通常难以辨认。显微镜下组织学特征类似于中央型导管内乳头状瘤。但外周型乳头状瘤通常多个乳头同时向管腔内突起和增生,并在导管壁上有多个附着点,而中央型乳头状瘤通常只有一个乳头和一个附着点,小的乳头状瘤也可有局部纤维化(图 1-70)。

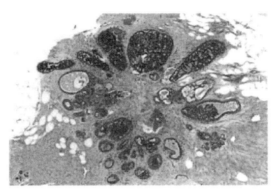

图 1-70　外周型乳头状瘤镜下所见

注:发生在导管远端分支,乳头体积较小

因本病病灶多较小,超声检查难以发现如此细小的病变,故多在其他疾病乳腺手术切除的组织病理学检查时确诊。

三、不典型乳头状瘤

(一)临床概述

乳头状瘤会在局部区域出现轻度非典型的单一细胞增生,且达到了不典型导管增生或低级别乳腺导管原位癌(ductal carcinoma in situ,DCIS)的诊断标准。根据局部受累范围的大小,可以把这些病变分为不典型乳头状瘤和乳头状瘤伴 DCIS。

不典型乳头状瘤大体形态类似于导管内乳头状瘤,显微镜下不典型乳头状瘤大部分区域通常由导管内乳头状瘤组成,小部分具有不典型导管增生的区域则可见小灶性单形性上皮细胞并伴有筛状结构。根据不同的诊断标准,具有这些细胞的区域应<整个病变的 1/3 或直径<3 mm。

(二)超声表现

声像图类似中央型导管内乳头状瘤表现。扩张乳管内低回声乳头数目呈多发性、乳头基底部管壁模糊及乳头局部血供异常丰富、杂乱走行时要高度怀疑不典型乳头状瘤。

(三)诊断思维要点

发病年龄较中央型导管内乳头状瘤偏大,以>50 岁的女性常见。

不典型乳头状瘤声像图类似中央型导管内乳头状瘤,确诊需做病理学检查。

(四)鉴别诊断

中央型导管内乳头状瘤:与不典型乳头状瘤声像图类似,二维超声鉴别困难。但发现扩张管腔内乳头数目较多或低回声乳头基底部管壁模糊时,提示不典型乳头状瘤可能。

纤维腺瘤:呈均匀性低回声,瘤体周边包绕高回声包膜,与实性型不典型导管乳头状瘤回声相似。CDFI 显示纤维腺瘤瘤体内多可见均匀性分布血供,血管分支粗细均匀。而不典型导管乳头状瘤多见极性进入瘤体的丰富杂乱血流信号。

四、导管内乳头状癌

（一）临床概述

导管内乳头状原位癌是一种呈乳头状结构生长的导管原位癌，具有被覆肿瘤上皮细胞的纤维血管轴心。约占所有乳腺癌的 2%。大多数患者为 50～60 岁。大的导管内乳头状癌患者可触及肿块或出现乳头溢液。

大多数导管内乳头状癌由影像学检出，大体检查一般不会有显著异常。导管内乳头状癌可分为单发中央型和多发外周型。显微镜下导管内乳头状癌的乳头可见纤细的纤维血管轴心，上皮由一层到数层单形性上皮细胞构成，伴有不同程度的细胞复层化。持续生长的上皮可填满乳头间隙，使乳头结构模糊不清（图 1-71A）。肿瘤上皮细胞核多数具有低等或中等级别的非典型性。乳头状结构中肌上皮细胞的缺失是导管内乳头状癌的一个重要特征。

（二）超声表现

二维超声：①形态：单发中央型癌灶呈圆形、椭圆形（图 1-71B），多发外周型癌灶则沿大乳管走行方向呈楔形分布。②回声：癌灶呈实性极低回声，周边伴清晰高回声包绕，因癌细胞是肿瘤主要成分，癌细胞致内部缺乏声学界面而表现为极低回声。③边界：清晰光滑的边界且膨胀式生长是导管内乳头状癌的特征性声像，区别于非特殊型浸润性的癌的边界不清和浸润性的生长方式。

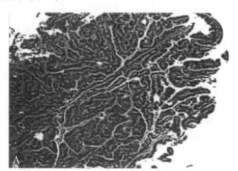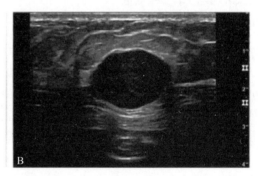

图 1-71　导管内乳头状癌，患者女，69 岁，单发中央型

注：A. 镜下癌灶内乳头纤细，持续增长的上皮填满乳头间隙；B. 椭圆形环状高回声包绕极低回声，膨胀性生长

CDFI：癌灶体积较大时，可见丰富杂乱走行的血流信号，局限在极低回声区域而不超出边界，血流分布散在呈"花彩样"，缺乏非特殊型浸润性癌的粗大穿支动脉。

（三）诊断思维要点

诊断思路需要分三步：第一步，实性极低回声外周高回声包绕提示导管内乳头状病变；第二步，病灶内血供丰富杂乱且未超出其边界符合恶性病灶血管模式；第三步，发生于 50～60 岁女性，属于导管内乳头状癌高发年龄阶段。

（四）鉴别诊断

非特殊型浸润性癌声像图可表现为椭圆形极低回声，边界清晰，CDFI 多可见癌灶边缘穿入性血管分支，腋窝可见淋巴结转移性肿大。临床触诊质地硬，有粘连感，发病率高。而导管内乳头状癌癌灶多为清晰的高回声包绕,内部血供丰富但不超出边界,且不伴有腋窝淋巴结肿大。临床上发病罕见,乳头溢血常为主要表现。

五、包裹性乳头状癌

(一)临床概述

Gatchell 等最初提出囊内乳头状癌的名称,曾视为 DCIS 的一种少见变异类型,现在被广泛称为包裹性乳头状癌。此种病变多见于年龄较大的女性,临床表现为乳晕下肿块和(或)乳头溢液。

包裹性乳头状癌大体检查具有独特外观,表现为一个位于囊腔内的质脆和有圆形突起的肿瘤。囊内聚集的液体致囊腔扩张,肿瘤向腔内突出。肿瘤通常具有较宽的基底部,通过它附着于囊壁,有时囊内可见血块。低倍显微镜下表现为被一层厚纤维被膜围绕的乳头状增生性病变。肿瘤可表现为蓬乱分支的乳头状结构、筛孔状结构或实性致密团块。乳头状结构纤细,一般不具有明显的纤维血管轴心,富有上皮细胞时乳头状结构不明显。肿瘤上皮细胞形态单一,常为复层柱状上皮,呈现明显异型性,具有低级别或中级别核异型。

(二)超声表现

包裹性乳头状癌声像图分囊性伴乳头型和实性乳头状型两类。

囊性伴乳头型:表现为高度扩张的囊肿内见乳头状低回声突入囊腔内部,表面凹凸不平,基底部较宽,囊壁呈清晰的高回声,内面光滑连续;CDFI 显示乳头状低回声内部可见丰富点状、条状血流信号,以动脉性为主,血流信号局限在囊腔内部。

实性乳头状型:声像图为清晰环状高回声包绕均匀性极低回声,呈膨胀式生长。较大癌灶者内部血供多丰富,可见由四周向中央分布的条状血流信号,血管分支走行扭曲,粗细不均(图 1-72)。

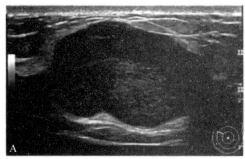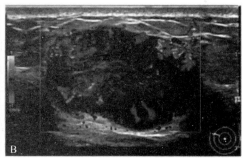

图 1-72 包裹性乳头状癌,患者女,68 岁,实性乳头状型

注:A. 均匀性极低回声乳头周围无液体,周边为高回声包绕;B. CDFI 显示低回声乳头周缘可见丰富、杂乱分布的血流信号

(三)诊断思维要点

年龄>60 岁,突入腔内乳头基底部宽,高度提示恶性乳头状病变可能。

清晰规则高回声包绕及其内血供未超边界,提示实性乳头状型包裹性乳头状癌可能。

(四)鉴别诊断

中央型导管内乳头状瘤囊实性混合团块Ⅱ型若囊腔高度扩张,囊液较多时需要与包裹性乳头状癌声像图鉴别,后者一般发生于>60 岁的老年女性,囊内乳头低回声,基底部较宽,回声偏低,CDFI显示乳头上血供丰富、分布杂乱、血管分支粗细不均,提示恶性可能。中央型导管内乳头状瘤多发生于青中年女性,声像图显示囊腔内乳头回声均匀,血供分布及走行规则。但二者确诊需行病理学检查。

六、导管原位癌

(一)乳腺导管原位癌

1.临床概述

乳腺导管原位癌(ductal carcinoma in situ,DCIS)又称为导管内癌,是最为常见的非浸润性癌。其发生、发展分3种模式。研究发现,DCIS也可以发生微浸润甚至淋巴结转移,DCIS及原位癌伴微浸润者淋巴结转移率为6%~20%。

DCIS常见于青春期后的妇女。临床表现为可触及的乳房肿块;乳腺局限性腺体或不随月经周期变化而增厚。在乳腺钼靶X线摄影(MG)广泛用于临床和筛查以来,则不少是经MG发现簇状微小钙化而诊断。又因病变位于导管内,部分病例会出现血性乳头溢液,有些患者则表现为Paget病。36%的亚洲妇女DCIS无症状,64%有症状,其中半数以上表现为肿块,中位直径约为13 mm,这与欧美国家妇女主要通过MG筛查发现钙化灶而诊断DCIS不尽相同。

DCIS肉眼可见病变区质地较硬,可有灰白色(或)灰黄色颗粒(或)条纹,与乳腺增生难以区别。当病变为粉刺型DCIS时,可见导管增粗,呈灰白色或灰黄色,可挤出土黄色牙膏状黏稠的坏死物。

DCIS光镜下病变大多数发生于终末导管小叶单位的终末导管和小管内。终末导管或小管明显扩张,原有腺上皮被不同程度异型的肿瘤细胞取代,并排列成不同的组织学构型,可有或无坏死。原有的肌上皮层可完整保存,或部分完全缺失。原有的基膜保存无损,偶有灶性不连续。无肿瘤细胞突破基膜浸润间质。WHO乳腺肿瘤组织学分类中DCIS采用了三级分类法:低级别、中级别、高级别。

随着MG技术的普及,90%的DCIS患者不能扪及肿块,是由MG发现特征性钙化而诊断,只有10%的患者可以触及乳房肿块,DCIS占MG检出乳腺癌的40%。DCIS的钙化呈丛状分布,形态如细沙、针尖样或短棒样。乳管镜发现的血性乳头溢液中9%是由DCIS引起,而52%的DCIS表现为血性溢液。50%以血性溢液为表现的DCIS,在MG上无特征性表现。DCIS在乳管镜下表现为多发性隆起性病变伴周围点状出血,管壁粗糙,或病变多色彩,也可表现为末梢乳管出血。

全乳切除术是DCIS患者治疗的"金标准",可用于所有DCIS患者。随着放射治疗技术的进步,50%~60%的DCIS患者可以行保乳术。

2.超声表现

DCIS声像图表现与病理学基础密切相关。因病变局限在管腔内,终末导管或小管明显扩张,癌灶平行于乳腺平面,呈匍匐样生长,A/T<1,内见不同程度扩张的乳管(图1-73A)。DCIS的钙化呈丛状分布,形态如细沙、针尖样或短棒样。声像图表现为低回声背景下多发性簇状强回声,每切面钙化数目>5个,微钙化可大小不一,形态各异(图1-73B)。有研究者认为超声成像与DCIS的再分型、DCIS导管周围的黏液性水肿及DCIS病变的集中程度有关,与DCIS导管周围的脉管增多及乳腺的腺病改变有关。

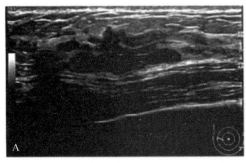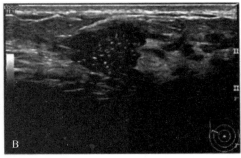

图 1-73　DCIS 匐匐样生长方式及中央型簇状微钙化

注:A. 患者女,35 岁,多条乳管受累,沿乳管方向呈匐匐样生长,A/T<1;B. 患者女,35 岁,低回声背景下,多发性微钙化强回声,密集分布

二维超声:根据乳腺 DCIS 的声像图特征表现分为肿块型、片状低回声型、导管扩张型、单纯微钙化型 4 种类型,以前两种声像类型多见。

肿块型:癌灶呈实性低回声,内部回声均匀或不均匀;多数边界清晰,少数不清晰;形态不规则,内伴或不伴钙化。

片状低回声型:癌灶呈不均匀性片状低回声,局部结构紊乱,边界不清,伴或不伴微钙化,其内部或周边可见扩张乳管。

导管扩张型:局部腺体内可见一条或多条扩张乳管,扩张导管内或周边可见结节样低回声,可伴有微钙化,后方回声无明显变化,此型需要注意扫查乳头、乳晕,排除 Paget 病。

单纯微钙化型:局部腺体回声未见明确改变,仅见多发密集微钙化,呈簇状或沿导管走行分布。

CDFI:癌灶内部一般无血流信号。癌灶边缘可见丰富杂乱、走行扭曲、"星空状""湖泊状""泉涌样"血供模式,动态显示尤为明显。多角度扫查有时可在癌灶周边见到高度扩张、扭曲走行的粗大滋养血管,因血流速度较高,出现色彩倒错伪像,而表现为"马赛克征"。

3. 诊断思维要点

(1)检查前乳房触诊质硬区域是癌灶定位的第一步。

(2)声像图特征表现分为肿块型、片状低回声型、导管扩张型、单纯微钙化型 4 种类型。

(3)癌灶血供多为边缘型血供模式,呈"星空样""湖泊状""泉涌样"分布。

(4)癌灶沿乳管走行方向匐匐样生长(A/T<1)是与非特殊型浸润性癌的重要鉴别点。

(5)沿着大乳管向乳头方向分布低回声伴微钙化,要注意 Paget 病可能。

4. 鉴别诊断

纤维腺瘤合并粗大钙化:属于纤维上皮性肿瘤,好发于青中年女性,声像图表现为规则低回声,边界清晰,CDFI 可见边缘性血供为主的规则血流信号。合并粗大钙化多位于瘤灶中央,呈直径>2 mm 的多个强回声伴声影,需要与声像图为肿块型的 DCIS 鉴别。在临床触诊时纤维腺瘤瘤体移动度大,而 DCIS 无移动度,触诊可见乳头溢液或溢血,且癌灶内多为多种形态的微钙化,直径为 1 mm 左右,CDFI 可见癌灶周边组织丰富杂乱的血流信号。

非特殊型浸润性癌:典型声像图为腺体层极低回声,A/T>1,边界不清,形态不规则,癌灶内见单个或多发微钙化,CDFI 可见穿入型、中央型或极性血供模式,与肿块型伴多发性微钙化 DCIS 鉴别困难,但后者 CDFI 可见丰富杂乱的血流信号,多位于癌灶周边组织,而非癌灶内部,需要仔细观察辨别。

乳腺增生症Ⅱ型、Ⅲ型:腺体层内可见结节、片状低回声或高回声区,结构紊乱,但内部无微钙化及异常血流信号。通过触诊也能鉴别,乳腺增生症结构紊乱区触诊疼痛感明显但无肿块,而DCIS肿块型及片状低回声区周边可见丰富杂乱的血流信号。综合临床触诊及CDFI可将二者鉴别。

(二)导管原位癌伴浸润性癌

1.临床概述

乳腺导管原位癌微浸润(ductal carcinoma in situ with microinvasion,DCMI)为乳腺导管原位癌癌细胞突破基底膜侵入邻近组织或小叶间质,其外侵范围不超过1 mm。DCIS的大小和范围与是否发生微浸润直接相关,随着DCIS体积的增大,其发生微浸润的概率增加。直径<1.0 cm时,约5%伴微浸润;>1.0 cm时发生微浸润的概率上升至19%,当乳腺导管内癌平均直径>3.8 cm时,多有微浸润同时可伴有转移。DCIS和DCMI的病理特征、生物学行为均不同,二者治疗方式和预后也有所不同。DCMI如果不治疗,最终可发展成为浸润性癌,并且其在年轻女性中所占的比例高于年龄较大者。而单纯性DCIS 20年存活率达97%。

近年来,关于DCIS进展为浸润性癌的机制有两种观点。第一,在肿瘤细胞增殖的过程中发生了基因突变;第二,内、外因素导致肿瘤细胞发生了基因突变。虽然DCIS和浸润性癌的基因序列高度相似,但仍存在一些差异,研究认为基因水平变化可能是一个驱动因素。DCIS的浸润是由一系列事件触发的,最初开始于基因突变、炎性改变、局部创伤、物理损伤、化学损伤或正常代谢过程改变对肌上皮细胞的破坏。

显微镜下可见DCIS与浸润性癌成分共同存在。根据两种类型癌细胞成分占比不同,分为DCIS为主和浸润性癌为主两种类型。

2.超声表现

DCIS伴浸润性癌具有典型恶性声像改变,如癌灶呈极低回声,外形不规则,边界不清,内伴或不伴簇状微钙化,弹性成像呈高硬度,CDFI可见癌灶内部或周边丰富杂乱分布的血流信号,以动脉性为主,RI>0.70等。当以DCIS为主时,癌灶体积多较大,多表现为匍匐样生长,A/T<1,内部簇状微钙化多见,CDFI可见癌灶周边组织丰富杂乱的血供;当以浸润性癌为主时,癌灶呈垂直生长,A/T>1,可见极低回声团块,边界尚清,CDFI可见癌灶边缘部粗大条状的血流信号,穿入型为主,走行扭曲,与导管周边脉管增多相关。

3.诊断思维要点

(1)体积较大的癌灶内部见簇状微钙化及周边组织血供丰富杂乱是DCIS伴浸润性癌的线索。

(2)浸润性癌占癌细胞比例越大,癌灶越趋于A/T>1的肿块型声像。

4.鉴别诊断

DCIS伴浸润性癌的诊断主要依靠病理学检查,超声缺乏明确鉴别点。

七、非特殊型浸润性癌

乳腺癌是女性最常见的恶性肿瘤之一,根据2013年美国癌症统计分析报告及中国肿瘤登记年报,乳腺癌已位居女性恶性肿瘤第一,成为威胁妇女健康的主要疾病。中国乳腺癌高发年龄在40~60岁,高峰发病年龄在50岁左右,比欧美早约10年。文献报道称,癌前疾病如乳腺不典型增生、导管内乳头状肿瘤、雌激素暴露时间过长、生育、精神因素、环境、遗传等因素,已经确认为乳腺癌相关危险因素。2012 年 WHO 乳腺肿瘤分类中,将浸润性导管癌,非特殊类型命名修改为非特殊型浸润性癌,病理组织学起源于乳腺的终末导管小叶单位。乳腺浸润性癌占乳腺癌的 85% 以上。

（一）临床概述

非特殊型浸润性癌是乳腺浸润性癌中最常见的类型,是最大的一组乳腺浸润性癌,占所有乳腺浸润性癌的 40%～75%。

非特殊型浸润性癌的流行病学特点与乳腺癌整体情况基本一致,年龄分布广,发病率随年龄的增加而迅速增长,多见于 40 岁以上的女性,年轻女性也有发生。

早期表现是患侧乳房出现无痛性单发小肿块,常是患者无意中发现而就医的主要症状。随着高频超声检查的普及应用,乳腺癌块在乳房超声筛查或乳房疼痛行超声检查时被发现。触诊时肿块质硬,表面不光滑,与周围组织分界不清,在乳房内不易被推动。随着肿瘤增大,可引起乳房局部隆起。如累及 Cooper 韧带,可使其缩短而致肿瘤表面皮肤凹陷呈"酒窝征"改变。邻近乳头或乳晕的癌肿因侵蚀乳管使之缩短,可将乳头牵向癌肿一侧,进而使乳头扁平、回缩、凹陷,癌块继续增大,如皮下淋巴管被癌细胞堵塞,引起淋巴回流障碍,出现真皮水肿,皮肤呈"橘皮样"改变。

晚期乳腺癌灶可侵入胸筋膜、胸肌,以致癌块固定于胸壁不能推动。若侵蚀皮肤可溃破形成溃疡,这种溃疡常有恶臭,容易合并出血。

非特殊型浸润性癌淋巴转移最初多见于腋窝。肿大淋巴结质硬、无痛,可被推动;以后数目增多,可融合成团,甚至与皮肤或深部组织粘着。乳腺癌转移至肺、骨和肝脏时,会出现相应的症状。

影像学检查有助于乳腺癌的早期发现和确诊。MG 可以清楚显示腺体层内直径＜1 cm 的结节性病灶,能够发现临床不能触及的结节并可准确定位。CT 检查显示肿块不规则,边缘见毛刺,密度较高且不均匀,可有坏死区,增强扫查呈不均匀性强化,乳腺导管壁中断、破坏,皮肤层次不清,皮下脂肪间隙模糊(图 1-74)。MRI 检查显示肿块边缘不规则,呈毛刺状,早期增强率常≥80%。

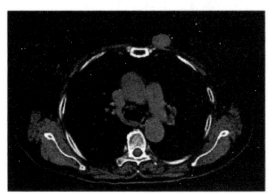

图 1-74　非特殊型浸润性癌 CT 所见

注:患者女,76 岁,CT 检查显示左侧乳房癌灶密度不均,边界不清晰

非特殊型浸润性癌没有明显的肉眼特征。肿瘤大小不等,直径可＜0.5 cm,也可＞10 cm;外形不规则,常有星状或结节状边缘;癌灶质地较硬,有砂粒感;切面一般呈灰白、灰黄色。

（二）超声表现

非特殊型浸润性癌声像图表现与癌灶发展不同阶段密切相关。小乳癌直径＜10 mm,垂直生长和边缘毛刺特征明显;癌灶增大＞10 mm,微钙化及异形分布血管则容易检出,癌灶呈类圆形,边缘成角改变;当癌块巨大累及胸肌和脂肪层时,组织连续性中断,正常组织结构被侵蚀扭曲表现突出。因此,在共同声像基础上不同阶段具备相应特点,声像图表现分为典型声像和不典型声像两类。

1.非特殊型浸润性癌典型声像图表现

(1)大小:癌灶大小由数毫米到累及全部乳房。国内标准是癌灶直径≤5 mm 称为微癌,直径 6～10 mm 称为小癌(图 1-75),累及全部乳房时,乳房皮肤、乳头及深部胸肌层多同时受累(图 1-76)。

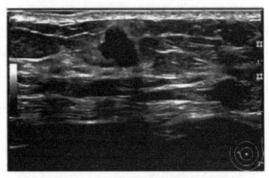

图 1-75　非特殊型浸润性癌(小癌)

注:患者女,65 岁,小癌,癌灶大小约为 9 mm×6 mm,垂直生长(A/T＞1),极低回声

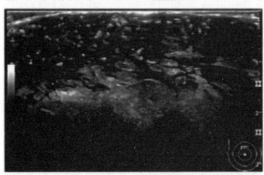

图 1-76　非特殊型浸润性癌(累及全乳房)

注:患者女,51 岁,乳腺解剖层次不清晰,极低回声见大量微钙化

(2)数目:单发癌灶占据大多数病例,极少数表现为多灶性、多中心性癌块(图 1-77)。

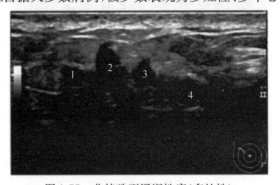

图 1-77　非特殊型浸润性癌(多灶性)

注:患者女,38 岁,4 个癌灶,垂直生长,极低回声,沿着乳管走行分布

(3)形态:多呈不规则形态,不同切面会呈现不同形态,与癌灶不同方向生长的不对称性有关(图1-78)。也可表现为圆形、类圆形,需要结合年龄、内部回声及腋窝淋巴结情况与良性肿瘤相鉴别。

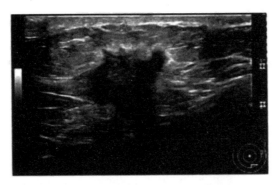

图1-78 非特殊型浸润性癌(不规则形)

注:患者女,54岁,癌灶边缘不规则,边界模糊不清,周边可见高回声过渡带

(4)回声:癌灶内部呈极低回声,合并变性坏死时呈无回声,多发生在癌灶中央,纤维腺瘤坏死囊性变时,多发生在瘤体边缘(图1-79)。病理进程不同阶段,内部回声呈不均匀性,需要应用高分辨率探头(频率>15 MHz)检查才容易分辨。

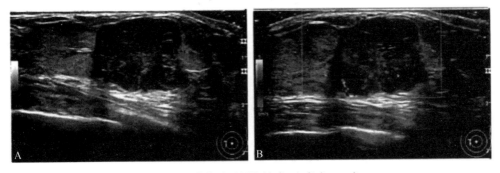

图1-79 非特殊型浸润性癌,患者女,57岁

注:A.癌灶边界清晰,边缘稍不规则,中央见多个囊性无回声区;B.癌灶内血供丰富,血管走行杂乱,与纤维腺瘤规则走行容易鉴别

(5)边界:可清晰或模糊。边界模糊粗糙最常见,与癌组织直接侵蚀周边正常组织无分界相关。边界清晰的病例多数生长缓慢,对周边组织形成挤压,局部放大观察可见癌灶缺乏包膜。

(6)边缘:癌灶一般呈浸润性生长,其周围无包膜,边缘呈不规则形。直径<10 mm,癌灶边缘多呈"毛刺样"改变。直径>10 mm,癌灶边缘可出现"恶性晕",表现为癌灶与周围组织无明显区别,出现高回声过渡带。随肿块体积增大,可出现"蟹足征""边缘成角征""微小分叶征"。少数病例癌灶边缘可规则,类似纤维腺瘤,呈规则圆形、椭圆形,此时需要结合CDFI表现等综合分析。

(7)钙化:癌灶内典型改变表现为微钙化,50%~55%的乳腺癌伴有微小钙化,微小钙化直径多<1 mm,呈簇状分布,数目较多且相对集中。也可以表现为癌灶内稀疏、散在的针尖样钙化或仅见钙化而无明显肿块。

(8)方位：A/T＞1 在小乳癌中有较高诊断价值。直径＜10 mm 的癌灶呈垂直性生长，纵径＞横径的癌灶呈垂直乳腺平面生长，而不是长轴与皮肤平面平行，呈平行性生长。随着肿块直径＞10 mm，外形趋圆，癌灶向周边浸润生长速度愈趋于均匀。

(9)周围组织：伴随癌块对周围组织侵蚀、破坏及牵拉，会出现以下声像改变。①皮肤改变：侵蚀皮肤时可出现皮肤弥漫性、局限性增厚（正常皮肤层厚度＜2 mm）。②压迫和浸润周围组织：癌灶可以超出腺体层，侵蚀脂肪层或胸肌（图 1-80）。③结构扭曲：癌灶周围解剖平面破坏、消失，组织连续性中断，呈"汇聚征"改变（图 1-81、图 1-82）。④Cooper 韧带变直、增厚。⑤癌灶周围出现扩张乳管，多切面扫查可见扩张乳管与癌灶相连（图 1-83）。

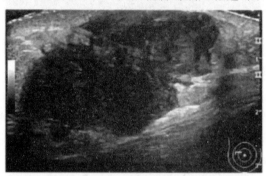

图 1-80　非特殊型浸润性癌（侵蚀皮肤）

注：患者女，72 岁，癌灶呈不均匀回声，浅部累及皮肤，深部侵蚀肌层

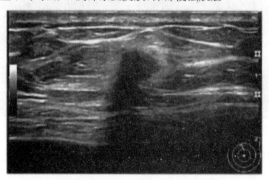

图 1-81　非特殊型浸润性癌（组织连续性中断）

注：患者女，40 岁，癌灶呈极低回声，边缘微分叶改变，腺体层及胸肌层中断

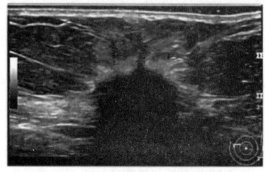

图 1-82　非特殊型浸润性癌（"汇聚征"）

注：患者女，60 岁，癌灶牵拉周边组织，呈"汇聚征"改变，后方回声衰减

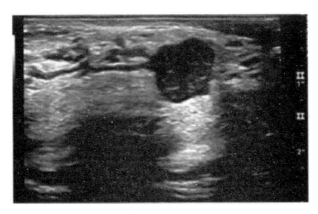

图 1-83　非特殊型浸润性癌(组织连续性中断)

注:患者女,45 岁,癌灶呈极低回声,边界清晰,左侧与一条乳管相连

(10)后方回声:多数无后方回声改变,少数出现后方回声衰减。

(11)淋巴结转移:因引流区域不同,淋巴结转移位置与之相对应。可以出现在同侧腋窝、锁骨上下、颈下部及胸廓内动脉旁(图 1-84)。转移性淋巴多数增大,呈类圆形、圆形、不规则形,淋巴结门偏心或消失。受累淋巴结数目较多时可融合成团块。淋巴结内部可出现微钙化,CDFI 显示淋巴结内部血供增多甚至丰富。

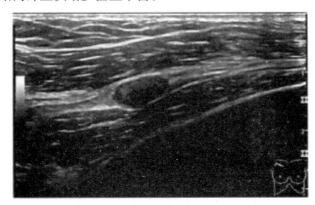

图 1-84　非特殊型浸润性癌(淋巴结转移)

注:患者女,53 岁,右侧锁骨下淋巴结转移性肿大,呈椭圆形低回声

(12)癌灶硬度:既往癌块的硬度主要通过触诊获得。近年来乳腺超声弹性成像逐渐被应用,癌灶大多表现为高硬度,硬度信息获取过程中受到不确定因素影响较多,弹性成像的诊断价值受限。

(13)CDFI:随着癌灶体积增大,肿瘤细胞本身及炎症细胞产生血管生成因子,诱导新生血管的生成。癌灶内血流信息观察包括血供多少、微小血管形态及血管走行方式三方面。

(14)血供多少:超声仪器提高了血流探测的敏感度,血流丰富与否对乳腺癌的诊断缺乏特异性。因癌灶内血流速度常>20 cm/s,超出预设范围,会出现红蓝色镶嵌"马赛克"现象,具有一定特征性。

(15)微小血管形态:包括管径粗细不均、走行扭曲、分叉状、不均匀分布、呈极性插入癌灶等特点(图 1-85~图 1-87),有别于良性肿瘤。

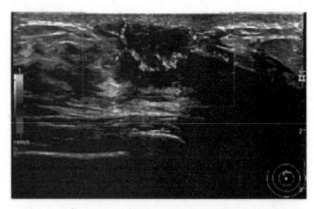

图 1-85　非特殊型浸润性癌(管径粗细不均,走行扭曲)

注:患者女,46 岁,癌灶滋养血管从一侧进入,弯曲走行,管径粗细不均

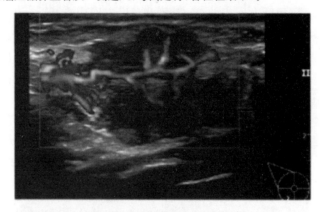

图 1-86　非特殊型浸润性癌(走行扭曲,并分叉)

注:患者女,42 岁,癌灶滋养血管极性进入,走行呈"Z"形扭曲,并分叉

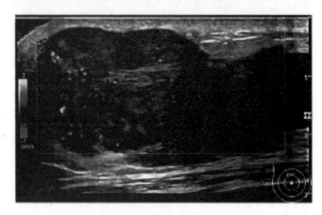

图 1-87　非特殊型浸润性癌(不均匀分布)

注:患者女,48 岁,癌灶边界清晰,边缘不规则,局部血供丰富

(16)癌灶内血流走行方式:①中央型,血管穿行于癌灶中央。②边缘型,血管走行于癌灶周边(图 1-88)。③中央丰富杂乱型,血管位于癌灶中央,走行杂乱。④中央边缘混合型,血管在癌灶中央及周边均存在,表现为由边缘进入中央(图 1-89)。

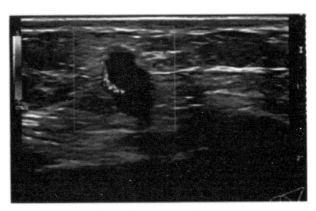

图 1-88　非特殊型浸润性癌（边缘型）

注：患者女，42 岁，小乳癌，大小约为 8 mm×4 mm，滋养血管边缘型

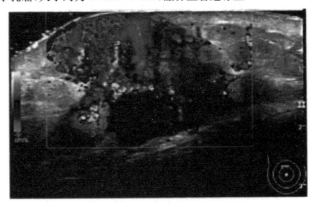

图 1-89　非特殊型浸润性癌（中央边缘混合型）

注：患者女，72 岁，癌灶呈极低回声，血供中央型及边缘型混合存在

（17）频谱多普勒：有学者认为 RI＞0.7 有助于乳腺癌诊断与鉴别诊断，少部分癌灶内 RI 有时可达 1.0；动脉收缩期最大流速（PSV）＞20 cm/s 是恶性肿瘤的特征。也有学者认为 RI 和 PSV 并非鉴别乳腺良恶性肿瘤的有效指标。

2.非特殊型浸润性癌不典型声像图特点

包括体积过小二维超声无法识别，声像图缺乏特异性表现等。

（1）直径＜5 mm 的癌灶：受仪器分辨率限制，多为患者自己发现，临床触诊质地较硬，有如黄豆覆盖皮革之后的触感，尽管病变有一定移动度但多不大。其诊断要点：触诊发现质硬结节，二维超声可能出现典型非特殊型浸润性癌声像，肿块呈极低回声，A/T＞1，跨越两个解剖平面，中央性微钙化；多普勒检查见穿心性血管，高阻力频谱，具备上述特征诊断恶性较容易；类圆形和不规则形癌灶者，边缘毛刺是诊断要点。

（2）非肿块型癌灶：多表现为腺体结构紊乱，缺乏明确边缘，仔细观察腺体内多见散在微钙化，CDFI 可见腺体内部丰富、杂乱不均匀分布的血供，血管管径粗细不均且走行扭曲，可伴同侧腋窝淋巴结转移性肿大。

（3）触诊支持恶性、二维超声无法分辨的类型：多见于＞40 岁的中老年女性患者，高分辨率下或见局灶性回声，结构紊乱或回声不均匀，需要仔细观察有无血流改变，需排除手术后瘢痕等导致区域变硬的情况，必要时结合穿刺或外科手术。

（三）诊断思维要点

乳腺触诊质地硬、无痛性且位置较固定的肿块是重要的临床诊断线索。

需综合临床病史、触诊、癌灶声像图所见、腋窝淋巴结转移情况等多因素综合分析。

遵循"定位→定性→鉴别诊断"三步走，具备典型恶性声像特征，非特殊型浸润性癌易诊断。

不典型恶性声像可见病灶内血供分布紊乱，血管走行扭曲，伴腋窝淋巴结转移性肿大。

（四）鉴别诊断

纤维腺瘤囊性变：声像图表现为规则低回声，边界清晰合并囊性变时，囊性变多发生于瘤灶周边，呈不规则"锯齿状"无回声，需要与中央型坏死囊性变的非特殊型浸润性癌鉴别。触诊病灶时纤维腺瘤瘤体移动度较大，而癌灶移动性差，与周边分界不清。CDFI显示纤维瘤内部血管走行规则，以边缘分布为主，非特殊型浸润性癌癌灶内血供分布不均、血管粗细不均、走行扭曲，尤其伴有同侧腋窝淋巴结肿大时，鉴别诊断不难。

肉芽肿性小叶性乳腺炎（GLM）：临床表现为"3个3"，即好发于30岁左右的女性，距末次妊娠约3年，发病约3个月。结节型和团块型声像图与典型非特殊型浸润性癌具有诸多相似点，如极低回声、边界不清、边缘不规则、血供丰富等。结合临床触诊，GLM多为痛性结节及伴有同侧腋窝炎性肿大改变，多可初步鉴别，须结合穿刺活检甚至手术后病理学检查分析。

八、浸润性小叶癌

（一）临床概述

浸润性小叶癌（invasive lobular carcinoma，ILC）于1941年由Foote和Stewart提出，是一种有特殊生长方式的浸润性乳腺癌，占所有浸润性乳腺癌的0.6%～20%。ILC主要为单个癌细胞呈线状浸润于致密的结缔组织间质中，有时围绕腺管呈"靶状"或"牛眼状"排列，并保留着导管的正常结构，伴行ILC的纤维组织类似于正常小叶中见到的纤维组织。

大多数研究显示，ILC发病年龄高峰在45～67岁，75岁以上患者多于35岁以下患者。临床上乳腺常可触及界限不清的肿块，病变较大者可以引起皮肤"橘皮样"改变。查体可见界限不清的增厚区或硬块而无明显边界。文献报道8%～20%的ILC为双侧性，高于非特殊型浸润性癌，淋巴结阳性的ILC比淋巴结阴性者更容易发展为对侧乳腺癌。

病变大小范围从肉眼无法辨别到弥漫性累及整个乳腺。典型病例可见不规则形肿块，常无明显界限，病变区质地硬，切面多呈灰色或白色，硬化区呈纤维性外观，通常无肉眼所见的囊性变、出血、坏死和钙化；部分病例无明显肿物，可有砂粒感；富于细胞的病变质地柔软；有的没有肉眼改变，质地稍硬、有揉面感或较软。

ILC在组织形态上有不同类型，除了经典型外，还有许多变异型，如实性型、腺泡型、多形型和小管小叶型等。其中最多见的是混合型和经典型（占70%以上）。

（二）超声表现

二维超声表现：赖兴建等将ILC超声表现分为肿块型和结构紊乱型。肿块型ILC具有典型浸润性癌声像特征：极低回声、边界不清、边缘不规则、组织连续性中断等，部分病例可见A/T＞1及砂粒体声像改变。与非特殊型浸润性癌边缘毛刺改变相比，ILC边缘不规则更突出，甚至呈"锯齿样"改变，此外后方回声衰减多见。结构紊乱型ILC在超声检查中早期不能发现边界清晰的肿块，主要表现为结构紊乱，可伴同侧腋窝淋巴结肿大，若无其他表现易于漏诊(图 1-90)。癌灶质地硬,弹性成像显示为高硬度,评分≥4 分或 5 分。

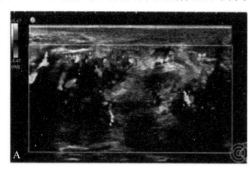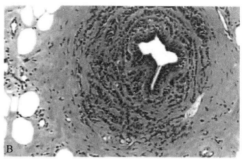

图 1-90　浸润性小叶癌,结构紊乱型,患者女,45 岁

注:A. 腺体结构紊乱,低混合回声,无明确边界,内见丰富杂乱的条状血流信号;B. 癌细胞围绕腺管呈"靶状"或"牛眼状"排列,并保留着导管的正常结构

（三）CDFI 表现

大多数肿块型 ILC 血供较少,少数癌灶可见丰富血流信号,并可见明显穿入性血流信号,RI＞0.70。结构紊乱型 ILC 在紊乱区域内可见丰富条状、管径粗细不均的血流信号。

（四）诊断思维要点

浸润性小叶癌声像图分为肿块型和结构紊乱型两种。

肿块型 ILC 具有典型浸润性癌声像改变,边缘多见"锯齿样"改变。

结构紊乱型 ILC 多见丰富、走行杂乱、管径粗细不均的异形血管。

（五）鉴别诊断

非特殊型浸润性癌:属于浸润性癌最常见的类型,占乳腺浸润性癌的 40％～75％。与肿块型 ILC 声像图无明确鉴别要点。肿块型 ILC 具有僵硬感和"锯齿样"边缘,后方衰减较多见,但不具特征性。诊断浸润性癌较容易,具体病理分型有赖于术后组织病理学检查。

乳腺增生症Ⅲ型(复杂型):声像图可表现为结构紊乱,回声高低不均,但 CDFI 无血供增多及异形血管表现,探头指引下病灶区域触诊多质地柔软伴压痛。结构紊乱型 ILC 病变区域多见丰富且形态异常的异形血管,病灶区域触诊多质硬无压痛,鉴别诊断较容易。

（姜兆鹏）

第十三节　甲状腺肿瘤

一、甲状腺腺瘤

甲状腺腺瘤包括滤泡状腺瘤、乳头状腺瘤及不典型腺瘤,占甲状腺肿瘤的 70％～80％,进一步划分滤泡状腺瘤,包括胎儿型腺瘤、单纯性腺瘤、大滤泡腺瘤及小滤泡腺瘤等。乳头状腺瘤又称乳头状囊腺瘤。20％的腺瘤属高功能性,可引起甲状腺功能亢进。约 10％病例发生癌变。

（一）临床表现

多见于 20～40 岁女性,可无明显自觉症状,也可触及甲状腺结节。

（二）声像图表现

（1）滤泡状腺瘤多为实性包块，甲状腺内可见椭圆形低回声区或稍高回声区，边缘光滑，部分周边可见圆环形声晕。内部低回声区可发生液化、坏死、囊变。腺瘤囊性变时可见不规则无回声区，呈囊实混合性改变。肿瘤周围甲状腺组织回声正常。

（2）乳头状囊腺瘤少见，呈轮廓规则的无回声区，囊壁较厚，壁上有中等回声的乳头状结构或光团凸向腔内。

（3）CDFI可见腺瘤周边血流较丰富的环形血流，并向内部发出分支。

（4）超声造影显示病灶周边呈环形增强，内部稍增强，时间-强度曲线显示病灶区造影剂消退呈单向曲线。

（5）超声弹性成像显示病灶质地中等或偏软，病灶区呈红色或红蓝相间色彩。少见的甲状腺嗜酸性腺瘤表现为病灶内部回声不均，伴较多强光点回声。

二、甲状腺癌

甲状腺癌好发于40～50岁，女性多见，小儿甲状腺结节易出现恶性病变。病理学分类：乳头状癌占50%～80%，滤泡状癌占20%，其他有髓样癌、胚胎癌、未分化癌。乳头状癌早期治疗10年存活率高达80%～90%。

（一）临床表现

病程慢，早期症状不明显，也可偶然触及甲状腺结节或于体检时发现。

（二）声像图表现

（1）甲状腺内可见局限性低回声区，形态不规则，无包膜，后方可伴声衰减，病灶周边可见不完整、厚薄不一的声晕。

（2）内部回声不均，可见较多钙化点，呈细小点状或沙粒状微钙化，此钙化是诊断甲状腺癌的重要特征。

（3）CDFI显示肿块内部可有丰富的血流信号，尤其中心部位分枝状血流具有特征性。

（4）超声造影显示病灶呈非均匀性增强，表现为病灶内部分增强明显、部分轻度增强，部分病例造影范围超过二维超声病灶区，时间—强度曲线显示病灶区造影剂消退呈多向曲线，下降支缓慢。

（5）多有颈部淋巴结肿大，淋巴结除了一般转移癌的表现外，比较特征性的表现是淋巴结内可见较多沙粒状钙化灶；淋巴结内部回声不均，可见部分或不规则无回声区。

（6）甲状腺微小癌是指直径小于1 cm的病灶，其特征不明显，主要还是不规则病灶及微小钙化灶缺乏血流信号。超声造影显示增强不明显，呈低增强表现。

（7）甲状腺癌超声弹性成像显示为病灶质地较硬，病灶区呈蓝色。此外还可见异位甲状腺及甲状腺癌。

（三）诊断注意点

1. 钙化

钙化病变的表现对鉴别甲状腺结节良恶性具有特别重要的价值，恶性病变主要表现为细小沙粒状钙化，散在分布在病变内，如伴有病灶血流丰富者，更具有特异性。良性病变的钙化多呈斑片状或条索状，多出现在囊性病变中或周边处（图1-91、图1-92）。

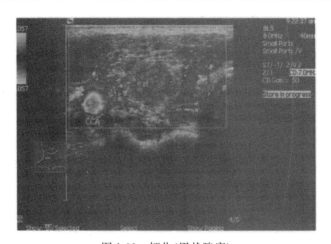

图 1-91　钙化（甲状腺癌）

注：甲状腺结节可见多发性微钙化灶，同时病灶内部伴丰富的血流则具特导性

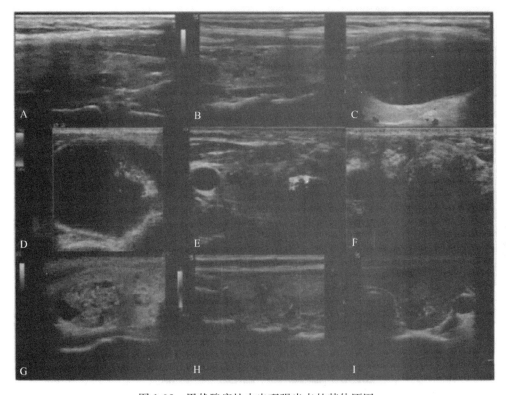

图 1-92　甲状腺病灶内出现强光点的其他原因

注：A、B. 甲状腺内增大滤泡，中间可见浓缩胶质强光点；C、D. 胶质囊肿内部可见较多浓缩胶质强光点及部分坏死组织碎片；E、F. 甲状腺术后早期术后改变，也可见细小强光点回声；G. 甲状腺嗜酸性腺瘤病灶内可见多个小的无回声区伴多发小强光点；H. 甲状腺结节术后病检证实为纤维化伴玻璃样变，病灶内未见血流信号；I. 慢性淋巴细胞性甲状腺炎患者病灶内可见多发浓缩胶质形成的强光点群回声

　2. CDFI

　CDFI 鉴别甲状腺结节的良恶性重点是注意血流丰富程度及其存在部位。恶性病变血流丰富呈放射状或网状，频谱多普勒峰值高，位置前移（图 1-93）。良性病变血流欠丰富（图 1-94）。

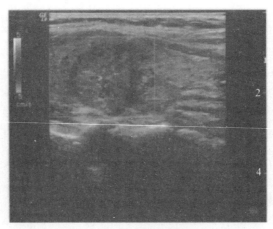

图 1-93　甲状腺癌 CDFI

注:病灶形态不规则,某个局部可见小叶状凸出,中心伴血流丰富

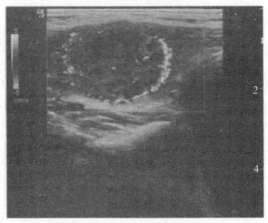

图 1-94　甲状腺腺瘤 CDFI

注:甲状腺良性病灶周边血流丰富,内仅见少量血流信号

3.声晕

甲状腺恶性病变声晕少见,不完整、宽窄不一,声晕处多不显示血流(图 1-95)。良性病变的声晕多呈圆环状,宽窄基本一致,CDFI 声晕处多显示圆环状血流(图 1-96)。

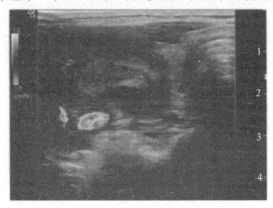

图 1-95　声晕(甲状腺癌)

注:病灶周边可见宽窄不一的声晕

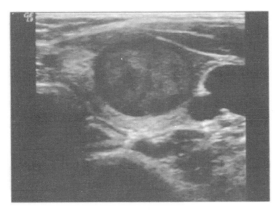

图 1-96 声晕(甲状腺腺瘤)

注:病灶周边可见环形声晕,宽窄较一致

4.囊性变

甲状腺结节中良性病变容易见囊性变,如结节性甲状腺肿(图 1-97)、甲状腺腺瘤等,其无回声区范围较大,囊壁尚光滑,恶性病变囊性变少见,无回声区范围小,部分实变区内血流丰富(图 1-98)。

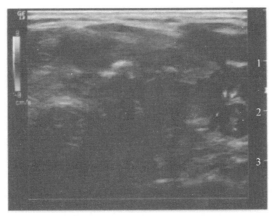

图 1-97 囊性变(结节性甲状腺肿)

注:甲状腺良性病灶比较欠清,内可见较大的片状钙化斑

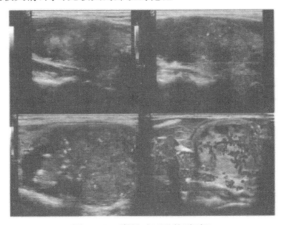

图 1-98 囊性变(甲状腺癌)

注:病灶内部出现无回声区比较少见,范围小,边界不规则,其内可见多发微钙化灶

三、甲状旁腺腺瘤

(一)临床表现

本病多见于 20～50 岁的成年人,常见症状是屡发肾结石、骨痛,以及血钙过高引起的甲状旁腺功能亢进表现。长期高钙血症可影响肾小管的浓缩功能,出现多尿、夜尿、口渴等。骨痛主要位于腰背部、髋部、肋骨与四肢,局部有压痛。

(二)声像图表现

甲状腺后壁处可见低回声区,呈圆形或三角形,边界尚清,与甲状腺之间可见纤维间隔,内部回声均匀。CDFI 显示病灶内可见丰富的血流信号,周边呈环形血流,内部呈分枝状或短线状血流(图 1-99)。

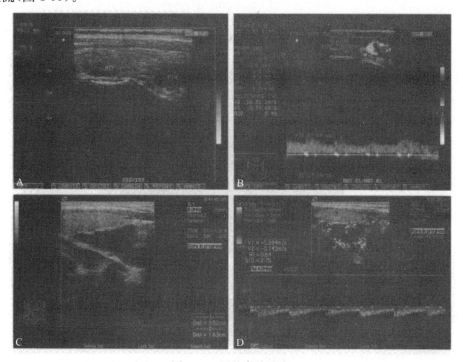

图 1-99 甲状旁腺腺瘤

注:A. 病灶位于甲状腺后壁,局限性低回声;B. 同 A,同一病灶内部可见丰富的血流信号,成团状;C. 病灶呈不规则三角形,边界尚清,内部回声均匀;D. 同 B,同一病灶内部可见丰富的血流信号,成团状

(朴贞雅)

第二章　肿瘤内科治疗

第一节　鼻咽癌

在全球范围内,鼻咽癌是一种少见的恶性肿瘤,发病率不到 1/10 万。但在亚洲,特别是南亚和东南亚地区,鼻咽癌是最常见的头颈部恶性肿瘤,发病率可达(20～30)/10 万。鼻咽癌好发于 40～60 岁,男女发病比例约为 2∶1。根据 WHO 的分类,鼻咽癌病理亚型包括角化型、非角化型和未分化型鳞状细胞癌,流行区域的疾病亚型主要是后两者。鼻咽癌最主要的发病因素是 EB 病毒感染,其他包括饮食和遗传因素;与其他头颈部鳞癌不同,吸烟、酗酒不是鼻咽癌主要的危险因素。

一、诊断要点

(一)临床表现

1.颈部淋巴结肿大

颈部,特别是Ⅱ区(颈内静脉链上组)无痛性淋巴结肿大是最常见的临床表现,是由肿瘤转移所致。

2.回缩性血涕

由原发肿块生长出血所致,其他相关症状包括鼻塞、鼻出血。

3.耳鸣、耳聋

由肿瘤侵犯咽旁间隙,从而堵塞咽鼓管所致。

4.头痛

由肿瘤侵犯后鼻孔或颅底而产生。

5.脑神经侵犯症状

主要包括复视、动眼障碍、面部疼痛和麻木等,最常见的是第Ⅲ、第Ⅴ、第Ⅵ对脑神经受侵。

(二)检查手段

1.鼻咽镜

可以明确肿瘤的侵犯范围,包括鼻前庭及口咽等,同时还可以进行肿块活检。

2.鼻咽部 CT 或 MRI

为了明确分期,通常采用 CT 或 MRI 对原发肿瘤及区域淋巴结进行评价。总体来说,MRI 更有优势,可以更好地评价鼻咽软组织肿块及深部淋巴结转移;而对于颅底骨皮质破坏的判断,CT 似乎更有优势。此外,对于复发或放疗后局部区域的评价,MRI 也优于 CT。

(1)胸部 X 线或 CT:有助于发现胸部转移病灶,这是鼻咽癌最常见的远处转移部位。

(2)骨扫描:有助于发现骨骼转移。如果没有症状,对于早期患者,不推荐常规进行;而对于局部晚期患者,应推荐进行。

(3)肿瘤指标:因为鼻咽癌是 EB 病毒导致的,所以在治疗前检测外周血的 EB 病毒 DNA 水平有助于判断预后,治疗后有助于早期发现复发和转移病灶。

（三）TNM 分期

1.鼻咽癌 TNM 分级标准

见表 2-1。

表 2-1 鼻咽癌 TNM 分级标准（AJCC 第八版）

原发肿瘤（T）		区域淋巴结（N）		远处转移（M）	
T_x	原发肿瘤无法评价	N_x	区域淋巴结无法评价	M_x	远处转移无法评价
T_0	无原发肿瘤证据，但具有 EB 病毒阳性的颈部淋巴结累及	N_0	无区域淋巴结转移	M_0	无远处转移灶
T_{is}	原位癌	N_1	同侧颈部淋巴结转移和（或）同侧或双侧咽后淋巴结转移，最大径≤6 cm，环状软骨尾侧缘以上水平	M_1	有远处转移灶
T_1	肿瘤局限于鼻咽，或侵犯口咽和（或）鼻腔，无咽旁间隙累及	N_2	双侧颈部淋巴结转移，最大径≤6 cm，环状软骨尾侧缘以上水平		
T_2	肿瘤侵犯咽旁间隙和（或）邻近软组织（包括翼内肌、翼外肌、椎前肌）	N_3	同侧或双侧颈部淋巴结转移，最大径＞6 cm 和（或）侵犯环状软骨尾侧缘以下水平		
T_3	肿瘤侵犯颅底骨质、颈椎、翼状结构和（或）鼻旁窦				
T_4	肿瘤侵犯颅内，累及脑神经、下咽、眼眶、腮腺和（或）广泛的软组织区域浸润并超过翼外肌外侧缘				

注 AJCC，美国癌症联合委员会。

2.鼻咽癌 TNM 分期

见表 2-2。

表 2-2 鼻咽癌 TNM 分期

分期	T	N	M
0 期	T_{is}	N_0	M_0
Ⅰ 期	T_1	N_0	M_0
Ⅱ 期	$T_{0\sim1}$	N_1	M_0
	T_2	$N_{0\sim1}$	M_0
Ⅲ 期	$T_{0\sim2}$	N_2	M_0
	T_3	$N_{0\sim2}$	M_0
ⅣA 期	T_4	$N_{0\sim2}$	M_0
	任何 T	N_3	M_0
ⅣB 期	任何 T	任何 N	M_1

二、治疗原则

（一）放射治疗

放射治疗（简称放疗）是鼻咽癌的主要治疗手段，通常采用面颈联合野照射，照射剂量为 66～70 Gy。近年来，调强适形放疗获得了很大的发展。首先，这种技术可以提高肿瘤局部控制率，尤其针对 $T_{3\sim4}$ 的患者。其次，其可以改善射线分布，降低对正常组织的放疗损伤。另外,对某些局部复发患者,可以起到解救治疗的作用。目前,单纯放疗是早期(Ⅰ/Ⅱ期)患者的标准治疗方式,对于 T_2N_1 患者,可以考虑同期联合化学药物治疗(简称化疗);而对于局部进展期(Ⅲ/ⅣA 期)患者,同期放化疗是标准的治疗模式。

(二)手术治疗

由于鼻咽癌具有解剖位置较深、周围结构复杂及容易发生咽后侵犯的特性,极少用手术治疗原发肿瘤。但对于放疗以后出现颈部复发的患者,颈部淋巴结清扫术是一种有效的解救治疗手段。

(三)化疗

对于局部进展期(Ⅲ/ⅣA 期)患者,在放疗基础上联合化疗可以在提高肿瘤局部控制率的同时改善生存率。常用的药物包括单用顺铂或顺铂联合 5-氟尿嘧啶(5-FU)(PF)的方案。近年来,先给予紫杉类联合铂类的诱导化疗,再继以同期放化疗的研究取得了良好的结果,一项采用多西他塞＋顺铂＋5-FU(TPF)诱导方案的Ⅲ期临床研究显示,"TPF"诱导方案能够改善总生存。目前,对于局部治疗以后的辅助化疗的益处尚不清楚,有一项国内的多中心Ⅲ期临床研究得到了阴性结果。

对于远处转移(ⅣB 期)患者,化疗是一种有效的姑息治疗手段。鼻咽癌是对化疗最敏感的头颈部肿瘤,包括 5-FU、铂类、吉西他滨及紫杉类等在内的药物均有一定疗效。吉西他滨联合顺铂是目前标准的一线化疗方案,一项Ⅲ期临床研究显示,其较传统的 PF 方案具有更好的生存获益。

三、治疗策略

(一)鼻咽癌的同期放化疗

1. 顺铂单药

(1)顺铂 100 mg/m^2,静脉滴注,第 1 天。每 3 周重复,连用 3 个疗程。

(2)顺铂 25 mg/m^2,静脉滴注,第 1～第 4 天。每 3 周重复,连用 3 个疗程。

(3)顺铂 40 mg/m^2,静脉滴注,第 1 天。放疗期间每周重复。

该方案为针对局部进展期(Ⅲ/ⅣA 期)患者的同期放化疗方案。

2. 卡铂单药

卡铂 100 mg/m^2,静脉滴注,第 1 天。放疗期间每周重复,连续 6 个疗程。

该方案为针对局部进展期(Ⅲ/ⅣA/ⅣB 期)患者的同期放化疗方案,尤其适用于肾功能不全或无法耐受顺铂的患者。

(二)局部晚期鼻咽癌的诱导化疗

1. TPF

多西他赛(T)60 mg/m^2,静脉滴注,第 1 天。顺铂(P)60 mg/m^2,静脉滴注,第 1 天。5-FU(F)600 mg/(m^2·d),持续静脉滴注,第 1～第 5 天。每 3 周重复,连续 2 个疗程。

该方案可以作为局部晚期鼻咽癌的诱导化疗方案。一项Ⅲ期临床研究显示,该方案的肿瘤缓解率为 90%,与直接行同期放化疗相比显著改善了总生存。

2. TP

多西他赛(T)75 mg/m^2,静脉滴注,第 1 天。顺铂(P)75 mg/m^2,静脉滴注,第 1 天。每 3 周重复,连续 2 个疗程。

该方案可以作为局部晚期鼻咽癌的诱导化疗方案。

（三）晚期鼻咽癌的化疗

1. PF

顺铂（P）100 mg/m²，静脉滴注，第 1 天。5-FU（F）1000 mg/(m²·d)，持续静脉滴注，第1～第 5 天。每 3～4 周重复。

该方案可以作为复发或转移性鼻咽癌的一线化疗方案。

2. GP

吉西他滨（G）1000 mg/m²，静脉滴注，第 1、第 8 天。顺铂（P）80 mg/m²，静脉滴注，第 1天。每 3 周重复。

该方案可以作为复发或转移性鼻咽癌的一线化疗方案。Ⅲ期临床试验显示，该方案的肿瘤缓解率为 64％，中位总生存期达到 29.1 个月。这两种药物无论是在体外还是体内均显示良好的协同作用，且无叠加的不良反应，是理想的药物组合。

（赫　文）

第二节　甲状腺癌

甲状腺癌是最常见的内分泌恶性肿瘤，其占内分泌恶性肿瘤的 90％以上。女性发病率为男性的 2～3 倍，甲状腺癌是常见的女性恶性肿瘤之一。甲状腺癌的病理亚型中最常见的是乳头状癌（80％）和滤泡状癌（11％），而髓样癌和未分化癌的发生率很低（＜5％）。甲状腺癌重要的发病因素之一为儿童时头颈部接受过放射线照射，另外家族性内分泌疾病对于髓样癌的影响也不容忽视。

一、诊断要点

（一）临床表现

1. 甲状腺肿块

大部分患者起病表现为无痛性的甲状腺肿块，其后可由于肿块增大而感受到颈部的压迫。

2. 声音嘶哑

当甲状腺肿块压迫喉部或侵犯喉返神经时，患者可发生声音嘶哑。

3. 吞咽困难

当甲状腺肿块压迫食管时，患者可以发生吞咽困难，但一般程度较轻。

4. 霍纳综合征

在极少情况下，甲状腺肿块侵犯颈交感神经丛导致霍纳综合征。

（二）检查手段

1. 病史询问

对于判断甲状腺肿块良恶性有一定帮助，如果患者以往头颈部接受过放射线照射，则甲状腺肿块的恶性可能非常大。年龄也是一个因素，过于年轻或年长的患者均是甲状腺癌的高危人群。此外，迅速增大的甲状腺肿块应该引起足够的重视。

2. 促甲状腺激素（TSH）

针对 TSH 水平的检测有助于筛选患者接受何种后续检查手段。如果 TSH 水平低下，应该先进行甲状腺核素扫描,然后根据结果决定是否进行细针穿刺活检;而如果 TSH 水平正常,则可以直接进行细针穿刺活检。

3.细针穿刺活检

是最有效的初步诊断甲状腺肿块性质的诊断方法,准确性可以达到 70%~80%。

4.甲状腺超声

有助于判断甲状腺肿块为囊性还是实质性,但并不能分辨实质性肿块的良恶性。甲状腺超声多用于评价甲状腺肿块的数目和大小,并为细针穿刺活检提供影像学定位。

5.甲状腺核素扫描

有助于判断甲状腺肿块是否有功能。通常,功能性甲状腺肿块(热结节)是良性的,仅有 10%的无功能性肿块(冷结节)为恶性。

6.肿瘤抗原

大多数甲状腺髓样癌患者的血清中会有降钙素和癌胚抗原(CEA)水平升高。

(三)分期

1.分化型甲状腺癌或未分化型甲状腺癌

TNM 分级标准见表 2-3。分化型甲状腺癌 TNM 分期见表 2-4,未分化型甲状腺癌 TNM 分期见表 2-5。

表 2-3　甲状腺癌 TNM 分级标准(AJCC 第八版)

原发肿瘤(T)		区域淋巴结(N)		远处转移(M)	
T_x	原发肿瘤无法评价	N_x	区域淋巴结无法评价	M_x	远处转移无法评价
T_0	无原发肿瘤证据	N_0	无区域淋巴结转移	M_0	无远处转移灶
T_1	肿瘤直径≤2 cm 并局限在甲状腺内	N_{0a}	一个或多个细胞学或组织学确认的良性淋巴结	M_1	有远处转移灶
T_{1a}	肿瘤直径≤1 cm 并局限在甲状腺内	N_{0b}	无影像学或临床证据显示区域淋巴结转移		
T_{1b}	肿瘤直径为 1~2 cm 并局限在甲状腺内	N_1	有区域淋巴结转移		
T_2	肿瘤直径为 2~4 cm 并局限在甲状腺内	N_{1a}	肿瘤转移至单侧或双侧Ⅵ区或Ⅶ区(气管前、气管旁和喉前/Delphian、上纵隔淋巴结)		
T_3	肿瘤直径>4 cm,肿瘤局限在甲状腺内或明显蔓延至甲状腺包膜以外,仅侵及带状肌	N_{1b}	肿瘤转移至单侧、双侧、对侧颈部淋巴结(Ⅰ、Ⅱ、Ⅲ、Ⅳ区)或咽后淋巴结		
T_{3a}	肿瘤直径>4 cm 并局限在甲状腺内				
T_{3b}	肿瘤明显蔓延至甲状腺包膜以外,仅侵及带状肌				
T_4	肿瘤明显蔓延至甲状腺包膜以外,并穿透带状肌				
T_{4a}	肿瘤蔓延至甲状腺包膜以外,并侵犯皮下软组织、喉、气管、食管或喉返神经				
T_{4b}	肿瘤蔓延至甲状腺包膜以外,并侵犯椎前筋膜或包裹颈动脉或纵隔血管				

表 2-4　分化型甲状腺癌 TNM 分期

分期（分化型甲状腺癌）	T	N	M
患者年龄＜55 岁			
Ⅰ期	任何 T	任何 N	M_0
Ⅱ期	任何 T	任何 N	M_1
患者年龄≥55 岁			
Ⅰ期	$T_{1\sim2}$	N_0/N_x	M_0
Ⅱ期	$T_{1\sim2}$	N_1	M_0
	T_{3a}/T_{3b}	任何 N	M_0
Ⅲ期	T_{4a}	任何 N	M_0
ⅣA 期	T_{4b}	任何 N	M_0
ⅣB 期	任何 T	任何 N	M_1

表 2-5　未分化型甲状腺癌 TNM 分期

分期（未分化癌）	T	N	M
ⅣA 期	$T_{1\sim3a}$	N_0/N_x	M_0
ⅣB 期	$T_{1\sim3a}$	N_1	M_0
	$T_{3b\sim4}$	任何 N	M_0
ⅣC 期	任何 T	任何 N	M_1

2. 甲状腺髓样癌

TNM 分级标准见表 2-6，TNM 分期见表 2-7。

表 2-6　甲状腺髓样癌 TNM 分级标准（AJCC 第八版）

原发肿瘤（T）		区域淋巴结（N）		远处转移（M）	
T_x	原发肿瘤无法评价	N_x	区域淋巴结无法评价	M_x	远处转移无法评价
T_0	无原发肿瘤证据	N_0	无区域淋巴结转移	M_0	无远处转移灶
T_1	肿瘤直径≤2 cm 并局限在甲状腺内	N_{0a}	一个或多个细胞学或者组织学确认的良性淋巴结	M_1	有远处转移灶
T_{1a}	肿瘤直径≤1 cm 并局限在甲状腺内	N_{0b}	无影像学或临床证据显示区域淋巴结转移		
T_{1b}	肿瘤直径为 1～2 cm 并局限在甲状腺内	N_1	有区域淋巴结转移		
T_2	肿瘤直径为 2～4 cm 并局限在甲状腺内	N_{1a}	肿瘤转移至单侧或双侧Ⅵ区或Ⅶ区（气管前、气管旁和喉前/Delphian、上纵隔淋巴结）		
T_3	肿瘤直径＞4 cm，肿瘤局限在甲状腺内或明显蔓延至甲状腺包膜以外，仅侵及带状肌	N_{1b}	肿瘤转移至单侧、双侧、对侧颈部淋巴结（Ⅰ、Ⅱ、Ⅲ、Ⅳ区）或咽后淋巴结		
T_{3a}	肿瘤直径＞4 cm 并局限在甲状腺内				
T_{3b}	肿瘤明显蔓延至甲状腺包膜以外，仅侵及带状肌				
T_4	晚期病变				

原发肿瘤(T)		区域淋巴结(N)	远处转移(M)
T_{4a}	中等晚期病变:肿瘤蔓延至甲状腺包膜以外,并侵犯颈部周围组织,包括皮下软组织、喉、气管、食管或喉返神经		
T_{4b}	非常晚期病变:肿瘤侵犯脊柱或周围大血管,蔓延至甲状腺包膜以外,并侵犯椎前筋膜,或者包裹颈动脉或纵隔血管		

表 2-7　甲状腺髓样癌 TNM 分期

分期(髓样癌)	T	N	M
Ⅰ期	T_1	N_0	M_0
Ⅱ期	$T_{2\sim3}$	N_0	M_0
Ⅲ期	$T_{1\sim3}$	N_{1a}	M_0
ⅣA期	T_{4a}	$N_{0\sim1a}$	M_0
	$T_{1\sim4a}$	N_{1b}	M_0
	T_{4a}	任何 N	M_0
ⅣB期	T_{4b}	任何 N	M_0
ⅣC期	任何 T	任何 N	M_1

二、治疗原则

(一)甲状腺乳头状癌或滤泡状癌

1.手术治疗

(1)全甲状腺切除术:推荐用于甲状腺肿块>1 cm 的分化型甲状腺癌或肿块侵及甲状腺外。

(2)甲状腺叶切除术:可以用于甲状腺肿块直径≤1 cm 或单发的滤泡状病灶。

(3)全甲状腺切除联合改良颈部淋巴结清扫术:针对区域淋巴结转移的患者。

2.TSH 抑制治疗

(1)甲状腺癌细胞的生长由 TSH 控制,因此通过使用甲状腺素来抑制 TSH 的分泌可以降低癌症复发率和改善生存。

(2)无论采取何种手术方式及后续治疗,所有甲状腺癌患者均应常规使用左甲状腺素。

(3)对于中高危患者,TSH 目标水平应<0.1 mU/L;对于低危患者,目标水平应为 0.1~0.5 mU/L。

3.碘-131 治疗

(1)手术后给予碘-131 治疗的作用:①可以清除残留的甲状腺组织,增加随后碘-131 全身扫描及血清甲状腺球蛋白检测的敏感性,从而有助于发现复发肿瘤。②可以清除颈部及远处残留的微小甲状腺癌。③可以降低疾病相关死亡率、肿瘤复发及远处转移。

(2)手术后给予碘-131 治疗的指征:①没有完全切除肿瘤。②虽然完全切除肿瘤,但存在高危的复发因素,包括年龄<16 岁或>45 岁;组织学亚型为高细胞、柱状细胞、弥漫硬化型乳头状亚型、广泛浸润型或低分化乳头状亚型或 Hürthle 细胞癌;原发肿瘤巨大、延伸至甲状腺包囊外或发生淋巴结转移。③手术 3 个月后甲状腺球蛋白水平升高。④手术后发生远处转移。

4. 化疗

通常情况下,化疗在甲状腺癌治疗中的地位很低。多柔比星被认为是最主要的药物,其他有效的药物包括依托泊苷(VP-16)、顺铂、卡铂。

5. 靶向治疗

近期,针对血管内皮生长因子的小分子酪氨酸激酶抑制剂对于晚期分化型甲状腺癌取得了一定的疗效。而大约一半的乳头状癌具有 BRAF 基因突变,是一个潜在的治疗靶点。针对放射性碘治疗失败的患者,索拉非尼或仑伐替尼与安慰剂相比显著延长了晚期分化型甲状腺癌的无进展生存期,因此获得美国食品药品监督管理局(FDA)的治疗适应证批准,而我国也于 2017 年批准了索拉非尼的适应证。

6. 放疗

其在甲状腺癌治疗中的地位同样很低。适应证包括手术切除不完全及肿瘤组织不摄取碘-131。

(二)甲状腺髓样癌

手术通常采用全甲状腺切除术及中央淋巴结清扫。甲状腺髓样癌不摄取碘-131,而化疗和放疗的作用也有限。由于多数甲状腺髓样癌具有 RET 基因突变或高表达,RET 抑制剂成为有希望的候选治疗药物。

(三)未分化型甲状腺癌

未分化型甲状腺癌发展迅速、预后凶险。如果有手术指征,应行全甲状腺切除术,术后常规给予放疗。化疗的作用有限,紫杉醇是相对有效的单药。

三、治疗策略(晚期甲状腺癌)

1. 多柔比星单药

多柔比星 60～75 mg/m²,静脉滴注(缓慢),第 1 天。每 3 周重复。

该方案适用于甲状腺乳头状癌、滤泡状癌及髓样癌。

2. 索拉非尼

索拉非尼 400 mg,口服,每天 2 次。连续服用。

该方案适用于不摄取碘或碘-131 治疗失败的甲状腺乳头状癌。Ⅲ期临床试验显示,部分缓解率和疾病稳定率分别为 12.2% 和 54%,中位无进展生存期达到 10.8 个月。

3. 紫杉醇单药

紫杉醇 175 mg/m²,静脉滴注(3 h),第 1 天。每 3 周重复。

该方案较适用于未分化型甲状腺癌。

4. 达卡巴嗪+5-FU

达卡巴嗪 250 mg/m²,静脉滴注,第 1～第 5 天。5-FU 450 mg/(m² · d),静脉滴注,第 1～第 5 天。每 4 周重复。

该方案较适用于甲状腺髓样癌。

(赫 文)

第三节　乳腺癌

乳腺癌是女性最常见的恶性肿瘤之一,女性的发病率约为男性的 100 倍。全世界每年新发乳腺癌约 140 万,死亡约 50 万。在西欧、北美等发达国家,乳腺癌发病率位居女性恶性肿瘤的首位。我国乳腺癌发病年龄较轻,40～49 岁为发病高峰,高峰年龄比西方国家早 10～15 年。

一、诊断要点

（一）临床表现

1.乳腺肿块

无痛性乳腺肿块是乳腺癌最常见的首发症状,临床体检时约有 65％的患者表现为乳腺肿块。乳腺外上象限是乳腺癌的好发部位,约 36％的乳腺癌发生于此。

2.乳头改变

乳头溢液的性质可为乳汁样、浆液性和血性等。肿瘤侵及乳头大导管时,可使乳头回缩。乳头瘙痒、脱屑、糜烂、溃疡、结痂伴灼痛,这些乳头湿疹样改变是乳腺 Paget 病的临床表现。

3.乳房皮肤及轮廓改变

肿瘤侵犯皮肤的 Cooper 韧带,可导致肿瘤表面皮肤发生凹陷,形如酒窝。当瘤细胞堵塞皮下淋巴管时,可引起肿块表面皮肤水肿,形成"橘皮征"。肿瘤侵入皮内淋巴管,则在肿瘤周围形成小的癌灶,成为"卫星结节"。由于炎性乳腺癌皮下淋巴结网内充满癌栓,导致癌性淋巴管炎,临床表现为乳房明显增大,皮肤充血、红肿,局部温度升高,与急性乳腺炎的临床表现相似,但疼痛、发热等全身症状不明显。

4.区域淋巴结肿大

腋窝淋巴结转移最为常见,转移发生率为 50％～60％。较晚期病例常以锁骨上淋巴结肿大为主诉就诊。

5.乳房疼痛

当乳腺癌发展到一定阶段时,可有不同程度的疼痛。

6.远处转移

少数乳腺癌患者以全身组织或器官的扩散病灶为首发症状,此时病情已属于晚期。常见转移部位为骨、肺、胸膜和肝,脑转移较少见。

（二）检查手段

1.乳腺钼靶 X 线摄片

钼靶 X 线摄片是最基本的乳腺影像检查方法。典型乳腺癌钼靶 X 线征象包括星芒状肿块、不对称致密影结构扭曲或钙化。

2.超声检查

超声是乳腺 X 线摄片最重要的补充,且无损伤,可以反复应用。

3.CT 和 MRI 扫描

CT 不宜作为乳腺病变的主要检查手段。MRI 因具有较高的软组织对比性,对致密性乳腺和钼靶 X 线摄片诊断较困难的乳腺组织类型如小叶癌、导管内癌等有意义。

4.乳腺纤维导管镜检查

临床上自发性乳头溢液的患者均可行乳腺纤维导管镜检查,并可结合细胞学检查以决定进一步处理措施。

5.细胞学检查

(1)细针穿刺细胞学检查:乳腺肿块的针吸细胞学诊断的主要目的是确定病变的良恶性。

(2)乳头溢液细胞学检查:部分早期乳腺癌可出现乳头溢液,对于乳腺癌的早期诊断有一定意义。

(3)印片细胞学检查:乳头、乳晕和乳腺其他部位有糜烂或溃疡时,可以进行印片或刮片细胞学检查。

6.空芯针穿刺活检组织学诊断

空芯针穿刺活检能取得条状组织块,其诊断的可靠性和准确性较高,是乳腺癌的重要检查方法,尤其对于新辅助化疗者,术前进行空芯针穿刺活检病理学检查(包括免疫组织化学的结果)为患者的个体化治疗及预后提供了依据。

(三)TNM分期(AJCC第八版)

1.乳腺癌 TNM 分级标准

见表2-8。

表2-8 乳腺癌 TNM 分级标准(AJCC第八版)

T		N				M	
		临床 N(cN)		病理 N(pN)			
T_x	原发肿瘤无法确定(或者已经切除)	N_x	区域淋巴结无法分析(或已切除)	pN_x	区域淋巴结无法分析	M_0	无远处转移的临床或影像学证据
T_0	原发肿瘤未查出	N_0	区域淋巴结无转移	pN_0	组织学无区域淋巴结转移,未对孤立肿瘤细胞另行检查	cM_0 (i+)	无转移的症状和体征,也没有转移的临床或影像学证据,但通过分子检测和镜检,在循环血、骨髓或非区域淋巴结发现≤2.0 mm的病灶
T_{is}	原位癌	N_1	同侧腋窝淋巴结转移,可活动	pN_0 (i+)	组织学无区域淋巴结转移,免疫组织化学阳性,肿瘤灶≤2.0 mm	M_1	经典临床或影像学能发现的远处转移灶;或者组织学证实>2.0 mm的病灶
T_{is}	(DCIS)导管原位癌	N_{1mi}	微小转移灶,0.2 mm<转移灶≤2.0 mm	pN_0 (mo+)	组织学无区域淋巴结转移,组织检测(RT-PCR)阳性		
T_{is}	(Paget)不伴肿块的乳头 Paget病*	N_{2a}	同侧转移性淋巴结相互融合,或与其他组织固定	pN_{1mi}	存在微转移,0.2 mm<最大径≤2.0 mm		
T_{1mic}	微小浸润癌,最大径≤1 mm	N_{2b}	临床无明显证据显示腋窝淋巴结转移,但临床有明显的内乳淋巴结转移	pN_1	同侧1～3个腋窝淋巴结转移;或内乳前哨淋巴结镜下转移,临床不明显		
T_{1a}	1 mm<肿瘤最大径≤5 mm	N_{3a}	同侧锁骨下淋巴结转移	pN_{1a}	同侧1～3个腋窝淋巴结转移		

T		N			M
		临床 N(cN)		病理 N(pN)	
T_{1b}	5 mm<肿瘤最大径≤10 mm	N_{3b}	腋窝淋巴结转移并内乳淋巴结转移	pN_{1b} 内乳前哨淋巴结镜下转移,临床不明显	
T_{1c}	10 mm<肿瘤最大径≤20 mm	N_{3c}	同侧锁骨上淋巴结转移	pN_{1c} 同侧1~3个腋窝淋巴结转移;并内乳前哨淋巴结镜下转移,临床不明显	
T_2	20 mm<肿瘤最大径≤50 mm			pN_{2a} 4~9个腋窝淋巴结转移,至少一个肿瘤灶>2.0 mm	
T_3	肿瘤最大径>50 mm			pN_{2b} 临床明显的内乳淋巴结转移而腋窝淋巴结无转移	
T_4	不论肿瘤大小如何,直接侵犯胸壁或皮肤(胸壁包括肋骨、肋间肌、前锯肌,但不包括胸肌)			pN_{3a} 10个及以上淋巴结转移(至少一个肿瘤灶最大径>2.0 mm)或锁骨下淋巴结转移	
T_{4a}	侵犯胸壁			pN_{3b} 3个以上腋窝淋巴结转移伴临床阴性的前哨淋巴结,镜下活检内乳淋巴结转移	
T_{4b}	患侧乳房皮肤水肿(包括橘皮样变)、溃破或卫星状结节			pN_{3c} 同侧锁骨上淋巴结转移	
T_{4c}	T_{4a}和T_{4b}并存				
T_{4d}	炎性乳腺癌				

注　＊伴肿块的按肿块大小进行分期。

2.乳腺癌 TNM 分期

见表 2-9。

表 2-9　乳腺癌 TNM 分期

分期	T	N	M
0 期	T_{is}	N_0	M_0
Ⅰ A 期	T_1	N_0	M_0
Ⅰ B 期	T_0	N_{1mi}	M_0
	T_1	N_{1mi}	M_0

分期	T	N	M
ⅡA期	$T_{0\sim1}$	N_1	M_0
	T_2	N_0	M_0
ⅡB期	T_2	N_1	M_0
	T_3	N_0	M_0
ⅢA期	$T_{0\sim2}$	N_2	M_0
	T_3	$N_{1\sim2}$	M_0
ⅢB期	T_4	$N_{0\sim2}$	M_0
ⅢC期	任何 T	N_3	M_0
Ⅳ期	任何 T	任何 N	M_1

二、治疗原则

乳腺癌应采用综合治疗的原则,根据不同病理类型、不同分期及患者的身体状况,兼顾局部治疗和全身治疗,以期提高疗效和改善患者生活质量。

(一)手术

乳腺癌的手术方式大致分为两类,即保乳和乳房全切的手术方式。选择手术方式时应综合考虑肿瘤的分期和分型,适应证为 TNM 分期中 0、Ⅰ、Ⅱ期及部分Ⅲ期且无手术禁忌的患者,其中有新辅助治疗适应证的患者可在新辅助治疗后行手术治疗。相比不可手术者,可手术的乳腺癌预后要好。乳腺癌术后患者的整体 5 年生存率为 60%～70%。Ⅰ期乳腺癌患者的 5 年生存率可达 93%～94%。

(二)放疗

局限性导管内癌(原位癌)局部切除术后,Ⅰ、Ⅱ期浸润性导管癌保乳术后,均需行辅助放疗,可以防止和减少局部复发。对于全乳切除术后,原发肿瘤最大直径≥5 cm,或侵及乳房皮肤、胸壁;腋窝淋巴结转移≥4 枚;淋巴结转移 1～3 枚的 $T_{1\sim2}$ 期同时合并高危因素;$T_{1\sim2}$ 期乳腺单纯切除且前哨淋巴结阳性,在不考虑后续腋窝清扫时,也推荐术后放疗。对于已有远处转移的乳腺癌如脑转移、骨转移等,姑息性放疗可以控制病情、延长生命、提高生活质量。

(三)化疗

有新辅助化疗或辅助化疗适应证的乳腺癌患者应在手术前后应用化疗。对于病变发展迅速、有症状的内脏转移、无病生存期(DFS)<2 年及既往内分泌治疗无效的晚期激素受体阳性患者可首选化疗。复发或转移性乳腺癌治疗以姑息性化疗为主。

(四)内分泌治疗

乳腺癌的发生发展与体内性激素水平及其代谢异常有关,故激素受体与乳腺癌的疗效有明确关系。对于雌激素受体和(或)孕激素受体阳性的患者,不论其年龄、月经状态、肿瘤大小、淋巴结是否有转移,均应接受术后辅助内分泌治疗。对于激素受体阳性复发转移性乳腺癌,如果肿瘤进展缓慢,且无内脏危象,可首选一线内分泌治疗。晚期一线内分泌治疗的选择需考虑患者的辅助治疗方案、无病间期、复发/转移的疾病负荷选择治疗方案。

(五)靶向治疗

临床上 25%～30%的乳腺癌患者存在 HER-2 的过表达,HER-2 阳性乳腺癌侵袭性强,患者预后差。随着众多抗 HER-2 靶向药物广泛应用于乳腺癌的新辅助、辅助及晚期治疗，HER-2 阳性乳腺癌患者的预后得到了显著改善。因此，抗 HER-2 靶向治疗是 HER-2 阳性乳腺癌治疗的基石，在此基础上，根据患者病情可联合化疗及内分泌治疗，代表性的抗 HER-2 靶向药物包括曲妥珠单抗、帕妥珠单抗、T-DM1、拉帕替尼、吡咯替尼等。

（六）免疫治疗

Ⅲ 期 IMpassion130 研究表明，Atezolizumab（PD-L1 抗体）联合化疗（白蛋白结合型紫杉醇）一线治疗转移性或不可切除局部晚期三阴性乳腺癌，可显著提高无进展生存期（PFS），特别是在 PD-L1 表达阳性的人群中，甚至带来了总生存（OS）的获益。因此鼓励三阴性晚期乳腺癌患者积极参与免疫检查点抑制剂相关的临床研究。

三、治疗方略

（一）乳腺癌的新辅助治疗

1. HER-2 阴性乳腺癌术前化疗

方案：选择同时包含蒽环类和紫杉类的治疗方案（AC-T/P 或 TAC 或 AT）。

部分初始使用 AT 方案效果欠佳的患者可选择 NP 方案序贯治疗。三阴性，尤其 *BRCA* 突变的年轻患者可选择含铂方案（如 TP）。三阴性患者中完成术前新辅助化疗后未达病理完全缓解（pCR）的患者，根据 CREATE-X 研究的结果，术后可给予 6～8 个周期的卡培他滨治疗。

2. HER-2 阳性乳腺癌术前化疗

方案：TCbH 或 AC-TH 或 TH+P。

其他：可选以 TH 为基础的其他方案。

优先选择含曲妥珠单抗和紫杉类的方案。术前新辅助治疗用过曲妥珠单抗的患者，无论是否达到 pCR，术后应继续使用曲妥珠单抗，总疗程达 1 年。

3. 激素受体阳性乳腺癌术前内分泌治疗

（1）绝经后激素受体阳性患者的治疗方案：第三代芳香化酶抑制剂（AI）类药物，包括阿那曲唑、来曲唑、依西美坦，部分不适合 AI 的患者（如骨密度 T＜−2.5）可考虑使用氟维司群。

（2）绝经前激素受体阳性患者的治疗方案：卵巢功能抑制剂（OFS）联合 AI。

绝经前患者术前内分泌治疗与术前化疗比较的临床研究结果尚有限，除临床研究外，目前原则上不推荐对绝经前患者采用术前内分泌治疗。术前内分泌治疗的适宜人群：需要术前治疗而又无法适应化疗、暂时不可手术或无须即刻手术的激素依赖型患者可考虑术前内分泌治疗。

（二）乳腺癌的辅助治疗

1. HER-2 阴性乳腺癌术后化疗

（1）蒽环类联合环磷酰胺序贯紫杉类方案：多柔比星/表柔比星联合环磷酰胺序贯多西他赛/紫杉醇（AC/EC→T/P）。

多柔比星（A）60 mg/m² 或表柔比星（E）90 mg/m²，静脉滴注，第 1 天。环磷酰胺（C）600 mg/m²，静脉滴注，第 1 天。21 天为 1 个周期。4 个周期后序贯多西他赛（T）80～100 mg/m²，静脉滴注，第 1 天，21 天为 1 个周期，共 4 个周期；或紫杉醇（P）80 mg/m²，静脉滴注，第 1 天，7 天为 1 个周期，共 12 个周期。

（2）密集型蒽环类联合环磷酰胺序贯密集型紫杉醇（密集 EC/AC→密集 P）：表柔比星（E）90 mg/m² 或多柔比星（A）60 mg/m²，静脉滴注，第 1 天。环磷酰胺（C）600 mg/m²，静脉滴注，第 1 天。14 天为 1 个周期，4 个周期后序贯紫杉醇（P）175 mg/m²，静脉滴注，第 1 天，14 天为 1 个周期，共 4 个周期。

HER-2 阴性乳腺癌术后，满足以下条件之一属于高复发风险的患者：腋窝淋巴结≥4 个为阳性；淋巴结 1～3 个阳性并伴有其他复发风险；三阴性乳腺癌，Ⅰ级推荐 AC-T/P 或密集 AC-T/P 方案。注意蒽环类药物的累积剂量，多柔比星总的累积剂量应<500 mg/m²，表柔比星总的累积剂量应<900 mg/m²。

（3）同时包含蒽环类和紫杉类方案：TAC（三药联合）。

多西他赛（T）75 mg/m²，静脉滴注，第 1 天。多柔比星（A）50 mg/m²，静脉滴注，第 1 天。环磷酰胺（C）500 mg/m²，静脉滴注，第 1 天。21 天为 1 个周期，共 6 个周期。

（4）TC/AC/EC 方案（两药联合）：多西他赛（T）75 mg/m²，或多柔比星（A）60 mg/m²，或表柔比星（E）90 mg/m²，静脉滴注，第 1 天。环磷酰胺（C）600 mg/m²，静脉滴注，第 1 天。21 天为 1 个周期，共 4 个周期。

HER-2 阴性乳腺癌术后，仅有以下危险因素之一属于复发风险较低的患者：①淋巴结 1～3 个（luminal A 型）。②Ki67 高表达（≥30%）。③肿瘤分级 T_2 及以上。④年龄<35 岁。Ⅰ级推荐 TC、AC 方案。

2. HER-2 阳性乳腺癌术后化疗及靶向治疗

（1）化疗联合单靶。

1）蒽环类联合环磷酰胺序贯紫杉类联合曲妥珠单抗。

A. AC/EC→TH/PH→H：多柔比星（A）60 mg/m² 或表柔比星（E）90 mg/m²，静脉推注，第 1 天。环磷酰胺（C）600 mg/m²，静脉滴注，第 1 天。21 天为 1 个周期。4 个周期后序贯多西他赛（T）80～100 mg/m²，静脉滴注，第 1 天，21 天为 1 个周期，共 4 个周期；或紫杉醇（P）80 mg/m²，静脉滴注，第 1 天，7 天为 1 个周期，共 12 个周期。曲妥珠单抗（H）首剂 4 mg/kg，之后 2 mg/kg，静脉滴注，第 1 天，7 天为 1 个周期，用满 1 年。或首剂 8 mg/kg，之后 6 mg/kg，静脉滴注，第 1 天，21 天为 1 个周期，用满 1 年。

B. 密集 AC→密集 PH→H：多柔比星（A）60 mg/m²，静脉推注，第 1 天。环磷酰胺（C）600 mg/m²，静脉滴注，第 1 天。14 天为 1 个周期。4 个周期后序贯紫杉醇（P）175 mg/m²，静脉滴注，第 1 天，14 天为 1 个周期，共 4 个周期。曲妥珠单抗（H）首剂 4 mg/kg，之后 2 mg/kg，静脉滴注，第 1 天，7 天为 1 个周期，用满 1 年；或首剂 8 mg/kg，之后 6 mg/kg，静脉滴注，第 1 天，21 天为 1 个周期，用满 1 年。

体力状况（PS）评分好的患者适用密集方案。

2）TCbH→H：多西他赛（T）75 mg/m²，静脉滴注，第 1 天。卡铂（Cb）（AUC=6），静脉滴注，第 1 天。21 天为 1 个周期，共 6 个周期。曲妥珠单抗（H）首剂 4 mg/kg，之后 2 mg/kg，静脉滴注，第 1 天，7 天为 1 个周期，用满 1 年；或首剂 8 mg/kg，之后 6 mg/kg，静脉滴注，第 1 天，21 天为 1 个周期，用满 1 年。

HER-2 阳性乳腺癌术后，如果有高危因素：①N_1 及以上。②T_2 及以上合并其他危险因素。Ⅰ级推荐 AC-TH、TCbH 方案。TCbH 和 AC-TH 两种方案的远期疗效相似，但 TCbH 方案心功能不全发生率较低，因此对于心脏安全性要求更高的患者，可以选择 TCbH 方案。

3)TC+H→H:多西他赛(T)75 mg/m²,静脉滴注,第 1 天。环磷酰胺(C)600 mg/m²,静脉滴注,第 1 天。21 天为 1 个周期,共 4 个周期。曲妥珠单抗(H)首剂 4 mg/kg,之后 2 mg/kg,静脉滴注,第 1 天,7 天为 1 个周期,用满 1 年;或首剂 8 mg/kg,之后 6 mg/kg,静脉滴注,第 1 天,21 天为 1 个周期,用满 1 年。

具备以下条件时适用此方案:①肿瘤≤2 cm。②淋巴结阴性。

(2)化疗联合双靶方案:AC→TH+P→H+P 方案。多柔比星(A)60 mg/m²,静脉推注,第 1 天。环磷酰胺(C)600 mg/m²,静脉滴注,第 1 天。21 天为 1 个周期。4 个周期后序贯紫杉醇(P)80 mg/m²,静脉滴注,第 1 天,7 天为 1 个周期,共 12 个周期;曲妥珠单抗(H)首剂 4 mg/kg,之后 2 mg/kg,静脉滴注,第 1 天,7 天为 1 个周期,用满 1 年;或首剂 8 mg/kg,之后 6 mg/kg,静脉滴注,第 1 天,21 天为 1 个周期,用满 1 年。帕妥珠单抗(P)首剂 840 mg,之后 420 mg,静脉滴注,第 1 天,21 天为 1 个周期,用满 1 年。

APHINITY 研究结果显示,对于有高危复发风险的患者,使用帕妥珠单抗和曲妥珠单抗双靶向治疗较使用曲妥珠单抗单靶治疗可以降低 19% 的无侵袭性疾病生存事件。

3.辅助内分泌治疗

(1)绝经后。

1)芳香化酶抑制剂(AI):阿那曲唑 1 mg、来曲唑 2.5 mg、依西美坦 25 mg,口服,每日 1 次,连服 5 年。

对于绝经后激素受体阳性早期乳腺癌的辅助内分泌治疗,推荐起始第三代 AI(阿那曲唑、来曲唑、依西美坦)治疗 5 年。部分中、高危患者在 5 年后可继续 AI 治疗。

2)他莫昔芬(TAM):TAM 10 mg,口服,每日 2 次,2~3 年后序贯 AI 2~3 年。

(2)绝经前。

1)TAM,连续 5 年。适用于复发风险低的患者(淋巴结阴性,G_1,T<2 cm,低 Ki67)。5 年后未绝经患者延长 TAM 治疗至满 10 年,确定绝经者,可序贯使用 AI 5 年。

2)卵巢功能抑制(OFS)联合 TAM,连续 5 年。适用于复发风险较高的患者(满足以下危险因素之一:G_2 或 G_3;淋巴结 1~3 个阳性;pT_2 及以上)。5 年后绝经者可序贯 AI 治疗,未绝经者可考虑 TAM 治疗 5 年。

3)OFS 联合 AI,连续 5 年。适用于淋巴结 4 个及以上阳性的患者。绝经者使用 AI 治疗,未绝经患者可考虑使用 TAM 5 年或 OFS+AI 5 年。

(三)乳腺癌的姑息治疗

1. HER-2 阴性乳腺癌姑息化疗

(1)单药化疗方案:包括蒽环类、紫杉类、"三滨"。

1)紫杉醇 175 mg/m²,静脉滴注,第 1 天,每 3 周 1 次,21 天为 1 个周期;或紫杉醇 80 mg/m²,静脉滴注,第 1 天,每周 1 次,7 天为 1 个周期。

2)多西他赛 75 mg/m²,静脉滴注,第 1 天,每 3 周 1 次,21 天为 1 个周期。

3)白蛋白结合型紫杉醇 100~150 mg/m²,静脉滴注,第 1、第 8、第 15 天,28 天为 1 个周期;或白蛋白结合型紫杉醇 260 mg/m²,静脉滴注,第 1 天,每 3 周 1 次,21 天为 1 个周期。

4)卡培他滨 1000 mg/m²,口服,每日 2 次,第 1~第 14 天,21 天为 1 个周期。

5)吉西他滨 1000 mg/m²,静脉滴注,第 1 天,每周 1 次,7 天为 1 个周期。

6)长春瑞滨 25 mg/m²,静脉滴注,第 1 天,每周 1 次,7 天为 1 个周期。

7)表柔比星 60～90 mg/m²,静脉推注,第 1 天,每 3 周 1 次,21 天为 1 个周期。

8)多柔比星 50 mg/m²,静脉推注,第 1 天,每 3 周 1 次,21 天为 1 个周期。

9)脂质体多柔比星 20～30 mg/m²,静脉推注,第 1 天,每 3 周 1 次,21 天为 1 个周期。

(2)联合化疗方案。

1)联合卡培他滨的方案(TX 或 NX 或 X＋贝伐珠单抗):多西他赛(T)75mg/m²,静脉滴注,第 1 天,每 3 周 1 次;或长春瑞滨(N)25 mg/m²,静脉滴注,第 1、第 8 天,每 3 周重复;或贝伐珠单抗 10 mg/kg,静脉滴注,第 1 天,每 3 周 1 次。卡培他滨(X)1000 mg/m²,口服,每日 2 次,第 1～第 14 天。21 天为 1 个周期。

2)联合铂类的方案(NP 或 GP 或 GC):长春瑞滨(N)25 mg/m²,静脉滴注,第 1、第 8 天,每 3 周重复;或吉西他滨(G)1000 mg/m²,静脉滴注,第 1、第 8 天,每 3 周。顺铂(P)75 mg/m²,静脉滴注,第 1 天,每 3 周 1 次;或卡铂(C)(AUC＝2),静脉滴注,第 1、第 8 天,每 3 周重复。21 天为 1 个周期。

推荐的首选化疗方案包括单药化疗或联合化疗。仅需要使肿瘤迅速缩小或症状迅速缓解的患者才选择联合化疗,而以耐受性和生活质量作为优先考虑因素的患者,首先选择单药化疗。对于既往蒽环类术前/辅助治疗失败的复发转移性乳腺癌患者,通常优选紫杉类药物为基础的方案,一线治疗可选择单药或者联合方案。对于蒽环类和紫杉类术前/辅助治疗均失败的复发转移性乳腺癌患者,目前并无标准的化疗方案,可以考虑的药物有卡培他滨、长春瑞滨、吉西他滨、铂类和多柔比星脂质体药物,可以考虑单药或联合方案。

2. HER-2 阳性乳腺癌姑息化疗

(1)抗 HER-2 治疗的一线方案。

1)TXH:多西他赛(T)75 mg/m²,静脉滴注,第 1 天,每 3 周 1 次。卡培他滨(X)1000 mg/m²,口服,每日 2 次,第 1～第 14 天。曲妥珠单抗(H)8 mg/kg,静脉滴注,第 1 天,随后 6 mg/kg,静脉滴注,每 3 周 1 次;或曲妥珠单抗 4 mg/kg,静脉滴注,第 1 天,随后 2 mg/kg,静脉滴注,每周 1 次。21 天为 1 个周期。

对于既往未接受过曲妥珠单抗辅助治疗的 HER-2 阳性复发转移乳腺癌,以曲妥珠单抗为基础联合化疗的方案是这部分患者晚期一线治疗的标准方案。辅助阶段使用过曲妥珠单抗的需要根据复发时间和治疗情况进行决策。

2)TPH 或 PPH:曲妥珠单抗(H)8 mg/kg,静脉滴注,第 1 天,随后 6 mg/kg,静脉滴注。帕妥珠单抗(P)840 mg,静脉滴注,第 1 天,随后 420 mg,静脉滴注。多西他赛(T)75 mg/m²,静脉滴注,第 1 天,每 3 周 1 次,21 天为 1 个周期;或紫杉醇(P)80 mg/m²,静脉滴注(1 h),每周 1 次,7 天为 1 个周期。

目前国际上 HER-2 阳性晚期乳腺癌一线治疗为帕妥珠单抗、曲妥珠单抗双靶向联合多西他赛。

3)联合曲妥珠单抗的其他两药联合方案(TH 或 NH 或 XH)。

A. TH:紫杉醇 175 mg/m²,静脉滴注,第 1 天,每 3 周 1 次,21 天为 1 个周期;或紫杉醇 80 mg/m²,静脉滴注,第 1 天,每周 1 次,7 天为 1 个周期。或多西他赛(T)75 mg/m²,静脉滴注,第 1 天,每 3 周 1 次,21 天为 1 个周期。曲妥珠单抗(H)8 mg/kg,静脉滴注,第 1 天,随后 6 mg/kg,静脉滴注,每 3 周 1 次;或曲妥珠单抗 4 mg/kg,静脉滴注,第 1 天,随后 2 mg/kg,静脉滴注,每周1次。21天为1个周期。

B. NH:长春瑞滨(N)25 mg/m²,静脉滴注,第1天,第8天,每3周1次。曲妥珠单抗(H)8 mg/kg,静脉滴注,第1天,随后6 mg/kg,静脉滴注,每3周1次;或曲妥珠单抗4 mg/kg,静脉滴注,第1天,随后2 mg/kg,静脉滴注,每周1次。21天为1个周期。

C. XH:卡培他滨(X)1000 mg/m²,口服,每日2次,第1～第14天,每3周1次。曲妥珠单抗(H)8 mg/kg,静脉滴注,第1天,随后6 mg/kg,静脉滴注,每3周1次;或曲妥珠单抗4 mg/kg,静脉滴注,第1天,随后2 mg/kg,静脉滴注,每周1次。21天为1个周期。

(2)抗HER-2治疗的二线方案。

1)TDM-1(曲妥珠单抗-美坦新偶联物):TDM-1 3.6 mg/kg,静脉滴注,第1天,每3周1次。21天为1个周期。

曲妥珠单抗治疗失败后二线优选方案,但TDM-1目前国内仍不可及。

2)与卡培他滨联合方案(拉帕替尼+卡培他滨,或吡咯替尼+卡培他滨):拉帕替尼1250 mg,口服,每日1次。

或吡咯替尼400 mg,口服,每日1次;卡培他滨1000 mg/m²,口服,每日2次,第1～第14天。21天为1个周期。

曲妥珠单抗治疗失败后其他二线方案。对辅助阶段曲妥珠单抗治疗进展后的患者,需要根据疾病复发的时间和治疗情况进行治疗决策。如果患者在完成以曲妥珠单抗为基础的辅助治疗12个月内复发或在曲妥珠单抗辅助治疗期间复发,临床医生应该遵循晚期二线抗HER-2治疗;如果患者12个月后复发,临床医生应该遵循晚期一线抗HER-2治疗,继续曲妥珠单抗为基础的治疗。

3.晚期姑息内分泌治疗

(1)绝经后。

1)芳香化酶抑制剂(AI):阿那曲唑1 mg,口服,每日1次。来曲唑2.5 mg,口服,每日1次。依西美坦25 mg,口服,每日1次。

2)氟维司群500 mg,肌内注射(臀部),每月1次(注:第1个月每半月1次)。

3)CDK4/6抑制剂联合AI或氟维司群:CDK4/6抑制剂(哌柏西利)125 mg,口服,第1～第21天,28天为1个周期。AI及氟维司群用法同上。

对于绝经后、激素受体阳性晚期未经内分泌治疗的患者,或TAM辅助内分泌治疗失败的患者,晚期一线内分泌治疗推荐选择第三代AI,也可推荐选择氟维司群,在此基础上可联合CDK4/6抑制剂。AI治疗失败的患者首选氟维司群,在此基础上可联合CDK4/6抑制剂。

4)甾体类AI+依维莫司(限非甾体类AI治疗失败的患者):依维莫司10 mg,口服,每日1次+依西美坦25 mg,口服,每日1次。

非甾体AI(阿那曲唑或来曲唑)治疗失败后的绝经患者可在依西美坦的基础上加用依维莫司(mTOR抑制剂)逆转内分泌的耐药,进一步提高疗效。

(2)绝经前:可采取有效的卵巢功能抑制手段,如药物卵巢功能抑制,包括戈舍瑞林、亮丙瑞林,或卵巢手术切除随后遵循绝经后患者内分泌治疗指南。

(赫 文)

第四节　食管癌

食管癌的发病率位居全球所有恶性肿瘤的第8位,发展中国家发病率尤其高。我国也是食管癌高发国家,20世纪90年代的调查显示,食管癌的死亡率占所有恶性肿瘤的第4位,男性发病率明显高于女性,高发年龄段为60～64岁。

中国食管癌的病理类型在高发区以鳞癌最常见,而在非高发区以腺癌常见,鳞癌多见于男性,与吸烟、酗酒有一定关系;腺癌与巴雷特(Barrett)食管、胃食管反流、食管裂孔疝有关。近年来美国和西欧食管鳞癌发生率逐渐下降,占所有食管癌的30%以下。

一、诊断要点

(一)临床表现

1.症状

(1)早期常见胸骨后烧灼感、摩擦感、针刺痛感,以及食物通过缓慢或滞留感。

(2)进行性吞咽困难为中晚期表现,有哽咽症状时常伴有呕吐黏液。

(3)胸骨后、背部疼痛。

(4)声音嘶哑,常因喉返神经受压而产生。

(5)如有食管气管瘘,可出现呛咳。

2.体征

食管癌多无特异的体征,尤其是早期患者。中晚期患者有的因长期进食困难而出现脱水及营养不良等。

(二)检查手段

1.食管X线钡餐检查

对于早期食管癌,尤其是局限于黏膜层的病变,优于CT、MRI。

2.内镜

内镜检查的同时可行细胞学涂片及活检。近年内镜下碘染色技术明显提高了早期食管癌的检出率。

3.超声内镜

可以判断肿瘤浸润的深度、管壁外异常淋巴结等。

4.CT

可显示管壁的厚度、外形、肿瘤外侵及与纵隔器官的关系。

5.食管拉网脱落细胞学检查

方便易行,为普查及门诊检查的重要手段。

(三)病理分型

1.早期食管癌

分为隐伏型、糜烂型、斑块型、乳头型。

2.晚期食管癌

分为髓质型、蕈伞型、溃疡型和缩窄型,髓质型最多见。

3.组织学分类

可分为鳞癌、腺癌、小细胞未分化癌和癌肉瘤,以鳞癌最多见,占 90% 以上,腺癌约占 5%。

(四)食管癌的分期

食管癌患者预后与初诊时的临床分期密切相关。目前术后病理分期为食管癌分期的金标准。

1. TNM 分级标准

见表 2-10。

表 2-10　食管癌 TNM 分级标准 UICC/AJCC 第八版(2017 版)

原发肿瘤(T)		区域淋巴结(N)		远处转移(M)		分级(G)	
T_x	原发肿瘤不能评价	N_x	区域淋巴结不能评价	M_0	无远处转移	G_x	分化程度不能确定
T_0	没有原发肿瘤的证据	N_0	无区域淋巴结转移	M_1	有远处转移	G_1	高分化
T_{is}	高级别上皮内瘤变/异型增生	N_1	1～2 个区域淋巴结转移			G_2	中等分化
T_1	肿瘤侵及黏膜固有层、黏膜肌层或黏膜下层	N_2	3～6 个区域淋巴结转移			G_3	低分化
T_{1a}	肿瘤侵及黏膜固有层或黏膜肌层	N_3	≥7 个区域淋巴结转移				
T_{1b}	肿瘤侵及黏膜下层						
T_2	肿瘤侵及固有肌层						
T_3	肿瘤侵及食管纤维膜						
T_4	肿瘤侵及邻近结构						
T_{4a}	肿瘤侵及胸膜、心包、奇静脉、膈肌或腹膜						
T_{4b}	肿瘤侵及其他邻近结构如主动脉、椎体或气道						

注　UICC,国际抗癌联盟。

2. 食管鳞癌 TNM 分期

见表 2-11。

表 2-11　食管鳞癌 TNM 分期 AJCC 第八版(2017 版)

分期	T	N	M	G	肿瘤部位
0 期	T_{is}(HGD)	N_0	M_0	1,X	任何
Ⅰ A 期	T_{1a}	N_0	M_0	1,X	任何
Ⅰ B 期	T_{1a}	N_0	M_0	2～3	任何
	T_{1b}	N_0	M_0	任何	任何
	T_2	N_0	M_0	1	任何
Ⅱ A 期	T_2	N_0	M_0	2～3,X	任何
	T_3	N_0	M_0	任何	下段
	T_3	N_0	M_0	高	上段中段

分期	T	N	M	G	肿瘤部位
ⅡB期	T_3	N_0	M_0	2～3	上段中段
	T_3	N_0	M_0	X	任何
	T_3	N_0	M_0	任何	部位不确定
	T_1	N_1	M_0	任何	任何
ⅢA期	T_1	N_2	M_0	任何	任何
	T_2	N_1	M_0	任何	任何
ⅢB期	T_2	N_2	M_0	任何	任何
	T_3	$N_{1～2}$	M_0	任何	任何
	T_{4a}	$N_{0～1}$	M_0	任何	任何
ⅣA期	T_{4a}	N_2	M_0	任何	任何
	T_{4b}	$N_{0～2}$	M_0	任何	任何
	任何	N_3	M_0	任何	任何
ⅣB期	任何	任何	M_1	任何	任何

注　HGD:重度不典型增生。

3.食管腺癌 TNM 分期

见表 2-12。

表 2-12　食管腺癌 TNM 分期 AJCC 第八版(2017 版)

分期	T	N	M	G
0 期	T_{is}(HGD)	N_0	M_0	1,X
ⅠA期	T_{1a}	N_0	M_0	1,X
ⅠB期	T_{1a}	N_0	M_0	2
	T_{1b}	N_0	M_0	1～2,X
ⅠC期	T_1	N_0	M_0	3
	T_2	N_0	M_0	1～2
ⅡA期	T_2	N_0	M_0	3,X
ⅡB期	T_1	N_1	M_0	任何
	T_3	N_0	M_0	任何
ⅢA期	T_1	N_2	M_0	任何
	T_3	N_1	M_0	任何
ⅢB期	T_2	N_2	M_0	任何
	T_3	$N_{1～2}$	M_0	任何
	T_{4a}	$N_{0～1}$	M_0	任何
ⅣA期	T_{4a}	N_2	M_0	任何
	T_{4b}	$N_{0～2}$	M_0	任何
	任何	N_3	M_0	任何
Ⅳ期	任何	任何	M_1	任何

二、治疗原则

原位癌的患者可选择内镜下黏膜切除术(EMR)或消融治疗;对于 T_{1a} 者,可选择 EMR 后消融治疗或与 T_{1b} 不伴淋巴结转移者一样直接行食管切除术;T_{1b} 伴淋巴结转移或 $T_{2\sim4a}$(伴或不伴淋巴结转移)的患者可考虑术前放化疗(非颈段)再手术,或围术期化疗加手术(腺癌者);对于不愿手术的患者考虑根治性放化疗(放疗强度 $50.0\sim50.4$ Gy);对于低危、肿瘤<2 cm、分化良好的非颈段癌患者考虑食管切除术;对于 T_{4b} 的患者,可给予根治性放化疗,但若侵犯到气管、大血管或心脏,仅给予姑息化疗。

对于行 R_0 切除术且无淋巴结转移者,若病理为鳞癌,可以仅观察。若为腺癌,则:①T_1 期患者若无明确复发证据,仅随访,不用放疗或化疗。②$T_2 N_0$ 患者若为低分化腺癌(或高 G 分级)、有淋巴管血管浸润、周围神经浸润或年龄<50 岁也应选择性进行放化疗;其余 $T_2 N_0$ 的患者可随访。③$T_3 N_0$ 以上分期的患者应该接受基于 5-FU 的放化疗。

对于行 R_0 切除术后淋巴结阳性的患者,若病理为鳞癌,可以观察。若为腺癌,则:①对于食管远端或胃食管交界处的腺癌,应该给予术后化疗和放疗。②近端或中段食管腺癌,可以采用术后放疗或化疗。

若为 R_1 切除(即切缘在显微镜下见肿瘤)术后患者,则应该给予放疗加 5-FU/顺铂为主的化疗。若为 R_2(即切缘肉眼见肿瘤或 M_{1b} 者)切除术后的患者,应予放疗和(或)化疗,并且按肿瘤扩散范围给予补救治疗。

对不能耐受放化疗和不能手术切除的患者,予最佳支持治疗。

三、治疗策略

(一)术前放化疗

1. PC 方案

紫杉醇(P)50 mg/m² ,静脉滴注,第 1 天。卡铂(C)(AUC=2),静脉滴注,第 1 天。每周 1 次,连续 5 周。

在可切除的食管癌(部分胃食管结合部)患者中,该方案术前放化疗能较单纯手术显著提高 R_0 切除率(从 69% 提高到 92%),显著延长了总生存。骨髓抑制不明显(3 度以上白细胞减少及粒细胞缺乏仅分别为 6% 和 2%)。

2. FP 方案

(1)顺铂(P)75~100 mg/m² ,静脉滴注,第 1 天及第 29 天。5-FU(F) 750~1000 mg/(m² · d),持续静脉滴注,第 1~第 4 天及第 29~第 32 天。第 35 天后开始放疗。

(2)顺铂(P)15 mg/m² ,静脉滴注,第 1~第 5 天。5-FU(F) 800 mg/(m² · d),持续静脉滴注,第 1~第 5 天。每 21 天重复,共 2 个疗程。

在没有远处转移的食管癌患者中,5-FU/顺铂的同步放化疗再手术比单纯手术有更长的 OS(4.48 年 vs 1.79 年),5 年总生存率分别为 39% 和 16%。

3. FOLFOX

奥沙利铂 85 mg/m² ,静脉滴注,第 1 天。四氢叶酸 400 mg/m² ,静脉滴注,第 1 天。5-FU 400 mg/m² ,静脉推注,第 1 天。5-FU 800 mg/(m² · d),持续静脉滴注,24 h,第 1 天和第 2 天。每 2 周重复,放疗期间 3 次,放疗后 3 次。

有学者比较了不能切除的食管癌患者(超过 85% 为鳞癌),FOLFOX 与 5-FU/顺铂分别联合根治性放化疗的结果,两方案的 3 年 PFS 及 OS 类似,毒性也大体相当,仅贫血以顺铂组为高。

4. 卡培他滨联合顺铂或奥沙利铂方案

(1)顺铂 30 mg/m²,静脉滴注,第 1 天。卡培他滨 800 mg/m²,口服,每日 2 次,第 1~第 5 天,每周重复,共 5 周。

(2)奥沙利铂 85 mg/m²,静脉滴注,第 1、第 15、第 29 天,共 3 次。卡培他滨 625 mg/m²,口服,每日 2 次,第 1~第 5 天,每周重复,共 5 周。

卡培他滨的联合方案同持续滴注 5-FU 相比有很大的便利性。

(二)围术期化疗

1. ECF 方案

表柔比星 50 mg/m²,静脉推注,第 1 天。顺铂 60 mg/m²,静脉滴注,第 1 天(水化)。5-FU 200 mg/(m²·d),持续静脉滴注,第 1~第 21 天。每 3 周重复,术前 3 个疗程,术后 3 个疗程。

可切除的胃及胃食管交界处癌患者接受 ECF 方案围术期化疗后手术较单纯手术显著提高 R_0 切除率,延长总生存。

2. ECF 方案的改良方案(EOF/ECX/EOX 方案)

表柔比星 50 mg/m²,静脉推注,第 1 天。奥沙利铂 130 mg/m²,静脉滴注,第 1 天(或顺铂 60 mg/m²,静脉滴注,第 1 天)。5-FU 200 mg/(m²·d),持续静脉滴注,第 1~第 21 天(卡培他滨 625 mg/m²,口服,每日 2 次,第 1~第 21 天)。每 3 周重复,术前 3 个疗程,术后 3 个疗程。

以 ECF 为基础,用奥沙利铂和卡培他滨取代顺铂和 5-FU 的 3 个改良方案在总生存方面不劣于 ECF 方案,因此被认为可以用于围术期化疗。

3. FP 方案

顺铂 100 mg/m²,静脉滴注,第 1 天(近年倾向 75~80 mg/m²)(水化)。5-FU 800 mg/(m²·d),持续静脉滴注,第 1~第 5 天。每 4 周重复,术前 2~3 个疗程,术后 3~4 个疗程,共 6 个疗程。

对能切除的低位食管、胃食管结合部或胃的腺癌,围术期的顺铂联合 5-FU 的化疗能显著提高根治切除率,提高 DFS 和 OS。

(三)根治性放化疗

1. FP+放疗联合方案

顺铂 75~100 mg/m²,静脉滴注,第 1 天(水化)。5-FU 750~1000 mg/(m²·d),持续静脉滴注,第 1~第 4 天。每 4 周重复,2~4 个疗程,前 2 个疗程伴放疗(同期放疗 5000 cGy,2 Gy/d),后续 2 个疗程化疗。

有研究者证明同期放化疗对局部晚期食管癌的疗效、生存期均优于单纯放疗,同期放化疗中位 OS 为 14.1 个月,5 年生存率为 27%。INT0123 试验证实 PF 方案联合高剂量的放疗(60.4 Gy)同联合标准剂量放疗(50.4 Gy)相比,OS 及局部治疗失败率无差别。因此,该方案目前是 RTOG 推荐的 $T_{1\sim3}N_{0\sim1}M_0$ 不能手术患者的标准治疗。

2. 奥沙利铂联合 5-FU

奥沙利铂 85 mg/m²，静脉滴注，第 1、第 15、第 29 天。

5-FU 180 mg/(m²·d)，持续静脉滴注，第 1~第 33 天。

有研究者证实了此方案的安全性和有效性，38 例患者中没有 4 度血液学毒性。

3. XP 方案

顺铂 30 mg/m²，静脉滴注，第 1 天。卡培他滨 800 mg/m²，口服，每日 2 次，第 1~第 5 天。每周重复，共 5 个疗程。

（四）姑息化疗

1. 一线化疗

曲妥珠单抗（需联合化疗方案），仅适用于 HER-2 阳性的患者。曲妥珠单抗 8 mg/kg，静脉滴注，负荷量（首次）。曲妥珠单抗 6 mg/kg，静脉滴注，每 3 周重复。

（1）DCF 方案：多西他赛 75 mg/m²，静脉滴注，第 1 天。顺铂 75 mg/(m²·d)，静脉滴注，第 1 天（水化）。5-FU 1000 mg/(m²·d)，持续静脉滴注，第 1~第 5 天（持续滴注 120 h）。每 4 周重复。

有研究者证实了 DCF 方案在胃及胃食管交界处癌一线姑息治疗的效果，但 3 度以上中性粒细胞下降发生率＞80%，粒细胞缺乏性发热发生率为 29%。由于较高的毒性，目前该方案的使用越来越少。

（2）多西他赛联合顺铂的 2 周方案（改良 DCF 方案）：多西他赛 40 mg/m²，静脉滴注，第 1 天。四氢叶酸 400 mg/m²，静脉滴注，第 1 天。5-FU 400 mg/(m²·d)，静脉推注，第 1 天；或 5-FU 1000 mg/(m²·d)，持续静脉滴注，24 h，第 1 天和第 2 天。顺铂 40 mg/m²，静脉滴注，第 3 天。每 2 周重复。

改良 DCF 联合贝伐单抗的 3 度粒细胞缺乏症发生率为 50%，有效率达 67%，中位 PFS 为 12 个月，中位 OS 为 16.8 个月。2015 年，Shah MA 的另一随机对照 Ⅱ 期研究比较了改良 DCF 和集落刺激因子支持下 DCF 方案的疗效，结果前者 3~4 度血液学毒性明显降低，而且中位 OS 明显高于 DCF 组（18.8 个月 vs 12.6 个月；$P=0.007$）。

（3）FLOT 方案（又一种 DCF 的改良方案）：多西他赛 50 mg/m²，静脉滴注，第 1 天。奥沙利铂 85 mg/m²，静脉滴注，第 1 天。四氢叶酸 200 mg/m²，静脉滴注，第 1 天。5-FU 2600 mg/(m²·d)，持续静脉滴注，24 h，第 1 天。每 2 周重复。

有学者证实 FLOT 方案有效率为 57.7%，中位 PFS 和 OS 分别为 5.2 个月和 11.1 个月。3~4 度中性粒细胞下降发生率为 48.1%，白细胞下降发生率为 27.8%，腹泻发生率为 14.8%。

在食管癌的姑息化疗中，PF 方案（也有在此基础上加亚叶酸）是标准的一线治疗方案，通常有效率为 30%~50%，也有报道称大于 60%，中位 OS 为 7.5~28 个月（鳞癌）。对食管的腺癌和鳞癌均有效。

（4）伊立替康＋5-FU/LV 方案：伊立替康 180 mg/m²，静脉滴注，第 1 天（30 min）。四氢叶酸 125 mg/m²，静脉滴注，第 1 天（15 min）。5-FU 400 mg/(m²·d)，静脉推注，第 1 天；或 5-FU 2400 mg/(m²·d)，持续静脉滴注，48 h。每 2 周重复。

对于既往化疗进展或对铂类耐药的食管癌、胃食管交界处癌或胃癌患者，Assersohn L 的 Ⅱ 期试验显示该方案化疗的总有效率约为 29%，另有 34% 的患者达到稳定，中位治疗失败时间（TTF）为 3.7 个月，中位 OS 为 6.4 个月，3 度以上中性粒细胞减少发生率为 26.4%。

(5)FOLFIRI 方案:伊立替康 180 mg/m²,静脉滴注,第 1 天。四氢叶酸 400 mg/m²,静脉滴注,第 1 天。5-FU 400 mg/(m²·d),静脉推注,第 1 天;或 5-FU 1200 mg/(m²·d),持续静脉滴注,24 h,第 1 天和第 2 天。每 2 周重复。

在有关学者的 FOLFIRI 对比 ECX 方案治疗进展期胃及胃食管结合部腺癌的Ⅲ期临床研究中,FOLFIRI 表现出更好的 TTF,相当的 PFS 和 OS,更好的耐受性。

(6)TC 方案:紫杉醇 200 mg/m²,静脉滴注,第 1 天。卡铂(AUC=5),静脉滴注,第 1 天。每 3 周重复。

临床试验中,该方案治疗的 35 例晚期食管癌,部分缓解率为 43%(15/35),中位有效期为 2.8 个月,中位 OS 为 9 个月,1 年 OS 率为 43%。主要毒性为骨髓抑制,3～4 度骨髓抑制发生率为 52%。

(7)伊立替康+顺铂方案:伊立替康 65 mg/m²,静脉滴注,每周 1 次。顺铂 30 mg/m²,静脉滴注,每周 1 次。连续 4 周,停 2 周,每 6 周重复。

顺铂联合伊立替康一线治疗晚期食管癌有效率为 57%(20/35),中位有效期约为 4.2 个月,20 例有吞咽困难的患者中,90%(18 例)化疗后肿瘤消退或明显改善,中位 OS 为 14.6 个月,3 度以上的中性粒细胞减少发生率为 46%。该方案对鳞癌、腺癌的疗效相似。

(8)PBV 方案:顺铂 100 mg/m²,静脉滴注,第 3 天(水化利尿)。博来霉素 10 mg/m²,静脉滴注,第 1、第 8 天。长春地辛 3 mg/m²,静脉滴注,第 1、第 8 天。每 3 周重复。

(9)PBF 方案:顺铂 50 mg/m²,静脉滴注,第 6、第 7 天(水化、利尿);或卡铂 300 mg/m²,静脉滴注,第 2 天。博来霉素 5 mg/m²,静脉滴注,第 1、第 3、第 8、第 10 天。5-FU 300 mg/(m²·d),静脉滴注,第 1～第 5 天。每 3 周重复。

(10)PEF 方案:顺铂 30 mg/m²,静脉滴注,第 6～第 8 天(水化利尿)。依托泊苷 120 mg/(m²·d),静脉滴注,第 1～第 3 天。5-FU 300 mg/(m²·d),静脉滴注,第 1～第 5 天。每 3 周重复。

方案 PBV、PBF、PEF 是既往研究较多的几个方案,多数研究显示它们的有效率超过 50%。其中 PBV 方案骨髓抑制较轻,但有一定的肺毒性。后两种方案的毒性能耐受,通常对鳞癌患者采用 PBF 方案,对腺癌患者可用 PEF 方案。近年来,这 3 个方案都较少被使用。

2.二线及后线治疗

(1)紫杉醇单药:紫杉醇 80 mg/m²,静脉滴注,第 1、第 8、第 15 天。每 4 周重复(或第 1、第 8 天注射,每 3 周重复)。

(2)多西他赛单药:多西他赛 75～100 mg/m²,静脉滴注,第 1 天。每 3 周重复。

(3)伊立替康单药 2 周方案:伊立替康 150～180 mg/m²,静脉滴注,第 1 天。每 2 周重复。

(4)伊立替康单药 3 周方案:伊立替康 250～350 mg/m²,静脉滴注,第 1 天。每 3 周重复。

(5)PD-1 单克隆抗体(如帕博利珠单抗和纳武单抗):①帕博利珠单抗 200 mg,静脉滴注,第 1 天。每 21 天重复。②纳武单抗 3 mg/kg,静脉滴注,第 1 天。每 14 天重复。

纳武单抗较对症治疗明显延长了生存期,1 年生存率达 26.6%。Ⅱ期研究 KEYNOTE-059 显示,帕博利珠单抗在二线及以上失败的胃癌及胃食管腺癌患者中,1 年生存率为 23.4%。两药在国内尚未获得胃及食管癌适应证。

（五）术后放化疗

卡培他滨或 5-FU 的放化疗方案如下。

（1）放化疗前 1 个疗程，放化疗后 2 个疗程：卡培他滨 750～1000 mg/m²，口服，每日 2 次，第 1～第 14 天；或四氢叶酸 400 mg/m²，静脉滴注，第 1、第 15 天（或第 1、第 2 天和第 15、第 16 天）。5-FU 400 mg/(m²·d)，静脉推注，第 1、第 15 天（或第 1、第 2 天和第 15、第 16 天）；或 5-FU 1200 mg/(m²·d)，持续静脉滴注，第 1、第 2 天和第 15、第 16 天。每 4 周重复，放疗期间 3 次，放疗后 3 次。

（2）放化疗期间：卡培他滨 625～825 mg/m²，口服，每日 2 次，第 1～第 5 天或第 1～第 7 天。或 5-FU 200～250 mg/(m²·d)，持续静脉滴注，第 1～第 5 天或第 1～第 7 天。每周重复，连续 5 周。

（赫　文）

第五节　肺癌

一、非小细胞肺癌

肺癌位居癌症总发病率和死亡率第 1 位，其发病人数和死亡人数分别占全球总癌症发病人口的 11.6% 和 18.4%，占中国总癌症发病人口的 20% 和 27.3%。2018 年 3 月，国家癌症中心公布了 2014 年中国癌症的发病和死亡数据，统计数据显示，无论是从发病率还是死亡率来看，肺癌都高居榜首，2014 年我国新增肺癌患者 78 万人左右，其中非小细胞肺癌（non-small cell lung cancer，NSCLC）患者约为 64 万，表皮生长因子受体（epidermal growth factor receptor，*EGFR*）突变引起的肺癌患者约为 29 万。

NSCLC 指除了小细胞肺癌（small cell lung cancer，SCLC）以外的所有类型的肺癌，发病人数约占肺癌发病总数的 80%，其中约 2/3 的患者在确诊时已经出现远处转移病灶，如不予抗肿瘤治疗，平均生存期为 6 个月左右，治疗以化疗及靶向治疗为主要手段。

（一）诊断要点

1.肿瘤引起的局部和全身症状

（1）咳嗽：是肺癌最常见的症状，约 2/3 的患者有不同程度的咳嗽，部分伴有咳痰。有长期慢性咳嗽的患者一旦咳嗽性质改变，或出现刺激性及夜间咳嗽，要警惕肺癌的可能性。持续不断、难以控制的咳嗽是肺癌最痛苦的症状之一。

（2）咯血：较多出现于中央型肺癌患者。40 岁以上的吸烟男子一旦出现痰中带血丝或小血凝块，则肺癌的可能性相当大，这也是肺癌的早期症状之一。

（3）胸痛：30%～40% 的患者会出现胸痛，一般为间歇性不剧烈的胸内疼痛，表现为钝痛或钻痛，可持续数分钟至数小时。如肿瘤侵及胸膜则疼痛较剧烈、持续和固定。

（4）发热：肺癌的发热大多数是由癌肿造成支气管腔阻塞、引流不畅导致的炎症引起的。早期用抗生素治疗，体温可恢复正常，但易复发，有时每日弛张热，达数月之久。反复抗炎治疗无效、45 岁以上男性吸烟者、长期肺部炎症发热、治疗效果不佳者尤其要警惕肺癌的可能性。

（5）胸闷、气短：除肿瘤阻塞支气管所致肺不张及肺部炎症可引起胸闷、气短外，一般多在肺癌的晚期比较明显，尤其是出现多量胸腔积液时更为突出。

（6）全身表现：乏力、食欲减退、体重减轻，晚期出现恶病质。

2.肿瘤外侵与转移的症状

（1）上腔静脉阻塞综合征：有 5% 的肺癌患者由于肿瘤压迫上腔静脉引起上肢及肩部以上水肿、静脉怒张、头痛、呼吸困难。

（2）霍纳综合征：有同侧上眼睑下垂、瞳孔缩小、眼球内陷、面部无汗等颈交感神经综合征。

（3）肺上沟瘤上叶顶部肺癌：又称 Pancoast 肿瘤，可以侵入和压迫位于胸廓上口的器官或组织，如第 1 肋骨、锁骨上动脉和静脉、臂丛神经、颈交感神经等，产生胸痛、颈静脉或上肢静脉怒张、水肿、臂痛和上肢运动障碍，并伴有霍纳综合征。

（4）其他：肿瘤累及喉返神经引起声嘶；脑转移出现头痛、呕吐、偏瘫；骨转移引起相应部位的持续性疼痛或椎体病理性骨折，可导致截瘫等。

3.肺癌的伴随症状

少数肺癌由于癌肿产生内分泌物质，临床上呈现非转移性的全身症状，如骨关节综合征（杵状指、关节痛、骨膜增生等）、库欣综合征、重症肌无力、男性乳腺增大、多发性肌肉神经痛等肺外症状。这些症状在切除肺癌后可能消失。

4.影像学检查

（1）X 线检查：是发现、诊断肺癌和提供治疗参考的基本方法，常用于普查及随访。常用的 X 线检查方法包括 X 线胸部透视、胸部正侧位片、体层摄片（病灶体层、肺门体层和斜位体层）。需强调的是，近年来由于低剂量螺旋 CT 胸部扫描的出现，肺癌的 X 线检查已经趋于淘汰。

（2）CT 检查：胸部 CT 检查目前已成为评估肺癌胸内侵犯程度及范围的常规方法，尤其在肺癌的分期方面更有无可替代的作用。CT 检查的优点在于能发现小于 1 cm 和常规胸片难以发现的、位于重叠解剖部位的肺部病变，容易判断肺癌与周围组织器官的关系，其对肺门、纵隔淋巴结的显示也较好。

CT 检查的其他部位包括脑、肝、肾上腺，主要目的是排除肺癌相关部位的远处转移。

（3）MRI 检查：胸部 MRI 检查的最大特点是较 CT 更容易鉴别实质性肿块与血管的关系，而且其能显示气管支气管和血管的受压、移位与阻塞。但对肺部小结节的检查效果不如 CT。

（4）PET（正电子断层扫描）/CT 检查：恶性肿瘤的 ^{18}F-FDG 摄取往往增加，此检查能用于诊断恶性肿瘤和鉴别病灶的良恶性，主要用于排除胸内淋巴结转移和远处转移。

（5）其他的影像学检查：B 超和发射型计算机断层扫描（ECT）检查，前者用于疑有肝脏转移者的确诊，后者用于排除骨转移。

5.组织学或细胞学检查

肺癌的确诊必须有组织学或细胞学依据，细胞学检查是目前诊断肺癌的重要方法之一，也是目前最简单、方便的诊断方法。根据不同的标本来源，细胞学检查可分为痰细胞学检查、胸腔积液或心包积液癌细胞学检查、纤维支气管镜检查、纵隔镜、经皮细针肺穿刺细胞学检查、锁骨上肿大淋巴结或皮下结节的超声内镜引导下经支气管针吸活检术(endobronchial ultrasound-guided trans-bronchial needle aspiration,EBUS-TBNA)涂片细胞学检查。临床医生可根据每例患者的情况做出不同的选择。

(1)痰细胞学检查:60%～80%的中央型肺癌及15%～20%的外周型肺癌患者可通过重复的痰细胞学检查发现阳性结果。

(2)纤维支气管镜检查:除很小的肺癌及大多数外周型肺癌外,通过纤维支气管镜行经支气管活检,2/3的患者可有阳性结果。

(3)淋巴结穿刺活检:增大变硬的外周淋巴结,尤其是锁骨上淋巴结,进行穿刺活检可取得阳性结果。对于纵隔淋巴结可以采用EBUS-TBNAT穿刺。

(4)纵隔镜检查指征如下。

1)常规的手术前分期。

2)体质差的患者:如行纵隔镜检查结果为阳性,则可降低行不必要胸腔手术的概率。

3)有纵隔肿物,但痰细胞学检查、纤维支气管镜检查均为阴性的患者。

4)淋巴结肿大:外周型肺癌患者可合并非肿瘤性的纵隔淋巴结肿大。在中央型肺癌,由阻塞继发感染所致的淋巴结增生也并不罕见。纵隔镜检查可使这类患者明确病情,以行手术切除。

(5)经皮肺穿刺细针活检:当锁骨上淋巴结穿刺及纤维支气管镜结果均为阴性时,有必要进行肺穿刺检查。

(6)EBUS-TBNA:应用范围:①肺癌淋巴结分期。②肺内占位诊断。③肺门或纵隔淋巴结诊断。④纵隔肿瘤诊断。其具有操作简单、微创、准确、涉及纵隔淋巴结区域广、可重复的优势。

6.基因检测

(1)推荐相对早期(Ⅰ～ⅢA期)NSCLC进行分子检测。推荐对于Ⅰ～ⅢA期NSCLC、N_1/N_2的非鳞癌患者进行 *EGFR* 突变检测。

(2)对于晚期NSCLC患者,除了过去推荐的 *EGFR* 和 *ALK* 检测,还增加了 *ROS1* 重排的检测推荐。*EGFR* 突变的检测可采用扩增受阻突变系统(ARMS)或super ARMS法。*ALK* 融合基因的检测可采用Ventana免疫组织化学、荧光原位杂交技术(FISH)或RT-PCR的方法。*ROS1* 融合基因的检测可采用RT-PCR或FISH的方法。

(3)随着EGFR-TKI继发性耐药和三代酪氨酸激酶抑制剂(TKI)的出现,推荐对EGFR-TKI耐药患者进行 *EGFR* T790M检测。组织学检测为金标准,在组织不可获取时,血液ctDNA *EGFR* T790M检测可作为有效补充。检测方法方面,除了国家药品监督管理局(NMPA)批准的试剂盒外,也可基于我国现有的检测平台使用全自动生化分析仪、微滴式数字PCR、第二代测序等方法,并以血液检测作为组织检测的补充。但是融合基因的血液检测技术尚不成熟,故仍应尽可能进行组织学检测。

7.分期

(1)肺癌TNM分级标准:见表2-13。

表 2-13　肺癌 TNM 分级标准(IASLC 第八版)

原发肿瘤(T)		区域淋巴结(N)		远处转移(M)	
T_x	未发现原发肿瘤,或者通过痰细胞或支气管灌洗发现癌细胞,但影像学及支气管镜无法发现	N_x	区域淋巴结无法评估	M_x	远处转移不能被判定
T_0	无原发肿瘤证据	N_0	无区域淋巴结转移	M_0	没有远处转移
T_{is}	原位癌	N_1	同侧支气管周围和(或)同侧肺门淋巴结,以及肺内淋巴结有转移,包括直接侵犯而累及	M_1	远处转移
T_1	肿瘤最大径≤3 cm,周围包绕肺组织及脏层胸膜、支气管镜可见	N_2	同侧纵隔内和(或)隆嵴下淋巴结转移	M_{1a}	局限于胸腔内,包括胸膜播散(恶性胸腔积液、心包积液或胸膜结节)及对侧肺叶出现癌结节(许多肺癌胸腔积液是由肿瘤引起的,少数患者胸腔积液多次细胞学检查阴性,既不是血性也不是渗液,如果各种因素和临床判断认为渗液和肿瘤无关,那么不应该把胸腔积液纳入分期因素)
T_{1a}	肿瘤最大径≤1 cm	N_3	对侧纵隔、对侧肺门,同侧或对侧前斜角肌及锁骨上淋巴结转移	M_{1b}	远处器官单发转移灶为 M_{1b}
T_{1b}	肿瘤最大径>1 cm 且≤2 cm			M_{1c}	多个或单个器官多处转移为 M_{1c}
T_{1c}	肿瘤最大径>2 cm 且≤3 cm				
T_2	肿瘤最大径>3 cm 且≤5 cm;侵犯主支气管(不常见的表浅扩放型肿瘤,不论体积大小,侵犯限于支气管壁时,虽可能侵犯主支气管,但仍为 T_1),但未侵及隆嵴;侵及脏层胸膜;有阻塞性肺炎或部分或全肺肺不张。符合以上任何一个条件即归为 T_2				
T_{2a}	肿瘤最大径>3 cm 且≤4 cm				
T_{2b}	肿瘤最大径>4 cm 且≤5 cm				
T_3	肿瘤最大径>5 cm 且≤7 cm;直接侵犯以下任何一个器官,包括胸壁(包含肺上沟瘤)、膈神经、心包;同一肺叶出现孤立性癌结节,符合以上任何一个条件即归为 T_3				
T_4	肿瘤最大径>7 cm;无论大小,侵及以下任何一个器官,包括纵隔、心脏、大血管、隆嵴、喉返神经、主气管、食管、椎体、膈肌;同侧不同肺叶内孤立癌结节				

注　IASLC,国际肺癌研究协会。

（2）肺癌 TNM 分期：见表 2-14。

表 2-14　肺癌 TNM 分期

分期	亚组（肿瘤最大径）	N_0	N_1	N_2	N_3
T_1	T_{is}(mis)	ⅠA$_1$			
	$T_{1a} \leqslant 1$ cm	ⅠA$_1$	ⅡB	ⅢA	ⅢB
	1 cm$<T_{1b} \leqslant 2$ cm	ⅠA$_2$	ⅡB	ⅢA	ⅢB
	2 cm$<T_{1c} \leqslant 3$ cm	ⅠA$_3$	ⅡB	ⅢA	ⅢB
T_2	3 cm$<T_{2a} \leqslant 4$ cm	ⅠB	ⅡB	ⅢA	ⅢB
	4 cm$<T_{2b} \leqslant 5$ cm	ⅡA	ⅡB	ⅢA	ⅢB
T_3	5 cm$<T_3 \leqslant 7$ cm	ⅡB	ⅢA	ⅢB	ⅢC
T_4	7 cm$<T_4$	ⅢA	ⅢA	ⅢB	ⅢC
M_1	M_{1a}	ⅣA	ⅣA	ⅣA	ⅣA
	M_{1b}	ⅣA	ⅣA	ⅣA	ⅣA
	M_{1c}	ⅣB	ⅣB	ⅣB	ⅣB

（3）新版 TNM 分期的优势及局限性：修订后的 TNM 分期能够更好地显示患者的预后，在当前精准医学理念的大背景下，新分期标准使肺癌的诊断、治疗及预后判断更加精准。新版分期相比 UICC 第七版分期有了明显的改善和提高，更能适应目前的临床需求，但仍然存在一些问题，如新版分期数据采集的局限性、肺癌驱动基因状态及肺癌分子分型并未在新分期中体现。

（二）治疗原则

NSCLC 的治疗需依据患者的身体状况、病理类型和临床分期做全面考虑。

1．ⅠA、ⅠB 期

推荐进行肺叶切除（Ⅰ类证据）＋肺门纵隔淋巴结清扫术（ⅡA 类证据）。指南新增胸腔镜或机器人辅助治疗（ⅡA 类证据）。ⅠA 期患者术后不主张辅助化疗，ⅠB 期目前尚不能确定。

2．ⅡA、ⅡB 期

推荐手术＋含铂双药辅助化疗（ⅡB 期，Ⅰ类证据），并增加胸腔镜或机器人辅助技术的推荐（ⅡA 类证据）。

3．ⅢA 期（可手术）

ⅢA 期 NSCLC 应进行多学科综合治疗（MDT）讨论评估患者手术切除的可能性。根据患者 N 分期，分为以下几种。

（1）对于 $T_{3\sim4} N_1$ 或 $T_4 N_0$ 的患者，推荐进行手术＋辅助化疗或根治性放化疗，并新增加新辅助治疗＋手术（ⅡB 类证据）的推荐。

（2）对于 N_2 单站纵隔淋巴结非巨块型转移（淋巴结短径<2 cm）、预期可完全切除者，除了过去的手术＋辅助化疗±术后放疗、根治性同步放化疗的推荐外，新增加新辅助治疗＋手术±辅助化疗±辅助放疗（ⅡB 类证据），以及 *EGFR* 突变阳性患者的手术＋辅助 *EGFR*-TKI 靶向治疗（ⅠB 类证据）±术后放疗（ⅡB 类证据）。

（3）对于 N_2 多站纵隔淋巴结转移、预期可能完全切除的患者，除了根治性同步放化疗外，增加了新辅助治疗＋手术±辅助化疗±术后放疗（ⅡB 类证据），以及 *EGFR* 突变阳性患者的手术＋辅助 *EGFR*-TKI 靶向治疗(ⅠB 类证据)±术后放疗(ⅡB 类证据)。

4. ⅢA、ⅢB 期(不可手术)

PS 评分较好的患者,应行 MDT 讨论,行根治性放化疗(Ⅰ类证据),或同步化疗＋放疗(ⅡA 类证据),治疗后可做到完全性切除的患者可考虑手术治疗。

5. Ⅳ期(驱动基因阴性)

PS 评分较好的患者,含铂两药方案是晚期一线患者的标准治疗方案。如果身体状况较差(PS＞2),则只适合单药治疗或对症支持治疗。

6. Ⅳ期(驱动基因阳性)

EGFR 突变患者,一线治疗推荐 TKI 一代(吉非替尼、厄洛替尼、埃克替尼)、二代(阿法替尼)、三代(奥希替尼)、TKI＋化疗和化疗＋贝伐珠单抗(非鳞癌),以及≥3 个脑转移病灶的患者。安罗替尼是目前三线治疗的重要选择。

*ROS*1 融合基因阳性的晚期 NSCLC 患者,首选克唑替尼治疗。

7. 免疫治疗

2015 年起,免疫检查点抑制剂帕博利珠单抗、纳武单抗、阿特珠单抗因为在晚期 NSCLC 的临床研究中取得较好的结果,被 FDA 批准分别用于晚期 NSCLC 的治疗。

局部晚期患者根治性同步放化疗后,巩固应用 PD-L1 抑制剂 durvalumab 也取得令人瞩目的疗效,因国内无药,故中国临床肿瘤学会(CSCO)指南未推荐。

(三)治疗策略

1. 辅助化疗

(1)NP 方案:长春瑞滨 25 mg/m²,静脉推注,第 1、第 8 天。顺铂 75 mg/m²,静脉滴注,第 1 天(需水化)。每 3 周重复。

(2)TC 方案:紫杉醇 175～200 mg/m²,静脉滴注(3 h),第 1 天。卡铂(AUC＝5～6),静脉滴注,第 1 天。

术后辅助化疗不超过 4 个周期。TC 方案仅推荐用于ⅠB 期 NSCLC 根治术后原发灶＞4 cm 的患者。

2. 同期或序贯放化疗

EP 方案:依托泊苷 50 mg/m²,静脉滴注,第 1～第 5 天、第 29～第 33 天。顺铂 50 mg/m²,静脉滴注,第 1、第 8、第 29、第 36 天。对局部晚期的患者,在有条件的医院推荐同期放化疗,疗效优于序贯放化疗,但由于技术要求较高,在普通医院仍推荐后者。

3. 姑息化疗

(1)一线化疗。

1)GP 方案:吉西他滨 1000 mg/m²,静脉滴注(30 min),第 1、第 8 天。顺铂 75 mg/m²,静脉滴注,第 1 天(需水化)。每 3 周重复。

2)TP 或 TC 方案:紫杉醇 175～200 mg/m²,静脉滴注(3 h),第 1 天。顺铂 75 mg/m²,静脉滴注,第 1 天(需水化);或卡铂(AUC＝5～6),静脉滴注,第 1 天。每 3 周重复。

3)NP 方案:长春瑞滨 25 mg/m²,静脉推注,第 1、第 8 天。顺铂 75 mg/m²,静脉滴注,第 1 天(需水化)。每 3 周重复。

4)DP 方案:多西他赛 75 mg/m²,静脉滴注(1 h),第 1 天。顺铂 75 mg/m²,静脉滴注,第 1 天(需水化)。每 3 周重复。

5)PC方案:培美曲塞500 mg/m²,静脉滴注,第1天(10 min以上)。顺铂75 mg/m²,静脉滴注,第1天(需水化);或卡铂(AUC=5~6),静脉滴注,第1天。用药期间必须补充叶酸及维生素 B_{12},每3周重复。

6)TCB方案(限非鳞癌):紫杉醇175~200 mg/m²,静脉滴注(3 h),第1天。卡铂(AUC=5~6),静脉滴注,第1天。贝伐单抗7.5~15 mg/kg,静脉滴注,第1天。每3周重复。

7)EGFR-TKI方案(限 EGFR 敏感突变患者):吉非替尼250 mg/d,口服,直至病情快速进展或出现不可耐受的不良反应。厄洛替尼150 mg/d,口服,直至病情快速进展或出现不可耐受的不良反应。

8)克唑替尼250 mg,每日2次,口服(仅用于 FISH 或 Ventana 免疫组织化学检测确定 ALK 融合基因阳性的患者)。

9)免疫治疗。①帕博利珠单抗单药200 mg,静脉滴注,第1天,每3周重复(限 PD-L1 TPS≥50%)。②帕博利珠单抗联合培美曲塞和铂类:帕博利珠单抗200 mg,静脉滴注,第1天。培美曲塞500 mg/m²,静脉滴注,第1天(10 min以上)。顺铂75 mg/m²,静脉滴注,第1天(需水化);或卡铂(AUC=5),静脉滴注,第1天。每3周重复。③阿特珠单抗+贝伐单抗+紫杉醇+卡铂:阿特珠单抗1200 mg,静脉滴注,第1天。贝伐单抗15 mg/kg,静脉滴注,第1天。紫杉醇175 mg/m²,静脉滴注,第1天。卡铂(AUC=6),静脉滴注,第1天。每3周重复。

(2)二线治疗。

1)多西他赛75 mg/m²,静脉滴注,第1天,每3周重复;或多西他赛35 mg/m²,静脉滴注,第1天,每周1次,用3周停1周。

2)培美曲塞500 mg/m²,静脉滴注,第1天(10 min以上),每3周重复。

注意事项:用药期间必须补充叶酸及维生素 B_{12}。

3)厄洛替尼150 mg/d,口服,直至病情进展或出现不可耐受的不良反应。

4)吉非替尼250 mg/d,口服,直至病情进展或出现不可耐受的不良反应。

5)克唑替尼250 mg,每日2次,口服(仅用于 FISH 或 Ventanal 免疫组织化学检测确定 ALK 融合基因阳性的患者),直至病情进展或出现不可耐受的不良反应。

6)免疫治疗:帕博利珠单抗200 mg,静脉滴注,第1天,每3周重复(限 PD-L1 TPS≥1%)。阿特珠单抗1200 mg,静脉滴注,第1天,每3周重复。纳武单抗3 mg/kg,静脉滴注,第1天,每2周重复。

(3)三线治疗。

目前尚无标准,如患者能够耐受则可试用。

1)吉非替尼250 mg/d,口服,直至病情进展或出现不可耐受的不良反应。

2)厄洛替尼150 mg/d,口服,直至病情进展或出现不可耐受的不良反应。

对于初治晚期患者,以及病理为非鳞癌、咯血量很少、病灶远离大血管,不需长期抗凝剂治疗者,可考虑使用化疗联合贝伐珠单抗治疗,但不主张单独使用贝伐珠单抗。培美曲塞用于病理为非鳞癌的晚期患者。对于4个疗程后临床获益的患者可酌情给予单药培美曲塞维持治疗。吉非替尼和厄洛替尼对 EGFR 基因敏感突变(19、21号外显子突变)的晚期患者疗效较好,且可明显改善生活质量,推荐用于一线治疗。克唑替尼250 mg,每日2次,不能耐受者,可酌情减量至 200 mg,每日 2 次或 250 mg,每日 1 次。

3)安罗替尼 12 mg/d,第 1～第 14 天,每 3 周 1 次,口服,直至病情进展或出现不可耐受的不良反应。

4)免疫治疗:纳武单抗 3 mg/kg,静脉滴注,第 1 天,每 2 周 1 次。

二、小细胞肺癌

SCLC 占所有肺癌的 20%～25%,其生物学行为与 NSCLC 明显不同,与吸烟密切相关,97% 的患者有多年、大量吸烟史,临床特点是恶性程度高、容易转移、对化疗和放疗敏感,需采取以化疗为主的综合治疗。

(一)诊断要点

1.临床表现

SCLC 临床症状与 NSCLC 基本相同,但也有其单独的临床特点。

(1)临床过程和疾病的自然病程:SCLC 疾病进展的速度明显快于 NSCLC。许多患者在疾病的早期就出现远处转移。据文献报道,初诊时 70%～90% 的患者已有淋巴结转移和(或)远处转移,其中最多见的是纵隔淋巴结转移,其次是骨(38%)、肝(22%～28%)、脑(5%～14%)等。因此,目前认为 SCLC 是一种全身性疾病。大部分患者症状及病情发展较快,短期内死于肿瘤进展。不治疗的患者平均中位生存期为 12～15 周,晚期患者平均中位生存期为 6～9 周。

(2)病理组织学特点:SCLC 是由支气管黏膜基底层的 Kulchistky 细胞恶变而来的,肿瘤细胞有较明显的神经内分泌的分化趋向。因此,其临床上肿瘤伴随综合征的发生率较高。

(3)对放疗和化疗敏感与 NSCLC 不同,SCLC 的肿瘤细胞分化较低,倍增时间较短,因此对化疗和放疗均非常敏感。在治疗方面以化疗联合局部放疗为主。

2.分期

通过一系列常规检查,如血常规、尿常规、粪常规、血生化、肿瘤标志物 NSE,以及胸部 X 线、肝 CT、脑 CT、骨 ECT、骨髓穿刺等,可将 SCLC 分为以下两种。

(1)局限期肿瘤:局限于一侧胸腔内,包括已有纵隔、同侧锁骨上和前斜角肌淋巴结转移的患者。

(2)广泛期肿瘤:其发展超过局限期的范围。

UICC 第八版的 TNM 分期同样适用于 SCLC;推荐在进行临床研究时使用新版 TNM 分期系统,而在临床实践中可以并用两种分期系统。

(二)治疗原则

化疗是 SCLC 的主要治疗手段之一。临床上使用多药联合化疗的疗效达 70% 左右。对于局限期 SCLC,目前的标准治疗为化疗联合放疗。已有两个 Meta 分析结果表明,化疗联合放疗与单纯化疗相比,可明显改善患者的局部症状控制和生存期。化疗和放疗联合的方式有同期、序贯和"夹心"方法。对于局限期 SCLC,随机试验显示综合治疗过程中早期给予胸部放疗优于晚期放疗和巩固性胸部放疗。另一个随机临床试验初步分析了每天 1 次常规分割放疗(180 cGy/次,5 次/周,持续 5 周,总量 45 Gy)与化疗[顺铂 60 mg/m²,第 1 天＋VP-16 120 mg/(m²·d),共 3 天]同步治疗的疗效,显示 2 年生存率为 42%。对于放疗使用的时机,从目前的临床研究结果来看,早期放疗或化疗与放疗同时进行,疗效优于晚期放疗或先化疗后放疗。一般认为对 PS 较好的局限期患者(PS<2)应尽早开始放疗(化疗 2～3 个疗程后)或化疗、放疗同步进行,但对 PS 较差的局限期患者仍应采用先化疗后放疗的方法。对广泛期患者和局限期经化疗仍无法达到部分缓解(PR)的患者以单纯化疗为主。此外,姑息放疗常有助于控制骨转移疼痛或脑转移患者的神经症状。胸部放疗可能有助于控制咯血、上腔静脉综合征、气道阻塞、喉神经受压和其他局部并发症。

(三)治疗策略

1. 一线治疗

(1)EP 方案:依托泊苷 80～120 mg/m²,静脉滴注,第 1～第 3 天。顺铂 60～80 mg/m²,静脉滴注,第 1 天(水化)。每 3 周重复。

(2)EC 方案:依托泊苷 100 mg/m²,静脉滴注,第 1～第 3 天。卡铂(AUC=5),静脉滴注,第 1 天。每 3 周重复。

(3)CAV 方案:环磷酰胺 800 mg/m²,静脉滴注,第 1 天。多柔比星 40～50 mg/m²,静脉推注,第 1 天。长春新碱 1.4 mg/m²(最大 2 mg),静脉推注,第 1 天。每 3 周重复。

(4)CAE 方案:环磷酰胺 800 mg/m²,静脉滴注,第 1 天。多柔比星 40～50 mg/m²,静脉推注,第 1 天。依托泊苷 80 mg/m²,静脉滴注,第 1～第 3 天。每 3 周重复。

(5)IP 方案:伊立替康 60 mg/m²,静脉滴注,第 1、第 8、第 15 天。顺铂 60 mg/m²,静脉滴注,第 1 天(水化)。每 4 周重复。

(6)口服单药依托泊苷:依托泊苷 200 mg/m²,口服,第 1～第 5 天。每 3～4 周重复。

对广泛期 SCLC 患者,IP 方案疗效优于 EP 方案,可选用。对局限期患者,尽早开始放疗,可同期放化疗或在化疗前 3 个疗程中开始放疗,然后再完成 6 个疗程的化疗。对老年人或不愿静脉用药的患者,可用口服依托泊苷方案化疗。对老年人,无论局限期或广泛期,总有效率为 76%,中位生存期为 9.5 个月,两年总生存率为 10%,且能明显改善老年人的生活质量。对化疗获得明显疗效的局限期患者,应给予预防性全脑放疗(PCI)。部分疗效好的广泛期患者,可酌情给予 PCI。

2. 二线治疗

(1)单用拓扑替康:拓扑替康 1.25～1.5 mg/m²,静脉滴注,第 1～第 5 天。每 3 周重复。

(2)CAV 方案:环磷酰胺 800 mg/m²,静脉滴注,第 1 天。多柔比星 50 mg/m²,静脉推注,第 1 天。长春新碱 1.4 mg/m²,静脉推注,第 1 天。每 3 周重复。

(3)IP 方案:伊立替康 60 mg/m²,静脉推注,第 1、第 8、第 15 天。顺铂 60 mg/m²,静脉推注,第 1 天(水化)。每 4 周重复。

一线化疗后复发或进展者推荐进入临床试验。3 个月内复发或进展者推荐拓扑替康、伊立替康、吉西他滨或紫杉醇等药物治疗;3～6 个月内复发或进展者推荐拓扑替康、伊立替康、吉西他滨、多西他赛或长春瑞滨等药物治疗。6 个月后复发或进展者可选择初始治疗方案。免疫治疗在 SCLC 中也显示了一定的疗效。在 CheckMate-032 研究中,肿瘤突变负荷高的经治 SCLC 患者使用免疫双药(纳武单抗+伊匹单抗)治疗后客观有效率(objective response rate,ORR)可达 20% 左右。

(赫　文)

第六节　胸膜间皮瘤

胸膜间皮瘤是发生于胸膜的少见肿瘤,其中弥漫浸润性肿瘤的恶性程度最高,约占胸膜恶性肿瘤的 5%。胸膜间皮瘤可发生于脏层胸膜和壁层胸膜的任何部分,约 80% 发生于脏层胸膜,约 20% 发生于壁层。胸膜间皮瘤的主要致病因素为石棉接触史,70%～80% 被诊断为间皮瘤的患者有石棉接触史,男女发病比例为 3∶1,中位年龄为 60 岁。尽管本病少见,但目前文献报道其发病有增加的趋势,而且在未来的 35～40 年将保持一个较高的发病率。本病预后很差,如果不治疗,中位生存期仅有 4～9 个月,2 年生存率不足 10%,5 年生存率<5%。

一、诊断要点

(一)临床表现

(1)胸腔积液是最常见的临床表现,约 95% 的患者会发生,多为血性胸腔积液。可伴有胸痛、咳嗽、胸闷和气短。累及腹膜时常出现腹水。

(2)邻近组织侵犯的症状取决于侵犯的部位,如上腔静脉压迫、食管压迫、脊柱压迫、霍纳综合征及胸壁和心包病变。严重的胸膜浸润可导致"冰冻胸"。

(3)全身症状可表现为体重减轻和乏力,可伴有发热。晚期可出现恶病质。

(4)其他表现:肿瘤浸润肋骨可见骨质破坏;有石棉接触史者可出现胸膜斑、胸膜钙化;淋巴转移可致纵隔及肺门淋巴结肿大。

(二)检查手段

1.影像学检查

基本特征有患侧胸膜广泛增厚,伴有增强结节及胸腔积液者占 60%;胸膜收缩、胸廓塌陷者占 25%;胸壁、纵隔、心包等处转移占 10%;胸膜钙化占 5%。普通 X 线胸片、胸部 CT 和 B 超可发现胸膜病变及胸腔积液。对于可疑恶性胸膜间皮瘤的患者,CT 检查最为有用。本病倾向于单侧侵犯,少数可为双侧侵犯。胸膜增厚可同时累及脏层和壁层胸膜,表现为椭圆形、驼峰状、结节状、波浪状和环状增厚。胸膜厚度≥1 cm 对本病的诊断有特征性意义。弥漫型胸膜增厚最常表现为多发结节状增厚,胸膜环状增厚多为中晚期表现,病变浸润整侧胸廓,胸膜普遍增厚而固定,呈"冻结征"。大多患者合并大量胸腔积液,严重者积液可占据整侧胸腔高达肺尖,部分病例可见叶间裂积液,少数患者可侵犯心包致心包积液。

2.胸腔积液细胞学检查

确诊率低(21%～36.7%),但胸腔积液中透明质酸含量比肺腺癌者明显增高,有助于诊断恶性胸膜间皮瘤。

3.胸膜活检

对于常规检查不能明确诊断者,可做 CT 引导下的胸膜活检。目前,用胸腔镜做胸膜活检是诊断间皮瘤的最佳方法。

4.实验室检查

部分患者可有血小板增多、血清 CEA 升高等。

(三)分期

1.恶性胸膜间皮瘤 TNM 分级标准

适用于胸部的恶性间皮瘤,见表 2-15。

表 2-15　恶性胸膜间皮瘤 TNM 分级标准(AJCC 第八版)

原发肿瘤(T)		区域淋巴结(N)		远处转移(M)	
T_x	原发肿瘤无法评估	N_x	淋巴结转移情况无法评估	M_0	无远处转移
T_0	无原发肿瘤证据	N_0	无区域淋巴结转移	M_1	有远处转移
T_1	局限于同侧的壁层胸膜,有或无脏层胸膜、纵隔胸膜或横膈胸膜的侵犯	N_1	转移至同侧支气管、纵隔、肺或肺门淋巴结		
T_2	侵及同侧胸膜表面一个部位(胸膜顶、纵隔胸膜、膈胸膜、脏层胸膜),并具备至少一种以下特征:①侵及膈肌。②侵及脏层胸膜下的肺实质	N_2	转移至对侧纵隔、同侧或对侧锁骨上淋巴结		
T_3	局部晚期,但有潜在切除可能的肿瘤。侵及同侧胸膜表面的所有部位(胸膜顶、纵隔胸膜、膈胸膜、脏层胸膜),并具备至少一种以下特征:①侵及胸内筋膜。②侵及纵隔脂肪。③侵及胸壁软组织的单个、可完整切除的病灶。④非透壁性心包浸润				
T_4	不可切除的局部晚期肿瘤。侵及同侧胸膜表面的所有部位(胸膜顶、纵隔胸膜、膈胸膜、脏层胸膜),并具备至少一种以下特征:①胸壁的弥漫性浸润或多个病灶,有或无肋骨破坏。②直接经膈肌侵入腹腔。③直接侵及对侧胸膜。④直接侵及纵隔器官。⑤直接侵及脊柱。⑥穿透心包的内表面,有或无心包积液,或侵犯心肌				

2.恶性胸膜间皮瘤 TNM 分期

见表 2-16。

表 2-16　恶性胸膜间皮瘤 TNM 分期

分期	T	N	M
ⅠA 期	T_1	N_0	M_0
ⅠB 期	T_2/T_3	N_0	M_0
Ⅱ期	T_1	N_1	M_0
Ⅱ期	T_2	N_1	M_0
ⅢA 期	T_3	N_1	M_0
ⅢB 期	$T_{1\sim3}$	N_2	M_0
ⅢB 期	T_4	任何 N	M_0
Ⅳ期	任何 T	任何 N	M_1

二、治疗原则

目前仍没有根治恶性胸膜间皮瘤的有效方法,手术为主要治疗手段。Ⅰ、Ⅱ期患者应行根治性胸膜肺切除术;Ⅲ期患者以综合治疗为主;Ⅳ期患者主要进行化疗,需要时做姑息放疗或手术。为控制胸腔渗液,促进胸膜粘连,避免胸腔积液再生和减轻患者症状,可行腔内治疗。

目前认为可能有效的单药有多柔比星、顺铂、丝裂霉素、吉西他滨、长春瑞滨、培美曲塞等。以往多柔比星被认为是恶性胸膜间皮瘤化疗的标准单药治疗方案,然而其作为单药治疗的有效率<20%。顺铂每 21 天 100 mg/m² 的剂量可以获得 14% 的有效率,每周 80 mg/m² 的剂量可以获得 36% 的有效率。长春瑞滨对恶性胸膜间皮瘤的治疗有独特的效果,在一项单队列的Ⅱ期临床研究中,每周标准剂量给药可以获得 24% 的有效率,而且有 41% 的患者生活质量提高。而在另一项Ⅱ期研究中,吉西他滨单药治疗仅获得 7% 的有效率。培美曲塞是一种新颖的多靶点抗叶酸剂,Ⅱ期研究显示其单药有效率为 14%。联合化疗的疗效要高于单药化疗,有效率为 1.6%～38%。培美曲塞联合顺铂方案的有效率为 41.3%,中位生存期为 12.1 个月。

三、治疗策略

1. GP 方案

吉西他滨 1000 mg/m²,静脉滴注(30 min),第 1、第 8 天。顺铂 75 mg/m²,静脉滴注,第 1 天(水化)。每 3 周重复。

2. MP 方案

培美曲塞 500 mg/m²,静脉滴注,第 1 天。顺铂 75 mg/m²,静脉滴注,第 1 天(水化)。每 3 周重复。

3. BMP 方案

培美曲塞 500 mg/m²,静脉滴注,第 1 天。顺铂 75 mg/m²,静脉滴注,第 1 天(水化)。贝伐珠单抗 15 mg/kg,第 1 天。每 3 周重复,6 个周期后贝伐珠单抗 15 mg/kg 维持治疗至疾病进展。

接受培美曲塞治疗的患者应同时应用叶酸和维生素 B_{12},可减少治疗相关的血液学毒性和胃肠道毒性。

(赫 文)

第七节 纵隔肿瘤

纵隔肿瘤中 54% 发生在前纵隔,20% 发生在中纵隔,26% 发生在后纵隔;成人以胸腺瘤、淋巴瘤多见,儿童则主要是神经源性肿瘤。前纵隔肿瘤以胸腺瘤、生殖细胞肿瘤多见,中纵隔肿瘤以心包囊肿、支气管囊肿、淋巴瘤多见,后纵隔肿瘤以神经源性肿瘤多见。

一、胸腺瘤

胸腺瘤常见于成年人,占纵隔肿瘤的 20%～30%,男女发病率相同。半数患者无症状,有症状者中 40% 表现为肌无力。90% 的胸腺瘤位于前上纵隔。临床上有学者提倡侵袭性与非侵袭性胸腺瘤的概念,非侵袭性胸腺瘤可与周围组织粘连,但包膜完整,侵袭性胸腺瘤与周围组织关系密切,常难以完整切除,可发生肺转移、胸膜侵犯等,胸腔外转移较少见。

(一)诊断要点

1. 临床表现

由于纵隔内组织来源的复杂性,其临床表现多种多样。其中 40% 的患者可无任何症状和体征,60% 的患者则由于肿块压迫或侵犯纵隔内的器官和组织而有临床表现或肿瘤伴发综合征。

（1）症状和体征：常见胸痛、胸闷气短、咳嗽。

（2）肿瘤压迫引起的症状：声音嘶哑、霍纳综合征、吞咽困难、上腔静脉压迫综合征、截瘫。

（3）肿瘤伴发综合征。

1）重症肌无力：发病率为 1/75000，男女发病比例为 1：2，年轻女性和年龄大者多见。50%～70%的患者伴有胸腺病理性改变。胸腺瘤中 15%～50%伴肌无力。临床上可分为 3型：①眼肌型，眼睑下垂、视物长久即感疲劳、复视；②躯干型，上肢伸举不能持久，步行稍远需坐下休息；③延髓型，咀嚼吞咽费力，甚至呼吸肌麻痹。

2）红细胞发育异常（纯红细胞再生障碍性贫血）：表现为血常规红细胞减少、血红蛋白下降，30%的患者伴有血小板和白细胞异常。5%的胸腺瘤患者伴有此症，术后 38%的患者恢复正常。发病机制可能是红细胞抗原的自身免疫反应，故也可给予免疫抑制治疗。

3）丙种球蛋白减少症：胸腺瘤患者中 4%～12%合并此症。易合并红细胞发育异常，胸腺切除后无改善。

2. 检查手段

（1）X线透视及正/侧位胸片：前纵隔或前上纵隔内可见密度均匀、边缘光滑的块影，多向一侧胸腔突出。10%～15%的肿瘤囊壁可见点线状钙化影。

（2）CT扫描和 MRI 检查：可发现较小的肿瘤，鉴别肿瘤与大血管，判断神经源性肿瘤有无椎管内或硬脊膜内扩展。

（3）B超：可鉴别肿瘤与囊肿。

（4）核素扫描：可排除胸内甲状腺肿，但如果是低功能性甲状腺肿，则有假阴性可能。

（5）肿瘤标志物检查：AFP、HCG 可与生殖细胞瘤鉴别。

（6）组织活检：可明确细胞学或组织学诊断。

3. 病理分类

国际上目前通行的 WHO 分类方案如下所示。

（1）根据肿瘤上皮形态分为 A 型和 B 型。两种形态细胞混合的肿瘤称为 AB 型。

（2）根据肿瘤上皮细胞与淋巴细胞比例及肿瘤上皮非典型程度，B 型胸腺瘤又可分为 3个亚型：B_1 型（富于淋巴细胞）、B_2 型和 B_3 型（富于上皮细胞）。

（3）伴有 B_1 型或 B_2 型特征的混合性 A 型胸腺瘤归入 AB 型胸腺瘤。在 2015 年版 WHO分类中，除微结节型胸腺瘤为恶性潜能未定外，A 型、B 型和 AB 型胸腺瘤均被定义为恶性肿瘤。

（4）胸腺癌是根据其分化（鳞状细胞、黏液表皮样细胞等）来命名的。

4. 临床分期

（1）纵隔肿瘤 TNM 分级标准：见表 2-17。

表 2-17　纵隔肿瘤 TNM 分级标准

原发肿瘤（T）		区域淋巴结（N）		远处转移（M）	
T_1	肿瘤局限在胸膜内，无论有无包膜，仅直接侵犯纵隔或直接侵犯纵隔胸膜而无任何其他纵隔结构侵犯	N_0	无淋巴结转移	M_1	
		N_1	前纵隔淋巴结转移	M_{1a}	分隔的胸膜及心包结节
		N_2	深胸腔内或颈淋巴结转移，累及的淋巴结需要病理学证实	M_{1b}	肺实质结节或远处器官转移
T_{1a}	无纵隔胸膜侵犯				

原发肿瘤（T）	区域淋巴结（N）	远处转移（M）
T_{1b} 直接侵犯纵隔胸膜		
T_2 肿瘤侵犯心包（部分或全层）		
T_3 肿瘤直接侵犯下列结构：肺、头臂静脉、上腔静脉、膈神经、胸壁、心包外肺动脉或静脉		
T_4 肿瘤侵犯下列结构：主动脉（升主动脉、主动脉弓、降主动脉）、弓血管、心包内肺动脉、心肌、气管、食管		

（2）纵隔肿瘤 TNM 分期：见表 2-18。

表 2-18 纵隔肿瘤 TNM 分期

分期	T	N	M
Ⅰ期	T_{1a}、T_{1b}	N_0	M_0
Ⅱ期	T_2	N_0	M_0
ⅢA期	T_3	N_0	M_0
ⅢB期	T_4	N_0	M_0
ⅣA期	任何 T	N_1	M_0
	任何 T	$N_{0\sim1}$	M_{1a}
ⅣB期	任何 T	N_2	$M_{0\sim1a}$
	任何 T	任何 N	M_{1b}

（二）治疗原则

首选手术治疗，对于Ⅰ期病变，不用常规加术后放疗；但对于包膜有侵犯或有手术残留者，加局部放疗可提高局控率及延长生存期；晚期病变应行放疗加化疗，化疗对于有转移或可能存在转移者有效。近年来，对晚期胸腺肿瘤患者，临床研究发现小分子多靶点抗血管生成抑制剂和免疫检测点抑制剂也有一定疗效。

（三）治疗策略

1. CAP 方案

环磷酰胺 500 mg/m²，静脉推注，第 1 天。多柔比星 50 mg/m²，静脉推注，第 1 天。顺铂 50 mg/m²，静脉滴注，第 1 天。每 3 周重复。

2. ADOC 方案

多柔比星 40 mg/m²，静脉推注，第 1 天。顺铂 50 mg/m²，静脉滴注，第 1 天。长春新碱 0.6 mg/m²，静脉推注，第 3 天。环磷酰胺 700 mg/m²，静脉推注，第 4 天。每 3 周重复。

3. EP 方案

依托泊苷 80～120 mg/m²，静脉滴注，第 1～第 3 天。顺铂 60～80 mg/m²，静脉滴注，第 1 天（水化）。每 3 周重复。

二、纵隔生殖细胞瘤

纵隔生殖细胞瘤占生殖腺体外生殖细胞瘤的 50%～70%，好发于前纵隔，少数出现在后纵隔。其占所有纵隔肿瘤的 10%～15%,可以分为良性和恶性,其中畸胎瘤为良性肿瘤,精原细胞瘤和非精原细胞瘤为恶性肿瘤。

（一）诊断要点

1.畸胎瘤

最常见,发病年龄为 20～40 岁,其在儿童中占纵隔肿瘤的 70%,在成人中占 60%。良性畸胎瘤有完整包膜,可为实性或囊性,密度不均,可有类牙齿或骨骼样的钙化灶。恶性畸胎瘤可侵犯周围组织器官。CT 可见到类似牙齿和骨骼的钙化影;血清 β-HCG 和 AFP 均在正常范围。

2.精原细胞瘤

占纵隔恶性生殖细胞肿瘤的 35%,发病年龄为 20～40 岁,以男性为主。生长慢、转移晚,60%～70%的患者有症状,肺为常见转移部位。血清 β-HCG 可以轻度升高,AFP 不升高。

3.非精原细胞瘤

包括胚胎癌、畸胎癌、绒毛膜癌和不成熟畸胎瘤等。85%的患者为男性,前纵隔多见。诊断时,90%有肿瘤浸润,30%～50%出现血清 β-HCG 升高,60%～80%出现 AFP 升高。该病比精原细胞瘤和性腺非精原细胞瘤预后差,可出现血液系统疾病。

（二）治疗原则

1.畸胎瘤

手术切除预后好,对放化疗不敏感。不成熟型有潜在恶性,预后与年龄、位置和不成熟细胞比例等有关。年龄>15 岁者,不成熟畸胎瘤可表现为恶性,而年龄<15 岁者,与成熟型相似。

2.精原细胞瘤

对放化疗都很敏感。对于体积小的孤立性病灶,首选单纯放疗,长期生存率为 60%～80%。对于肿瘤较大、局部晚期的患者可以先化疗,再予以局部放疗。对复发性患者可给予挽救性化疗。

3.非精原细胞瘤

含铂的联合化疗方案能显著提高疗效,完全缓解(CR)率为 40%～50%,疗效评价除影像学外,还需检查血清 β-HCG 和 AFP 水平。若两者均正常,则化疗 4 个周期后可随访;若影像学检查正常,而血清 β-HCG 和 AFP 仍高于正常,则需继续化疗;若影像学检查仍有肿瘤残留,应行手术切除。

（三）治疗策略

1.BEP 方案

博来霉素 30 mg/m²,肌肉注射,第 1、第 8、第 15 天。依托泊苷 100 mg/m²,静脉滴注,第 1～第 5 天。顺铂 50 mg/m²,静脉滴注,第 1、第 2 天。每 3 周重复。

2.VIP 方案

长春碱 0.11 mg/kg,静脉推注,第 1、第 2 天。异环磷酰胺 1200 mg/m²,静脉滴注,第 1～第 5 天。顺铂 60～80 mg/m²,静脉滴注,第 1 天(水化)。每 3 周重复。

3.EP 方案

依托泊苷 80～120 mg/m²,静脉滴注,第 1～第 3 天。顺铂 60～80 mg/m²,静脉滴注,第 1 天(水化)。每 3 周重复。

（赫　文）

第八节 胃癌

胃癌是目前全球最常见的恶性肿瘤之一。2018 年全球数据显示胃癌新发病例约为103.3 万例,死亡病例约为78.3 万例,分别位居恶性肿瘤发病率第 5 位、死亡率第 2 位。

另据全国肿瘤登记中心的最新数据估计,2015 年中国胃癌新发病例约为 67.9 万例,其中男性 47.8 万例,女性 20.1 万例;胃癌死亡病例约为 49.8 万例,其中男性 33.9 万例,女性 15.9万例;发病人数和死亡人数均居所有恶性肿瘤第 2 位。

尽管近年来胃癌一级和二级防治工作的开展使早期胃癌的检出率提高,但中晚期患者仍占 70% 左右。中晚期胃癌无根治性手术指征,5 年生存率低。因此有必要了解胃癌的临床特点及诊疗规范,提高早诊早治率,改善胃癌患者的生存状况。

一、诊断要点

(一)临床表现

胃癌早期常无特殊的症状,进入进展期后才会出现临床症状且特异性不高。

1.上腹不适和疼痛

上腹不适是最早出现和最常见的症状之一,通常不为患者注意,这也是胃癌早期诊断困难的原因之一。当肿瘤侵犯胃壁神经后,会出现无规律性中上腹隐痛。最初,服用抑酸或解痉药物可能得到暂时缓解,使患者误认为是胃炎或胃溃疡。随后由于病情的进展,疼痛可能会加重或转为持续性。

2.恶心和呕吐

胃癌的早期会出现食后饱胀感和轻度恶心,随着病情进展,此症状加重。当出现消化道梗阻时,会出现持续呕吐。贲门部肿瘤可导致进食困难,而胃窦部或幽门部肿瘤往往引起呕吐宿食,伴有上腹部饱胀感。

3.出血和黑便

肿瘤部位发生破溃出血。少量出血可能仅表现为大便隐血阳性或少量黑便。出血量大时会发生呕血和较明显的黑便,甚至出现失血性休克。更多见的情况是慢性失血或消耗而导致贫血。

4.乏力、消瘦

由于进食量减少,还会出现乏力和消瘦,这是进展期胃癌常见的症状。因此,对近期体重减轻的患者应注意胃部检查。

5.胃癌转移导致的症状

胃癌发生转移时会出现转移部位肿瘤的相应症状,如腹水、锁骨上淋巴结肿大,盆腔转移导致的腹胀、腹痛、排便困难等。

(二)检查手段

1.实验室检查

早期胃癌实验室检查多为正常,中晚期胃癌可有不同程度的贫血,肝转移患者可伴有肝功能异常。

2.胃镜检查

是目前明确胃癌诊断的最主要手段,特别是对发现早期胃癌具有重要作用。通过胃镜活检可以鉴别良恶性溃疡、排除胃炎、明确胃癌的病理类型。通过超声内镜检查还可以了解病变的范围,有助于术前分期,协助确定手术的可行性和方式。

3.CT 和 MRI 检查

增强型 CT 或 MRI 检查可清晰地显示胃壁侵犯的范围、肿瘤侵犯邻近组织的程度、淋巴结转移情况,是否存在腹盆腔转移。胸部 CT 可以帮助了解是否存在肺转移。CT 或 MRI 检查应该作为胃癌术前的常规检查。

4.PET/CT 检查

肝转移、淋巴结转移时,^{18}F-FDG 摄取往往增加,这可用于鉴别病灶良恶性,帮助鉴别远处转移,但其对印戒细胞癌腹腔内播散转移,假阴性率可以达到 30%。推荐作为辅助胃癌分期,但不作为常规检查。

5.肿瘤标志物

目前在胃癌的诊断中无特异性较高的肿瘤标志物,CEA、CA19-9、CA125 等可供参考,对预测复发和评估疗效有一定参考价值。

6.体格检查

胃癌患者体检时应注意锁骨上淋巴结的检查,术前还应行直肠指检,帮助判断是否存在盆腔转移。

(三)TNM 分期

1.胃癌 TNM 分级标准

见表 2-19。

表 2-19　胃癌 TNM 分级标准(AJCC/UICC 第八版)

原发肿瘤(T)		区域淋巴结(N)		远处转移(M)	
T_x	原发肿瘤无法评价	N_x	区域淋巴结无法评价	M_0	未发现远处转移
T_0	切除标本中未发现肿瘤	N_0	区域淋巴结无转移	M_1	有远处转移
T_{is}	原位癌,肿瘤位于上皮内,未侵犯黏膜固有层	N_1	1~2 个区域淋巴结转移		
T_1	肿瘤侵犯黏膜固有层或黏膜肌层;肿瘤侵犯黏膜下层	N_2	3~6 个区域淋巴结转移		
T_2	肿瘤侵犯固有肌层	N_3	7 个及以上区域淋巴结转移		
T_3	肿瘤穿透浆膜下层结缔组织,未侵犯脏腹膜或邻近结构	N_{3a}	7~15 个区域淋巴结转移		
T_{4a}	肿瘤侵犯浆膜(脏腹膜)	N_{3b}	16 个及以上区域淋巴结转移		
T_{4b}	肿瘤侵犯邻近组织结构				

2.胃癌 TNM 分期

临床分期见表 2-20,病理分期见表 2-21,新辅助治疗后分期见表 2-22。

表 2-20　临床分期(cTNM)

分期	T	N	M
0 期	T_{is}	N_0	M_0
Ⅰ期	T_1	N_0	M_0
	T_2	N_0	M_0
ⅡA 期	T_1	$N_{1\sim3}$	M_0
	T_2	$N_{1\sim3}$	M_0

分期	T	N	M
ⅡB 期	T_3	N_0	M_0
	T_{4a}	N_0	M_0
Ⅲ 期	T_3	$N_{1\sim3}$	M_0
	T_{4a}	$N_{1\sim3}$	M_0
ⅣA 期	T_{4b}	任何 N	M_0
ⅣB 期	任何 T	任何 N	M_1

表 2-21　病理分期(pTNM)

分期	T	N	M
0 期	T_{is}	N_0	M_0
ⅠA 期	T_1	N_0	M_0
ⅠB 期	T_1	N_1	M_0
	T_2	N_0	M_0
ⅡA 期	T_1	N_2	M_0
	T_2	N_1	M_0
	T_3	N_0	M_0
ⅡB 期	T_1	N_{3a}	M_0
	T_2	N_2	M_0
	T_3	N_1	M_0
	T_{4a}	N_0	M_0
ⅢA 期	T_2	N_{3a}	M_0
	T_3	N_2	M_0
	T_{4a}	N_1	M_0
	T_{4a}	N_2	M_0
	T_{4b}	N_0	M_0
ⅢB 期	T_1	N_{3b}	M_0
	T_2	N_{3b}	M_0
	T_3	N_{3a}	M_0
	T_{4a}	N_{3a}	M_0
	T_{4b}	N_1	M_0
	T_{4b}	N_2	M_0
ⅢC 期	T_3	N_{3b}	M_0
	T_{4a}	N_{3b}	M_0
	T_{4b}	N_{3a}	M_0
	T_{4b}	N_{3b}	M_0
Ⅳ 期	任何 T	任何 N	M_1

表 2-22 新辅助治疗后分期（ypTNM）

分期	T	N	M
I 期	T_1	N_0	M_0
	T_2	N_0	M_0
	T_1	N_1	M_0
II 期	T_3	N_0	M_0
	T_2	N_1	M_0
	T_1	N_2	M_0
	T_{4a}	N_0	M_0
	T_3	N_1	M_0
	T_2	N_2	M_0
	T_1	N_3	M_0
III 期	T_{4a}	N_1	M_0
	T_3	N_2	M_0
	T_2	N_3	M_0
	T_{4b}	N_0	M_0
	T_{4b}	N_1	M_0
	T_{4a}	N_2	M_0
	T_3	N_3	M_0
	T_{4b}	N_2	M_0
	T_{4b}	N_3	M_0
	T_{4a}	N_3	M_0
IV 期	任何 T	任何 N	M_1

二、治疗原则

胃癌的治疗强调多学科合作的综合治疗，确定治疗方案的基础则为患者的年龄、身体状态、胃癌病理诊断、临床分期及分子病理分型等。采取 MDT 模式（包括胃肠外科、消化内科、肿瘤内科、病理科、内镜中心、放疗科、介入科、影像科、康复科、营养科、分子生物学、生物信息学等），有计划地、合理地应用手术、化疗、放疗和生物靶向等治疗手段，达到根治或最大限度地控制肿瘤、延长患者生存期、改善生活质量的目的。

对早期胃癌不伴淋巴结转移者可根据侵犯深度考虑内镜下治疗或手术治疗，术后无须进行辅助放疗或化疗；对局部进展期胃癌或伴有淋巴结转移的早期胃癌者应采取以手术为主的综合治疗手段，根据肿瘤病理特征、侵犯深度及是否伴有淋巴结转移等因素综合判断是直接进行根治性手术还是术前进行新辅助化疗，待肿瘤降期后再行根治性手术。对成功实施根治性手术的局部进展期胃癌患者，需根据术后病理及分期决定辅助治疗方案（辅助化疗，必要时考虑辅助放化疗）；对转移性胃癌患者应采取以化学治疗为主的综合治疗手段，在恰当的时机给予姑息性手术、放射治疗、介入治疗、射频治疗等局部治疗手段，同时也应积极给予止痛、心理辅导、营养等最佳支持治疗。临床分期同病理分期存在不一致性，或治疗过程中病情发生变化。因此不论分期如何,均应在治疗过程中重新评估患者病情,调整治疗目标,采取更适宜的治疗策略和方法。

对早期胃癌和局部进展期胃癌患者应以治愈为治疗目的,而对转移性胃癌患者应以改善生活质量及尽可能地延长生存期为治疗目的,因此两者的治疗理念及策略也完全不同。对局限于黏膜层的早期胃癌推荐行内镜下黏膜切除术,对有黏膜下侵犯的患者推荐根治性手术治疗。对于可手术切除的进展期胃癌患者应行根治性切除。对于晚期无法行根治性切除的患者,如果有梗阻、出血或穿孔倾向,可以行姑息性手术干预。

胃癌根治术后的随访:胃癌根治术后应定期随访,访视频率为术后第1~第3年每3~6个月一次,第3~第5年每6~12个月一次,5年之后视情况每年访视一次。访视内容包括血常规、肿瘤标志物检查,视临床情况行放射影像学或内镜检查;对手术切除的患者监测维生素B_{12}缺乏情况,如有指征,应予治疗;胃癌根治术后患者或内镜黏膜下剥离术、EMR术后患者需进行幽门螺杆菌(HP)检测,如为阳性,则给予清除;全胃切除或复发转移性胃癌患者可不进行常规检测及清除HP。

三、治疗策略

(一)新辅助化疗

新辅助化疗是指能够获得根治性手术的患者在术前接受的化疗。新辅助化疗不同于已经存在广泛转移的晚期胃癌的姑息化疗,其治疗是以根治肿瘤为目的,希望能够在保证安全性的前提下,通过化疗使原发病灶缩小,减少病灶向腹腔内侵犯,与周围脏器界线清晰,减少手术难度,短期内实现肿瘤降期,此时再行手术以提高R_0切除率;同时能够控制微小转移病灶,减少术后的复发转移,以延长患者OS和DFS。新辅助治疗不仅可以提高手术根治性切除率,同时还可以获得明确的疗效判断,为术后辅助化疗方案的选择提供了依据,是患者术后辅助化疗方案选择的重要决定因素之一。新辅助化疗的方案有以下几种。

1. ECF方案

表柔比星50 mg/m²,静脉推注,第1天。顺铂60 mg/m²,静脉滴注,第1天(水化)。5-FU 200 mg/(m²·d),持续静脉滴注,第1~第21天。每21天重复。

2. DCF方案

多西他赛75 mg/m²,静脉滴注,第1天。顺铂60 mg/m²,静脉滴注,第1天(水化)。5-FU 1000 mg/(m²·d),持续静脉滴注(46 h),第1~第5天。每3周重复。

3. EOX方案

表柔比星50 mg/m²,静脉推注,第1天。奥沙利铂130 mg/m²,静脉滴注(2 h),第1天。卡培他滨825 mg/m²,口服,每日2次,第1~第14天。每3周重复。

4. XELOX方案

奥沙利铂130 mg/m²,静脉滴注(2 h),第1天。卡培他滨800~1000 mg/m²,口服,每日2次,第1~第14天。每3周重复。

5. mFOLFOX6方案

奥沙利铂85 mg/m²,静脉滴注(2 h),第1天。醛氢叶酸400 mg/m²,静脉滴注(2 h),第1天。5-FU 400 mg/m²,静脉推注,第1天。5-FU 2400 mg/m²,持续静脉滴注(46 h)。每2周重复。

6. FLOT 方案

多西他赛 50 mg/m²,静脉滴注,第 1 天。醛氢叶酸 200 mg/m²,静脉滴注(2 h),第 1 天。5-FU 2600 mg/(m² · d),持续静脉滴注(46 h)。奥沙利铂 85 mg/m²,静脉滴注(2 h),第 1 天。每 2 周重复。

因为新辅助化疗的目的是要在短期内实现肿瘤降期,因此选择化疗药物时的首要原则为选择高效低毒的联合化疗方案,避免选择单药。ECF 方案已有循证医学依据。在晚期胃癌的 REAL-2 研究中比较了 ECF、EOF、ECX 和 EOX 方案,结果显示奥沙利铂替代顺铂、卡培他滨替代 5-FU 均具有类似或更优的疗效和安全性,因此上述 4 种方案均可用于胃癌的新辅助化疗。除此以外,国内外的临床研究探索初步显示,以紫杉类药物为基础的联合化疗方案如 DCF、PCF、DX、PX,以及奥沙利铂为基础的两药联合方案如 FOLFOX、XELOX 等均有提高手术切除率的作用,而对于术后长期生存的影响还需要随机对照研究证实。大型前瞻性Ⅲ期研究 FLOT4-AIO 的结果显示,与 ECF/ECX 方案相比,FLOT 方案(多西他赛联合奥沙利铂及 5-FU/LV)可进一步改善 3 年 OS 和 DFS,具有更好的病理缓解率和 R_0 切除率,因此,FLOT 方案也可以作为胃癌术前化疗推荐方案。

关于新辅助化疗周期数,目前尚无定论,在没有远处转移的局部进展期患者中,T_3N_1 患者需要 8~9 周的术前辅助化疗;对于 T_3N_2 或 T_4 以上分期的患者应适当延长,需要 8~9 周或更多。但应注意及时评估疗效,部分无效的患者应尽快转入手术程序。未来的辅助化疗仍应根据患者的肿瘤侵犯情况、淋巴结转移情况、分子分型、标志物筛选等指标进行人群的细化筛选,并且要求手术质量高,避免新辅助化疗成为非标准手术的挽救手段。

(二)辅助化疗

在现有循证医学依据下,目前对于早期胃癌患者,即便不接受辅助化疗,术后 5 年生存率也达 90%~95%,因此不推荐术后进行辅助化疗。而对于 $pT_2N_0M_0$ 患者,传统意义上的高危因素,如低分化、淋巴管、血管、神经受侵,年龄<50 岁,术后辅助放化疗也可能获得生存期延长,但尚缺乏证据支持。INT0116 研究纳入部分 $pT_2N_0M_0$ 患者,发现他们也从辅助放化疗中获益,但由于 INT0116 研究中胃癌根治术式为 D_0+D_1 者高达 90%,而 D_2 根治术仅占 10%,日本 JCOG 9206-1 研究及韩国 Kim 研究显示辅助化疗不能为 D_2 根治术后 $pT_2N_0M_0$ 患者带来生存益处。因此,对于 $pT_2N_0M_0$ 患者,如不具有上述高危因素,或手术规范(D_2 术式),一般不推荐术后辅助化疗。

对于腹膜转移风险高的患者,术后或术中腹腔化疗或热灌注化疗的诸多临床研究初步结果显示了很好的临床应用前景,5-FU、顺铂、紫杉类药物是常选择的腹腔化疗药物,但用药时机、剂量,与全身化疗如何联合及对生存状态的影响等问题尚未解决,仍需要继续探索。

而对于术前曾经接受新辅助化疗的患者,在根治手术后如原方案治疗有效,仍可采用原方案进行辅助化疗,但要根据术后消化道重建原因对患者身体状况的影响来调整治疗方案和剂量。辅助化疗始于患者术后体能状况基本恢复正常时,一般在术后 4 周开始。应特别注意患者术后进食需恢复,围术期并发症需缓解。辅助化疗期间需规范、合理地调整剂量,密切观察患者的营养及体能状况,务必保持体重,维持机体免疫功能。联合化疗不能耐受时可减量或调整为单药,在维持整体状况时尽量保证治疗周期。

辅助治疗的方案有以下几种。

(1)XELOX 方案:见新辅助化疗。

(2)mFOLFOX6 方案:见新辅助化疗。

(3)替吉奥单药：替吉奥 40 mg/m²，口服，每日 2 次，第 1～第 28 天。每 6 周重复，或服 2 周停 1 周。

(4)替吉奥联合多西他赛：替吉奥 80～120 mg/d，口服，每日 2 次，第 1～第 14 天，第 1 周期。多西他赛 75 mg/m²，每 3 周重复。后序贯替吉奥单药。

ACTS-GC 及 CLASSIC 两项大样本Ⅲ期对照临床研究显示，即使实行了 D₂ 淋巴结清扫术，但对于 AJCC 6.0 TNM 分期系统下的Ⅱ期、ⅢA 期和ⅢB 期胃癌术后患者，接受替吉奥单药或 XELOX 的辅助化疗仍然可以显著改善远期生存，使之成为标准术后辅助化疗方案。如术前未能进行新辅助化疗，对术后病理分期为Ⅱ期或Ⅲ期的胃癌患者，原则上均应给予术后辅助化疗。根据这两项研究的结果，对于胃癌根治术后(D₂ 淋巴结清扫术)的患者，Ⅱ期患者可采用替吉奥单药辅助治疗 1 年或 XELOX 术后 8 个周期(6 个月)，这两种治疗方案都可以接受；但对于ⅢB 期患者，倾向于推荐后者。JACCRO GC-07 研究提示，在Ⅲ期胃癌术后使用多西他赛联合替吉奥较单药替吉奥预后改善，多西他赛联合替吉奥有可能成为辅助化疗的另一个选择。当然，由于胃癌根治术是需要消化道重建的大手术，每例患者的基础疾病、术后恢复情况及体能状况等均存在较大差别，需结合具体情况选择术后辅助化疗方案。

(三)晚期/复发胃癌的化疗

对于无手术根治机会或转移性胃癌患者，目前公认应采取以全身药物治疗为主的综合治疗，并辅以如姑息手术、放射治疗、射频消融、腹腔灌注化疗及动脉化疗栓塞等局部治疗手段，若人群选择得当，也有助于延长生存期和提高生活质量，因此，仍需要强调在治疗过程中贯穿 MDT 的理念。胃是重要的消化器官，原发病灶的存在直接影响患者的营养摄入，同时可能导致大出血、消化道梗阻或穿孔、胆管梗阻等各种并发症，因此，在整个抗肿瘤治疗过程中，需要特别关注患者营养状况的维持、并发症的积极预防和及时处理，尽量维持患者的生活质量。

晚期/复发胃癌的化疗目的为缓解肿瘤导致的临床症状、改善生活质量及延长生存期。适用于全身状况良好、主要脏器功能基本正常的无法切除、术后复发转移或姑息性切除术后患者。禁止用于严重器官功能障碍、不可控制的合并疾病及预计生存期不足 3 个月者。胃癌是异质性较强的恶性肿瘤，治疗困难，应积极鼓励患者尽量参加临床研究。晚期胃癌的化疗药物主要包括 5-FU 类、铂类、紫杉类和伊立替康及表柔比星等。目前主要的几类胃癌治疗药物见表 2-23。

表 2-23　用于治疗胃癌的常用药物

分类	药物
5-FU 类药物	5-FU 卡培他滨 替吉奥
紫杉类	紫杉醇 多西他赛 白蛋白结合型紫杉醇
铂类	顺铂 奥沙利铂
拓扑异构酶Ⅰ抑制剂	伊立替康
蒽环类药物	表柔比星
靶向药物	曲妥珠单抗 阿帕替尼

1. 一线化疗

(1)DCF 方案:见新辅助化疗。

(2)EOX 方案:见新辅助化疗。

(3)ECF 方案:见新辅助化疗。

(4)XELOX 或 FOLFOX:见新辅助化疗。

(5)XP 方案:顺铂 80 mg/m² ,静脉滴注,第 1 天(水化)。卡培他滨 825 mg/m² ,口服,每日 2 次,第 1~第 14 天。每 3 周重复。

(6)SP 方案:替吉奥 40 mg/m² ,口服,每日 2 次,第 1~第 21 天。顺铂 80 mg/m² ,静脉滴注,第 8 天。每 5 周重复。

(7)以上化疗方案联合曲妥珠单抗(限 HER-2 阳性患者)。

对每一例晚期胃癌患者都应该首先筛选 HER-2 状态,如果为 HER-2(+++),或为 HER-2(++)同时 FISH 显示基因扩增,应首先选择曲妥珠单抗联合化疗,联合的化疗方案推荐选择 5-FU 或卡培他滨联合顺铂或联合奥沙利铂。对于不能耐受联合化疗的老年胃癌 HER-2 阳性患者,可以使用单药 5-FU 类药物联合曲妥珠单抗。

5-FU 类药物联合铂类药物成为晚期胃癌的一线选择,含紫杉类的单药、两药或三药联合方案也已成为治疗胃癌的基本方案,但适应人群并不相同。三药联合方案仅适用于身体状况良好、肿瘤负荷量较大、需要短期内降期或减少瘤负荷的患者,但不良反应较大,应注意及时处理和预防不良反应,特别是骨髓抑制和黏膜炎。化疗方案选择应依据患者年龄、体能状况、伴随疾病、既往治疗情况、患者意愿、经济状况等综合考虑。

2. 二线治疗

(1)多西紫杉醇单药:多西紫杉醇 75 mg/m² ,静脉滴注,第 1 天。每 21 天重复。

在 COUGAR-02 研究中,与最佳支持治疗(BSC)比较,OS 5.2 个月 vs 3.6 个月,$P=0.01$,推荐用于 5-FU 和铂类药物治疗进展胃癌患者。

(2)紫杉醇单药:①紫杉醇 135~175 mg/m² ,静脉滴注(3 h),第 1 天。每 21 天重复。②紫杉醇 80 mg/m² ,静脉滴注,第 1、第 8、第 15 天。每 28 天重复。

推荐用于 5-FU 和铂类药物治疗进展胃癌患者,周疗法更适合 PS 评分>2 分的患者。

(3)伊立替康单药:①伊立替康 150~180 mg/m² ,静脉滴注,第 1 天。每 14 天重复。②伊立替康 125 mg/m² ,静脉滴注,第 1、第 8 天。每 21 天重复。

在 AIOⅢ期研究中,采用二线伊立替康对比 BSC,OS 4.2 个月 vs 2.4 个月,$P=0.012$ 。

(4)白蛋白紫杉醇单药:白蛋白紫杉醇 100 mg/m² ,静脉滴注,第 1、第 8、第 15 天。每 28 天重复。

在对比白蛋白紫杉醇周方案、3 周方案和常规紫杉醇方案,结果表明,主要终点指标 OS 方面,白蛋白紫杉醇周方案非劣效于常规紫杉醇方案(11.1 个月 vs 10.9 个月,$P=0.0085$)。

(5)赫赛汀+紫杉醇(多西紫杉醇):赫赛汀初始负荷剂量为 8 mg/kg,随后 6 mg/kg,静脉滴注,第 1 天。紫杉醇(多西紫杉醇)见胃癌二线单药。每 21 天重复。

HER-2 阳性并且一线没有使用抗 HER-2 治疗的患者,如果一线 5-FU 联合铂类治疗失败,可以选择赫赛汀联合紫杉类方案。一项单臂研究(JFMC45-1102)证实,对于 HER-2 阳性并且一线没有使用抗 HER-2 治疗的患者,给予赫赛汀联合紫杉醇方案,中位 OS 为 16.8 个月。

(6)PD-1 单抗治疗:帕博利珠单抗 200 mg,静脉滴注,第 1 天。每 21 天重复。

帕博利珠单抗用于错配修复蛋白缺失/高度微卫星不稳定(dMMR/MSI-H)肿瘤一线治疗失败患者,总 PR 率为 53%,其中 CR 率为 21%,OS 未达到。注:NMPA 目前还没有批准该适应证。

3. 三线治疗

(1)甲磺酸阿帕替尼胶囊:阿帕替尼胶囊 750~850 mg,口服,每日 1 次,餐后半小时以温开水送服。每 28 天为 1 个周期。

根据国内一项Ⅲ期临床研究,纳入二线及以上化疗失败后的晚期患者共 273 例,结果显示甲磺酸阿帕替尼组与对照组的中位 PFS 分别为 2.6 个月和 1.8 个月,疾病控制率(DCR)分别为 42.05% 和 8.79%($P<0.0001$)。

(2)TAS-102:TAS-102 35 mg/m²,口服,第 1~第 5 天,第 8~第 12 天。每 28 天重复。

TAGS 是一项随机、双盲、安慰剂对照的Ⅲ期国际多中心试验,主要终点指标为 OS,与 BSC 对照差异显著(5.7 个月 vs 3.6 个月,$P<0.001$,死亡风险下降了 31%)。该药 2019 年 8 月在中国获批上市。

(3)帕博利珠单抗:帕博利珠单抗 200 mg,静脉滴注,第 1 天。每 21 天重复。

用于肿瘤细胞 PD-L1 阳性表达(PD-L1 表达>1%)胃癌二线治疗失败患者,根据 KEY-NOTE-059 研究,259 例既往二线治疗失败的晚期胃癌患者接受帕博利珠单抗单药,PD-L1 阳性表达者 ORR 达 16%。

(4)纳武单抗:纳武单抗 3 mg/kg,静脉滴注,第 1 天。每 14 天重复。

ATTRACTION-2 研究表明,胃癌二线治疗失败的患者采用单药纳武单抗对比 BSC,中位 OS 5.26 个月 vs 4.14 个月,$P=0.0001$,无论 PD-L1 表达如何,均有显著差异。

(四)转化治疗

对于初始不可切除但不伴有远处转移的局部进展期胃癌患者,可考虑化疗或同步放化疗,争取肿瘤缩小后转化为可切除。转化治疗的循证医学证据更多来源于晚期胃癌的治疗经验,只有肿瘤缩小后才可能实现 R_0 切除,故更强调高效缩瘤,在患者能耐受的情况下,可相对积极地考虑三药化疗方案。初始诊断时不伴有其他非治愈因素而仅有单一远处转移,且技术上可切除的胃癌,是一类特殊疾病,如仅伴有肝转移、卵巢转移、第 16 组淋巴结转移、腹膜脱落细胞学阳性或局限性腹膜转移。队列研究显示,通过转化治疗使肿瘤缩小后,部分患者实现 R_0 切除术,但目前仅推荐在临床研究中积极考虑。在临床实践中,必须由多学科团队全面评估,综合考虑患者的年龄、基础疾病、身体状况、依从性、社会支持度、转移部位、病理类型、转化治疗的疗效和不良反应及手术之外的其他选择等,谨慎判断手术的获益和风险。

经过转化治疗后,推荐由多学科团队再次评估根治手术的可行性及可能性,需与患者及家属充分沟通治疗风险及获益。围术期的疗效评估、安全性管理等同新辅助化疗。

(赫 文)

第九节 小肠肿瘤

小肠肿瘤有 40 余种组织类型,常见的恶性肿瘤病理类型包括小肠腺癌、小肠神经内分泌癌、小肠间质瘤及淋巴瘤等。小肠肿瘤发病率低,国外数据显示,小肠肿瘤发病率仅占消化系统肿瘤的 2%。近年来,小肠肿瘤发病率呈不断升高的趋势,其中神经内分泌癌发病率增加了 4 倍,有超过小肠腺癌的趋势。男性人群各种小肠恶性肿瘤发病率为 2.6/10 万,而女性为

2.0/10万,北美和欧洲发病率高于亚洲人群。此节主要讨论小肠腺癌的病理分期、诊断及治疗。小肠腺癌占小肠肿瘤的30%～40%,在胃肠肿瘤中的发生率低于5%。最常见的发生部位为十二指肠(55%～82%),其次为空肠(11%～25%)、回肠(7%～17%),尚有10%为原发灶不明的小肠肿瘤。起源于十二指肠壶腹部和乳头的肿瘤不列入小肠腺癌讨论。

小肠肿瘤常见的发病诱因包括小肠免疫性疾病、炎性肠病、小肠腺瘤及其他基因异常(如Peutz-Jeghers综合征、Lynch综合征、家族性腺瘤性息肉、遗传性非息肉病性结直肠癌、多发性内分泌肿瘤Ⅰ型)等。饮食、乙醇摄入、吸烟、肥胖等均与小肠肿瘤发生有关;尚有报道认为高糖分摄入、精细碳水化合物、过多的红肉及熏制品摄入等与小肠腺癌发病有关,而摄入咖啡、水果、蔬菜则可减少小肠腺癌发生。

一、诊断要点

（一）临床表现

小肠恶性肿瘤的症状多不典型,尤其是在早期阶段,多无特异症状,导致疾病确诊时多为晚期;35%的患者同时有远处转移,39%的患者有淋巴结受累。

1.消化道症状及肿瘤消耗症状

小肠恶性肿瘤常见症状包括腹痛、恶心、呕吐、纳差等,肿瘤消耗可引起贫血、体重减轻,肿瘤局部侵犯可致躯体疼痛等症状;回肠、空肠恶性肿瘤症状更隐匿。

2.出血、穿孔、梗阻症状

晚期患者可表现为小肠梗阻或穿孔,或者消化道出血。患者表现为腹痛、腹胀、黑便等;十二指肠肿瘤肠道梗阻不常见,而胆道梗阻或大便出血更多见。

3.局部肿块

腹部触诊可触及局部肿块,活动度差,可伴有局部压痛。

（二）检查手段

小肠恶性肿瘤诊断较困难,检查手段依据肿瘤部位和大小而不同。

1.上消化道影像学检查

包括全小肠钡剂造影、CT/MRI、肠道造影等,可发现小肠或局部淋巴结肿块,小肠钡剂造影敏感性为50%。CT检查在评估原发肿瘤、周围组织侵犯、淋巴结受累及远处转移中有重要价值,诊断准确率为47%。而CT小肠造影诊断小肠肿瘤的敏感性高达85%～95%,特异性为90%～96%。腹膜转移病灶在CT检查中较难发现。MRI肠道造影有助于明确小肠恶性肿瘤位置和类型,在诊断小肠肿瘤中的敏感性约为86%,特异性98%,但是在肿瘤分期方面作用有限。

2.内镜检查

常规内镜检查可发现近端小肠肿瘤。尤其是超声内镜检查,其不仅可以对近端小肠肿瘤进行分期评估,还可鉴别十二指肠附近肿瘤来源于壶腹部、胆管还是胰头。对于影像学检查提示有梗阻的患者,可尝试内镜下支架置入。胶囊内镜可获得全小肠影像,但较难获得组织学诊断,且对潜在梗阻的患者需谨慎使用。对于不明原因的消化道出血(常规胃肠镜检查未见出血灶),胶囊内镜有一定优势。胶囊内镜发现小肠肿瘤的敏感性为88.9%～95%,特异性为75%～95%。

3.其他检查

PET-CT 在小肠腺癌、肉瘤及部分淋巴瘤中有一定价值,但对神经内分泌癌不敏感。PET-CT 检查在小肠肿瘤中不作常规推荐,对 CT/MRI 检查不能明确的病灶,可考虑行 PET-CT 检查。[18]F-FDG 的 PET-CT 或许是进一步确定小肠腺癌 cN 分期及评价局部进展期肿瘤患者 cM 分期的最佳手段。近年来,腹腔镜探查在诊断中发挥越来越大的作用。此外,实验室检查如肿瘤指标 CEA 和 CA-199 也有一定的辅助诊断价值。

(三)TNM 分期

小肠腺癌病理分型接近于结直肠癌。小肠腺癌的分期采用 AJCC TNM 分期系统。依据 2017 年第八版分期系统,小肠腺癌分级标准如表 2-24 所示。该标准仅适用于位于十二指肠(非壶腹癌)、空肠和回肠的恶性肿瘤,仅腺癌适用于本分期系统。

表 2-24　小肠腺癌 TNM 分级标准(AJCC 第八版)

原发肿瘤(T)		区域淋巴结(N)		远处转移(M)	
T_x	原发肿瘤无法评价	N_x	区域淋巴结无法评价	M_0	无远处转移
T_0	无原发肿瘤证据	N_0	无区域淋巴结转移	M_1	存在远处转移
T_{is}	高级别上皮内瘤变/原位癌	N_1	1～2 枚区域淋巴结转移		
T_1	肿瘤侵犯固有层或黏膜下层	N_2	3 枚或 3 枚以上区域淋巴结转移		
T_{1a}	肿瘤侵犯固有层				
T_{1b}	肿瘤侵犯黏膜下层				
T_2	肿瘤侵犯肌层				
T_3	肿瘤侵透肌层至浆膜下层,或侵犯至无腹膜覆盖的肌肉周围组织(肠系膜或腹膜后),未穿透浆膜*				
T_4	肿瘤穿透脏腹膜或直接侵犯周围其他器官或结构[如其他节段小肠、相邻结肠的肠系膜、浆膜附近腹壁、侵犯胰腺或胆管(仅限于十二指肠)]				

注　*对于 T_3 肿瘤,非腹膜包裹的肌肉周围组织为部分肠系膜(对于空肠和回肠)和部分与胰腺的交界组织(对于缺乏浆膜的十二指肠)。

小肠腺癌 TNM 分期见表 2-25。

表 2-25　小肠腺癌 TNM 分期

分期	T	N	M
0 期	T_{is}	N_0	M_0
Ⅰ 期	$T_{1～2}$	N_0	M_0
Ⅱ A 期	T_3	N_0	M_0
Ⅱ B 期	T_4	N_0	M_0
Ⅲ A 期	任何 T	N_1	M_0
Ⅲ B 期	任何 T	N_2	M_0
Ⅳ 期	任何 T	任何 N	M_1

二、治疗原则

小肠腺癌治疗的手段包括手术、化疗、靶向治疗等。可根治性切除的小肠腺癌首选手术切除。手术切缘需距病灶 5 cm 以上,术中需切除原发病灶,清扫区域淋巴结(至少清扫 8 枚淋巴结),最终明确病理分期,以指导术后辅助治疗;不可切除肿瘤,可行姑息性肿块切除或者短路手术。对于 R_0 切除术后的Ⅲ期小肠腺癌,目前多主张进行术后辅助化疗。晚期不可切除或复发转移的小肠腺癌以姑息化疗为主,可联合靶向治疗。免疫治疗近年在小肠腺癌中也有新进展,尤其是对 dMMR 肿瘤有较大的潜在价值。肿瘤Ⅰ期切除困难的患者,可参考姑息化疗方案进行新辅助治疗。其他治疗方法包括针对腹膜转移患者的减瘤术或腹腔热灌注化疗;梗阻患者也可以考虑内镜下支架置入手术。放疗在小肠肿瘤中的作用有限,故不作推荐,即便对 R_1 或 R_2 切除或者局部晚期十二指肠肿瘤,也不推荐放疗。

三、治疗策略

(一)辅助化疗

1. 单药化疗方案

(1)卡培他滨单药:卡培他滨 850～1250 mg/m²,口服,每日 2 次,第 1～第 14 天,每 3 周重复,口服 24 周。

(2)5-FU/LV 双周方案:亚叶酸钙 400 mg/m²,静脉滴注,第 1 天。5-FU 400 mg/m²,单次快注,第 1 天;或 5-FU 2400 mg/m²,持续静脉滴注(46～48 h)。每 2 周重复,共 6 个月。

单药化疗方案主要用于 $T_3N_0M_0$(ⅡA 期)伴 MSS 或 pMMR,不伴高危因素患者的术后辅助治疗。Ⅰ期小肠腺癌,或Ⅱ期肿瘤伴 MSI-H 或 dMMR,目前专家推荐仅行手术切除,术后随访观察,无须辅助化疗。

2. 两药/三药化疗方案

(1)FOLFOX4 方案:奥沙利铂 85 mg/m²,静脉滴注(2 h),第 1 天。亚叶酸钙 200 mg/m²,静脉滴注,第 1～第 2 天。5-FU 400 mg/m²,单次快注,第 1～第 2 天;或 5-FU 600 mg/m²,持续静脉滴注(22 h),第 1～第 2 天。每 2 周重复,共 6 个月。

(2)mFOLFOX6 方案:奥沙利铂 85 mg/m²,静脉滴注(2 h),第 1 天。亚叶酸钙 400 mg/m²,静脉滴注,第 1 天。5-FU 400 mg/m²,单次快注,第 1 天;或 5-FU 2400 mg/m²,持续静脉滴注(46～48 h)。每 2 周重复,共 6 个月。

(3)XELOX 方案:奥沙利铂 130 mg/m²,静脉滴注(2 h),第 1 天。卡培他滨 1000 mg/m²,每日 2 次,口服,第 1～第 14 天。每 3 周重复,共 6 个月。

两药/三药化疗方案主要适用于 R_0 切除的Ⅲ期小肠腺癌;或Ⅱ期肿瘤伴 MSS 或 pMMR,或有以下高危因素:分期为 pT₄,切缘阳性,淋巴结清扫数量不足(十二指肠<5 枚,空肠或回肠<8 枚)。法国推荐奥沙利铂和 5-FU 为主的方案用于 R_0 切除后Ⅲ期小肠腺癌辅助治疗(FOLFOX/LV5FU2/口服 5-FU),辅助化疗时间推荐为 6 个月。目前,有一项前瞻性Ⅲ期临床研究(PRODIGE33-BALAD 研究;NCT02502370)正在开展,该研究针对Ⅰ～Ⅲ期小肠腺癌术后辅助治疗比较 5-FU、5-FU/LV、FOLFOX 方案疗效,初步结果将于 2023 年公布,其将为临床实践提供循证医学依据。

(二)姑息一线治疗

1. 单药化疗方案

(1)卡培他滨单药:卡培他滨 850～1250 mg/m²,口服,每日 2 次,第 1～第 14 天,每 3 周重复。

(2)5-FU/LV 双周方案:亚叶酸钙 400 mg/m²,静脉滴注,第 1 天。5-FU 400 mg/m²,单次快注,第 1 天;或 5-FU 2400 mg/m²,持续静脉滴注(46~48 h)。每 2 周重复。

单药化疗方案主要适用于高龄,PS 评分为 2~3 分,不能耐受强度较大的化疗方案的患者。

2.两药/三药化疗方案

(1)FOLFOX4:奥沙利铂 85 mg/m²,静脉滴注(2 h),第 1 天。亚叶酸钙 200 mg/m²,静脉滴注,第 1~第 2 天。5-FU 400 mg/m²,单次快注,第 1~第 2 天;或 5-FU 600 mg/m²,持续静脉滴注(22 h),第 1~第 2 天。每 2 周重复。

(2)mFOLFOX6 方案:奥沙利铂 85 mg/m²,静脉滴注(2 h),第 1 天。亚叶酸钙 400 mg/m²,静脉滴注,第 1 天。5-FU 400 mg/m²,单次快注,第 1 天;或 5-FU 2400 mg/m²,持续静脉滴注(46~48 h)。每 2 周重复。

(3)XELOX:奥沙利铂 130 mg/m²,静脉滴注(2 h),第 1 天。卡培他滨 1000 mg/m²,口服,每日 2 次,第 1~第 14 天。每 3 周重复。

(4)FOLFOXIRI:伊立替康 165 mg/m²,静脉滴注(2 h),第 1 天。奥沙利铂 85 mg/m²,静脉滴注(2 h),第 1 天。亚叶酸钙 400 mg/m²,静脉滴注,第 1 天。5-FU 3200 mg/m²,静脉推注(48 h),第 1 天。每 2 周重复。

一项Ⅱ期临床研究评估 FOLFOX 方案在小肠腺癌姑息一线的疗效,结果显示,入组 33 例受试者,缓解率为 48.5%;另一项相似的Ⅱ期临床研究结果显示 FOLFOX 作为姑息一线治疗方案,ORR 为 45%,中位 PFS 和 OS 分别为 5.9 个月和 17.3 个月。一项Ⅱ期临床研究评估 XELOX 方案在小肠腺癌姑息一线治疗中的作用,共入组 30 例受试者,结果显示 ORR 为 50%,其中 10%达到 CR。一项多中心回顾性临床研究评估了 LV/5-FU 2(n=10)、FOLFOX(n=48)、FOLFIRI(n=19)及 LV/5-FU 2(n=16)+铂类在小肠腺癌中的作用,结果显示中位 PFS 分别为 7.7 个月、6.9 个月、6.0 个月和 4.8 个月,中位 OS 为 13.5 个月、17.8 个月、10.6 个月和 9.3 个月,从该研究结果来看,使用 FOLFOX 方案患者获益较多。NADEGE 队列研究也显示,一线使用 FOLFOX(80%),FOLFIRI(12%)和 LV/5-FU(5%)的患者中,5-FU 联合铂类治疗方案最为有效。另一项单中心、回顾性临床研究纳入 80 例转移性小肠腺癌受试者,结果显示以铂类为基础的化疗方案较其他方案有更高的 ORR 及较长的 PFS。依据美国国立综合癌症网络(NCCN)指南,FOLFOXIRI 主要用于有潜在转化可能性的患者,在化疗过程中,需要定期评估转化效果。若未转化为可切除病灶,需考虑调整为姑息化疗方案。

3.化疗联合靶向治疗方案

(1)卡培他滨+贝伐珠单抗:卡培他滨 850~1250 mg/m²,口服,每日 2 次,第 1~第 14 天,每 3 周重复。贝伐珠单抗 7.5 mg/kg,静脉滴注,第 1 天,每 3 周 1 次。

(2)5-FU/LV 双周方案+贝伐珠单抗:5-FU/LV 双周方案具体剂量同前。贝伐珠单抗 5 mg/kg,静脉滴注,第 1 天,每 2 周 1 次。

(3)FOLFOX+贝伐珠单抗:FOLFOX(FOLFOX4 或 mFOLFOX6)具体剂量同前。贝伐珠单抗 5 mg/kg,静脉滴注,第 1 天,每 2 周 1 次。

(4)XELOX+贝伐珠单抗:XELOX 具体剂量同前。贝伐珠单抗 7.5 mg/kg,静脉滴注,第 1 天,每 3 周 1 次。

(5)FOLFOXIRI＋贝伐珠单抗:FOLFOXIRI 具体剂量同前。贝伐珠单抗 5 mg/kg,静脉滴注,第 1 天,每 2 周 1 次。

对于体力情况较差,不能耐受强度较大治疗的患者,可考虑单药卡培他滨或 5-FU/LV 联合贝伐珠单抗治疗。一项 II 期临床研究结果显示,XELOX 方案联合贝伐珠单抗在小肠腺癌中安全性及有效性良好。回顾性分析也显示,在化疗基础上增加贝伐珠单抗,并未增加明显毒性反应。FOLFOXIRI 主要用于有潜在转化可能性的患者,在治疗过程中,需要定期评估转化效果。若未能转化为可切除病灶,需考虑调整为姑息化疗方案。对于存在出血、穿孔、梗阻风险的患者,需慎重使用贝伐珠单抗。2017 年,一项回顾性研究结果显示,对小肠腺癌 RAS 野生型患者使用含西妥昔单抗方案,疗效不确切。2018 年,一项 II 期临床研究结果显示,针对 RAS 野生型患者使用帕尼单抗无临床获益。故在小肠腺癌靶向治疗中,不推荐使用西妥昔单抗或帕尼单抗。

(三)二线及以上治疗

1. FOLFIRI 方案

伊立替康 180 mg/m²,静脉滴注(30~90 min),第 1 天。亚叶酸钙 400 mg/m²,静脉滴注,第 1 天。5-FU 400 mg/m²,单次快注,第 1 天;5-FU 2400 mg/m²,持续静脉滴注(46~48 h)。每 2 周重复。

一项队列研究显示,FOLFIRI 方案作为一线铂类失败患者的二线治疗,ORR 为 20%,DCR 为 52%,中位 PFS 和 OS 分别为 3.2 个月和 10.5 个月,该方案可作为铂类为基础一线治疗失败后的二线治疗选择。尽管瑞戈非尼、呋喹替尼、TAS-102 被推荐作为晚期结直肠癌后线治疗,但此类药物在小肠腺癌中的作用尚无证据,故不作推荐。

2. 免疫检查点抑制剂

(1)帕博利珠单抗 200 mg,静脉滴注,第 1 天,每 3 周 1 次。

(2)纳武单抗 3 mg/kg,静脉滴注,第 1 天,每 2 周 1 次。

免疫检查点抑制剂主要用于 MSI-H/dMMR 晚期小肠腺癌二线及以上治疗。一项针对 dMMR 患者的 II 期临床试验结果显示,在纳入的 2 例 dMMR 的小肠腺癌患者中,ORR 为 40%,PFS 率为 78%。另一项多中心 II 期临床研究 ZEBRA 报道,在经治的晚期小肠腺癌患者中,帕博利珠单抗对 MSI-H/dMMR 患者显示出良好的疗效。CheckMate142 为一项 II 期单臂临床研究,针对 dMMR 或 MSI-H 的晚期结直肠癌患者使用纳武单抗单药或者联合伊匹木单抗,免疫检查点抑制剂显示出了良好的效果。基于此项研究结果及帕博利珠单抗在小肠腺癌中的疗效,NCCN 指南推荐纳武单抗用于 MSI-H/dMMR 的晚期小肠腺癌二线及以上治疗。国产 PD-1 药物,包括卡瑞利珠单抗、信迪利单抗、特瑞普利单抗在小肠腺癌中的作用尚无充分证据。

(赫 文)

第十节 大肠癌

大肠癌是较常见的胃肠道恶性肿瘤,在经济发达的国家和地区十分常见,如北美、西欧、澳大利亚、新西兰等地。大肠癌的粗发病率可达每年(50~60)/10 万,居常见肿瘤的第 2~第

4 位。2000 年的统计资料表明,大肠癌居美国癌症发病及死亡的第 3 位,在我国居第 4～第 6 位。近年来,我国大肠癌的发病率逐年上升,且有年轻化的趋势,在大城市的发病率已居恶性肿瘤的第 2～第 3 位。

一、临床诊断

(一)临床表现

1.便血

是所有大肠癌最常见的症状之一,往往是直肠癌首发症状,常为鲜血;由于粪便在乙状结肠内停留的时间较长,乙状结肠癌便血的颜色会变暗,以至排出绛紫色或黑紫色的大便;降结肠以上部位肿瘤的便血往往与大便相混,不易察觉,大便隐血试验有助于诊断。

2.排便习惯改变

包括排便时间、次数的改变,以及便秘或不明原因的腹泻。患者大便次数增多,但每次排便量不多,可为黏液血便、黏液脓血便或溏薄的稀便,可伴有里急后重感。部分患者以腹泻为首发症状,或便秘与腹泻反复交替出现。

3.大便形状异常

正常的大便呈圆柱形,癌肿突出在直肠腔内,压迫粪便,大便会出现压痕或变细,同时伴有大便困难和肛痛。

4.腹痛

部分患者以腹部隐痛为首发或突出的症状,另一些患者表现为典型的不完全性肠梗阻性腹痛,即疼痛为阵发性绞痛,并伴有腹胀。

5.乏力、贫血

大肠上段特别是升结肠部位肿瘤的出血不易被发现,由于长期的便血及毒素吸收,患者会出现不同程度的贫血、乏力等全身症状。

(二)诊断要点

1.直肠指检

是一种简单但非常重要的诊断方法。因为人的手指可触及直肠内 7～8 cm 的病变,半数以上直肠癌位于这一范围内,因此应将此简易方法作为临床常规的初筛方法和程序。检查时应注意肿块基底部是否固定,前列腺与膀胱是否受累。当癌表面已发生溃破时,指套上常染有血液及黏液。

2.肿瘤标志物

目前有多种肿瘤标志物应用于大肠癌的诊断,CEA 是应用较早、较多的一种,但其敏感性、特异性均不高,CEA 的升高与大肠癌预后有一定关系。CA19-9 可用于大肠癌的诊断,但其特异性也不强。虽然两个肿瘤标志物的敏感性均不高,但两者联合检测对大肠癌的诊断和随访观察有一定意义。

3.钡剂灌肠

特别是气钡双重对比结肠造影,可以清晰地显示肠黏膜的溃疡型、隆起型病灶和狭窄等病变。大肠癌在 X 线下的表现常常是钡剂的充盈缺损、边缘不整齐、龛影、肠壁僵直、黏膜破坏、肠腔狭窄等。但发生于盲肠、脾曲、乙状结肠悬垂部的肿物,以及直径<0.5 cm 的肿物常

常漏诊,宜进一步进行肠镜检查。

4.影像学检查

B超、CT等影像学检查对大肠癌本身确诊意义不大,但在确定邻近脏器侵犯、远隔脏器转移、淋巴转移、术后复查等方面有其优越性,是钡灌肠造影、纤维结肠镜诊断大肠癌的重要补充手段。

5.结肠镜

近20年来,结肠镜的诊断价值逐步提高,在临床检查中要尽可能做全结肠检查。漏诊情况与肠道准备是否充分及检查者的技术水平有很大关系。当不具备纤维结肠镜检查条件,患者不能耐受,肿瘤或其他原因造成肠腔狭窄时,不能继续进镜,故有可能遗漏狭窄部位以上的肿瘤;单纯的结肠镜检查有时对肿瘤定位不准确,同时与下消化道造影检查相互补充往往会作出更准确的诊断。

(三)分期

1.大肠癌 TNM 分级标准

见表2-26。

表 2-26　大肠癌 TNM 分级标准(AJCC 第八版)

原发肿瘤(T)		区域淋巴结(N)		远处转移(M)	
T_x	原发肿瘤无法评价	N_x	区域淋巴结无法评价	M_x	远处转移无法评价
T_0	无原发肿瘤证据	N_0	无区域淋巴结转移	M_0	无远处转移
T_{is}	原位癌:局限于上皮内或侵犯黏膜固有层	N_1	有1~3个区域淋巴结转移	M_1	有远处转移
T_1	肿瘤侵犯黏膜下层	N_{1a}	有1个区域淋巴结转移	M_{1a}	远处转移局限于单个器官或部位(如肝、肺、卵巢、非区域淋巴结)
T_2	肿瘤侵犯固有肌层	N_{1b}	有2~3个区域淋巴结转移		
T_3	肿瘤穿透固有肌层到达浆膜下层,或侵犯无腹膜覆盖的结直肠旁组织	N_{1c}	浆膜下、肠系膜、无腹膜覆盖结肠/直肠周围组织内有肿瘤种植,无区域淋巴结转移	M_{1b}	远处转移分布于一个以上的器官或部位,没有腹膜转移
T_{4a}	肿瘤穿透腹膜脏层	N_2	有4枚以上区域淋巴结转移		
T_{4b}	肿瘤直接侵犯或粘连于其他器官或结构	N_{2a}	4~6枚区域淋巴结转移	M_{1c}	腹膜转移伴或不伴其他器官转移
		N_{2b}	7枚及更多区域淋巴结转移		

2.大肠癌 TNM 分期

见表2-27。

表 2-27　大肠癌 TNM 分期

分期	T	N	M
0 期	T_{is}	N_0	M_0
Ⅰ 期	T_1	N_0	M_0
	T_2	N_0	M_0
ⅡA 期	T_3	N_0	M_0
ⅡB 期	T_{4a}	N_0	M_0
ⅡC 期	T_{4b}	N_0	M_0

分期	T	N	M
ⅢA 期	$T_{1\sim2}$	N_1/N_{1c}	M_0
	T_1	N_{2a}	M_0
ⅢB 期	$T_{3\sim4a}$	N_1	M_0
	$T_{2\sim3}$	N_{2a}	M_0
	$T_{1\sim2}$	N_{2b}	M_0
ⅢC 期	T_{4a}	N_{2a}	M_0
	$T_{3\sim4a}$	N_{2b}	M_0
ⅣA 期	任何 T	任何 N	M_{1a}
ⅣB 期	任何 T	任何 N	M_{1b}
ⅣC 期	任何 T	任何 N	M_{1c}

二、治疗

（一）治疗原则

大肠癌的治疗方法有手术、化疗、放疗、靶向治疗及免疫治疗等，其中以外科手术为最主要的治疗手段。大肠癌的内科治疗主要有以下几种：新辅助放化疗、辅助化疗、转化治疗和晚期大肠癌的姑息治疗。

1. 新辅助放化疗

主要用于局部晚期直肠癌，通常与放疗联合应用于直肠癌（T_3、T_4 或 $\geqslant N_1$），可以提高保肛率，改善患者的生活质量，减少术后复发，新辅助放化疗结合手术是局部晚期直肠癌的首选方案。

2. 辅助化疗

是大肠癌综合治疗的一个重要组成部分，其机制在于消灭根治术后的残留病灶。

（1）$pT_{1\sim2}N_0M_0$，Ⅰ期患者，建议不考虑辅助化疗，术后观察。

（2）$pT_3N_0M_0$，Ⅱ期无高危因素的患者，建议常规免疫组织化学检测 MMR，或者微卫星不稳定检测，如果是错配修复蛋白缺失（dMMR）或者高度微卫星不稳定（MSI-H），建议术后观察，不考虑 5-FU 类单药（卡培他滨或 5-FU/LV）化疗。如果不属于 dMMR 或者 MSI-H，考虑 5-FU 类单药（卡培他滨或 5-FU/LV）化疗。

（3）$pT_{3\sim4}N_0M_0$，Ⅱ期伴高危因素的患者（高危因素包括肠梗阻、肠穿孔、T_4、低分化肿瘤、有脉管或神经侵犯、病理学检查淋巴结＜12 枚）。常规行术后辅助化疗，化疗方案是以 5-FU/LV 为基础联合奥沙利铂，或卡培他滨联合奥沙利铂，即 FOLFOX 或 CapeOX 方案。尚未证实在 5-FU/LV 方案中增加奥沙利铂可以使 70 岁或以上Ⅱ期老年患者受益。

（4）$pT_{1\sim3}N_1M_0$，低危Ⅲ期患者，建议术后行 FOLFOX 或 CapeOX 方案的辅助化疗。根据 IDEA 研究结论，CapeOX 方案 3 个月的 DFS 非劣效于 6 个月；而 FOLFOX 方案 3 个月对比 6 个月的非劣效性未被证实。因此针对低危Ⅲ期患者，术后辅助化疗，FOLFOX 方案建议 6 个周期或 12 个周期，CapeOX 方案 4 个周期。

（5）pT_4 和（或）N_2M_0，高危Ⅲ期患者，建议术后行 FOLFOX 或 CapeOX 方案的辅助化疗。根据 IDEA 研究结论，FOLFOX 方案的 3 个月 DFS 劣效于 6 个月；但 CapeOX 方案的 3

个月对比 6 个月的非劣效性未得到证实,而 3 个月组的 3 度以上神经毒性显著低于 6 个月组(FOLFOX 方案分别为 3% vs 16%,CapeOX 方案组则为 3% vs 9%)。因此针对高危Ⅲ期患者,术后辅助化疗,FOLFOX 方案建议 12 个周期,CapeOX 方案 4 个周期或 8 个周期。

(6)直肠癌辅助治疗,对术后 T_3、T_4 或 N 阳性,术前未行放化疗的患者,建议行术后补救性放化疗。通常补救性放疗放在术后辅助化疗中间进行。

3.转化治疗

主要针对晚期结直肠癌肝转移,且评估为潜在可切除的患者,通过术前化疗±靶向治疗,转化为可切除病灶。通过术前的转化治疗,可显著提高 R_0(尤其是肝脏转移灶)切除率。

4.姑息治疗

一些在诊断时已出现远处转移或术后复发转移的大肠癌患者,通过化疗联合靶向治疗可延长生存期,提高生活质量。

5.免疫治疗

对于 dMMR/MSI-H 晚期肠癌患者,可以在常规治疗失败后,选用针对免疫检查点的免疫治疗,如帕博利珠单抗和纳武单抗。

(二)治疗策略

1.直肠癌新辅助放化疗

(1)XRT+5-FU 连续输注:5-FU 225 mg/(m^2·d),持续静脉滴注(24 h),每日 1 次,每周 5 天。放疗 50.4 Gy。

(2)XRT+5-FU/叶酸:亚叶酸钙 20 mg/m^2,静脉推注,每日 1 次,4 天,放疗的第 1、第 5 周给予。5-FU 400 mg/(m^2·d),静脉推注,每日 1 次,4 天,放疗的第 1、第 5 周给予。放疗 50.4 Gy。

(3)XRT+卡培他滨:卡培他滨 825 mg/m^2,口服,每日 2 次,每周 5 天。放疗 50.4 Gy。

(4)方案四:卡培他滨 1000 mg/m^2,口服,每日 2 次,第 1～第 14 天,每 3 周重复。放疗 50.4 Gy。

主要针对局部晚期直肠癌患者,T_3、T_4 或者 N 阳性,目的是降低局部复发率、提高保肛率、提高患者生活质量。卡培他滨/长程放疗或 5-FU 输注/长程放疗为首选方案。欧洲肿瘤内科学会(ESMO)指南推荐,对于低危患者(危险因素主要包括 cT、cN 分期较晚,低位,直肠系膜筋膜侵犯阳性,直肠壁外血管侵犯阳性等),如果保证手术质量可以不做术前治疗。CSCO 指南将术前同步放化疗作为局部进展期直肠癌的Ⅰ级推荐,将低危患者不做术前治疗作为Ⅱ级推荐。

2.大肠癌术后辅助化疗

(1)改良 FOLFOX6(mFOLFOX6)方案:奥沙利铂 85 mg/m^2,静脉滴注,第 1 天。LV 400 mg/m^2,静脉滴注,第 1 天。5-FU 400 mg/(m^2·d),静脉推注,第 1 天,然后 1200 mg/(m^2·d)×2 天,持续静脉滴注(总量 2400 mg/m^2,持续静脉滴注 46～48 h)。每 2 周重复。

该方案是在 FOLFOX6 方案基础上的改进,减少了奥沙利铂的用量,安全性更好。

(2)CapeOX 方案:奥沙利铂 130 mg/m^2,静脉推注,第 1 天。卡培他滨 1000 mg/m^2,口服,每日 2 次,第 1～第 14 天。每 3 周重复。

诸多的临床试验证明,卡培他滨与持续静脉滴注 5-FU 的疗效相当,虽然手足综合征发生的比例升高,但大部分患者能够耐受,而且对骨髓的抑制较轻,对老年或体质差的患者使用更加安全。用药方便也是卡培他滨相对于静脉用药的优势之一。

(3)改良 De Gramont 方案:LV 400 mg/m²,静脉滴注,第 1 天。5-FU 400 mg/(m²·d),静脉推注,第 1 天,然后 1200 mg/(m²·d)×2 天,持续静脉滴注(总量 2400 mg/m²,46～48 h)。每 2 周重复。

对于不能耐受强化疗或对奥沙利铂过敏的患者,可以单独应用 5-FU/亚叶酸钙或 5-FU 衍生药物,以策安全。5-FU 的持续给药比静脉注射有更大的优势,因此产生了此方案,该方案是在 De Gramont 方案基础上的改良。静脉注射的 Mayo Clinic 方案和 Roswell Park 方案已不再被推荐用于临床。

(4)卡培他滨单药:卡培他滨 1000～1250 mg/m²,口服,每日 2 次,第 1～第 14 天。每 3 周重复×24 周。适用于不能耐受强化疗或对奥沙利铂过敏的患者。

3.晚期大肠癌的一线化疗

(1)mFOLFOX6 方案:方案见辅助治疗。

(2)FOLFOX 方案＋贝伐珠单抗:FOLFOX 同辅助治疗。贝伐珠单抗 5 mg/kg,静脉滴注,第 1 天。每 2 周重复。

贝伐珠单抗联合化疗可以作为一线或二线用药,贝伐珠单抗的应用必须联合有效的化疗药物,因此不推荐在三线应用。对 65 岁以上患者,如果既往有高血压、出血、血栓、蛋白尿事件,谨慎应用。术前、术后 6～8 周尽量避免应用,以免伤口愈合障碍。

(3)FOLFOX 方案＋西妥昔单抗(仅 KRAS/NRAS 野生型):FOLFOX 同辅助治疗。西妥昔单抗 400 mg/m²,静脉滴注(第一次注射大于 2 h),然后 250 mg/m²,静脉滴注(注射超过 60 min),每周重复;或西妥昔单抗 500 mg/m²,静脉滴注,第 1 天,每 2 周重复。

西妥昔单抗可以联合化疗应用于肠癌的治疗,也可单药或联合伊立替康应用于化疗耐药的患者。目前西妥昔单抗可以和 FOLFOX 或 FOLFIRI 方案联合,但不推荐和CapeOX方案或卡培他滨联合。联合应用时,化疗剂量不变,对于体质较差、不能耐受化疗的患者,可以西妥昔单抗单药应用。只有 RAS 和 BRAF 野生型患者才能从西妥昔单抗的治疗中获益,因此,所有应用西妥昔单抗的患者必须检测 RAS 和 BRAF 状态。与西妥昔单抗有关的毒副反应主要为痤疮样皮疹,有资料显示,皮疹的发生可以预测疗效,皮疹的严重程度与生存的延长有一定相关性。

(4)CapeOX 方案:奥沙利铂联合方案中,那些体质较弱的患者可采用卡培他滨替代 5-FU/LV,疗效不受影响,且对骨髓抑制较轻。

(5)CapeOX 方案＋贝伐珠单抗:Cape OX 方案同上。贝伐珠单抗 7.5 mg/kg,静脉滴注,第 1 天。每 3 周重复。

(6)FOLFIRI 方案:伊立替康 180 mg/m²,静脉滴注(注射时间大于 30～90 min),第 1 天。LV 400 mg/m²,静脉滴注(配合伊立替康注射时间),第 1 天。5-FU 400 mg/(m²·d),静脉推注,第 1 天,然后 1200 mg/(m²·d)×2 天,持续静脉滴注(总量 2400 mg/m²,46～48 h)。每 2 周重复。

奥沙利铂为主的联合方案与伊立替康为主的联合方案可以互为一、二线用药,凡能完成这两种方案的患者,其中位生存期可以达到 20 个月。

(7)FOLFIRI 方案＋贝伐珠单抗:FOLFIRI 方案同上。贝伐珠单抗 5 mg/kg,静脉滴注,第 1 天。每 2 周重复。

(8)FOLFIRI 方案＋西妥昔单抗(仅 *KRAS/NRAS* 野生型)：FOLFIRI 方案同上。西妥昔单抗 400 mg/m^2，静脉滴注(第一次注射大于 2 h)，然后 250 mg/m^2，静脉滴注(注射超过 60 min)，每周重复；或西妥昔单抗 500 mg/m^2，静脉滴注，第 1 天，每 2 周重复。

(9)FOLFOXIRI 方案：伊立替康 165 mg/m^2，静脉滴注，第 1 天。奥沙利铂 85 mg/m^2，静脉滴注，第 1 天。LV 400 mg/m^2，静脉滴注，第 1 天。5-FU 1600 mg/(m^2·d)×2 天，持续静脉滴注(总量 3200 mg/m^2，大于 48 h)。每 2 周重复。

FOLFOXIRI 方案能显著提高近期有效率、转移灶的根治性切除率，从而延长 PFS。体质强，有希望通过接受强力化疗缩小病灶而获得手术机会的患者可以采用该方案。但该方案不良反应较大，对于体质弱，或者估计不能获得根治机会的患者临床上不推荐使用。

(10)FOLFOXIRI 方案＋贝伐珠单抗：FOLFOXIRI 方案同上。贝伐珠单抗 5 mg/kg，静脉滴注，第 1 天。每 2 周重复。

三药(FOLFOXIRI)方案＋贝伐珠单抗较两药(FOLFOX/CapeOX/FOLFIRI 方案)＋贝伐珠单抗或 FOLFOXIRI 方案可进一步提高疗效，但不良反应大，临床主要应用于以缩瘤为目的、PS 评分为 0~1 分的患者的治疗(主要用于晚期肠癌转化治疗)和 *BRAF* 突变患者的标准治疗。

(11)简化的双周 5-FU 输注/LV 方案(LV/5-FU)：LV 400 mg/m^2，静脉滴注，第 1 天。5-FU 400 mg/(m^2·d)，静脉推注，第 1 天，然后 1200 mg/(m^2·d)×2 天，持续静脉滴注(总量 2400 mg/m^2，46~48 h)。每 2 周重复。

(12)卡培他滨：卡培他滨 1000~1250 mg/m^2，口服，每日 2 次，第 1~第 14 天。每 3 周重复。

(13)卡培他滨＋贝伐珠单抗：卡培他滨 1000~1250 mg/m^2，口服，每日 2 次，第 1~第 14 天。贝伐珠单抗 7.5 mg/kg，静脉滴注，第 1 天。每 3 周重复。

(14)伊立替康：①伊立替康 125 mg/m^2，静脉滴注(注射时间大于 30~90 min)，第 1、第 8 天，每 3 周重复。②伊立替康 180 mg/m^2，静脉滴注(注射时间大于 30~90 min)，第 1 天，每 2 周重复。③伊立替康 300~350 mg/m^2，静脉滴注(注射时间大于 30~90 min)，第 1 天，每 3 周重复。

(15)伊立替康＋西妥昔单抗(仅 *KRAS/NRAS* 野生型)：伊立替康用法同上。西妥昔单抗 400 mg/m^2，静脉滴注(第一次注射时间大于 2 h)，然后 250 mg/m^2，静脉滴注(注射时间超过 60 min)，每周重复；或西妥昔单抗 500 mg/m^2，静脉滴注，第 1 天，每 2 周重复。

(16)西妥昔单抗(仅 *KRAS/NRAS* 野生型)：①西妥昔单抗 400 mg/m^2，静脉滴注(第一次注射时间大于 2 h)，然后 250 mg/m^2，静脉滴注(注射时间超过 60 min)，每周重复。②西妥昔单抗 500 mg/m^2，静脉滴注，第 1 天，每 2 周重复。

对于 PS 评分差、不能耐受强化疗的患者，可以考虑单药 5-FU 类(5-FU/LV 或卡培他滨)±贝伐珠单抗，伊立替康±西妥昔单抗，或西妥昔单抗单药，或减量的双药化疗。

结合 ESMO 指南、NCCN 指南和 2017 年发表的对左右半结直肠癌的预后预测价值的特别文章，总结不同治疗目标、原发灶、*RAS*、*BRAF* 状态下推荐的不同大肠癌治疗策略，如表 2-28 所示。

表 2-28　基于不同治疗目标、原发灶、*RAS*、*BRAF* 状态的大肠癌治疗策略

转移性结直肠癌（mCRC)类型	目标	
	缩小肿瘤	疾病控制
左半 *RAS* 野生型	首选 两药化疗＋EGFR 单抗 可选 FOLFOXIRI 方案±贝伐珠单抗	首选 两药化疗＋EGFR 单抗 可选 两药化疗＋贝伐珠单抗
右半 *RAS* 野生型	首选 FOLFOXIRI 方案±贝伐珠单抗 可选 两药＋EGFR 单抗/贝伐珠单抗	首选 两药化疗＋贝伐珠单抗 可选 FOLFOXIRI 方案±贝伐珠单抗
RAS 突变	首选 FOLFOXIRI 方案±贝伐珠单抗 可选 两药化疗＋贝伐珠单抗	首选 两药化疗＋贝伐珠单抗 可选 FOLFOXIRI 方案±贝伐珠单抗
BRAF 突变	FOLFOXIRI 方案±贝伐珠单抗	

4. 晚期大肠癌的一线维持化疗

(1)卡培他滨。

(2)5-FU/CF。

(3)贝伐珠单抗＋卡培他滨。

(4)西妥昔单抗。

目前一线维持治疗被证实可以延长 PFS,未证实可以延长 OS。中国多中心Ⅲ期研究证实,卡培他滨一线维持对比观察组,延长 PFS 达 2.6 个月。AIO0207 是一项在标准 5-FU 类/奥沙利铂/贝伐珠单抗一线治疗 mCRC 后评估贝伐珠单抗/5-FU 类、贝伐珠单抗单药维持治疗或无治疗的非劣效性Ⅲ期研究,结果发现化疗联合贝伐珠单抗的一线化疗后,5-FU 类＋贝伐珠单抗作为一线维持方案比贝伐珠单抗单药更有优势。

5. 晚期大肠癌的二线化疗

奥沙利铂为主的联合方案与伊立替康为主的联合方案可以互为一、二线用药,顺序不影响疗效。

(1)FOLFIRI/FOLFOX 方案＋贝伐珠单抗:ML18147 研究说明,一线进展后持续贝伐珠单抗联合不同化疗方案能使 mCRC 患者获益,并显著延长二线 OS。PD 后继续使用贝伐珠单抗不增加不良事件。

(2)mXELIRI 方案±贝伐珠单抗:伊立替康 200 mg/m^2,静脉滴注,第 1 天。卡培他滨 800 mg/m^2,口服,每日 2 次,第 1~第 14 天。贝伐珠单抗 7.5 mg/kg,静脉滴注,第 1 天。每 3 周重复。

AXEPT 研究证实,改良的 XELIRI 方案±贝伐珠单抗的疗效非劣于二线标准 FOLFIRI±贝伐珠单抗方案,mXELIRI±贝伐珠单抗在 OS 上更有优势(16.8 个月 vs 15.4 个月),总体不良事件更少,腹泻可控,因此被写入泛亚太地区 ESMO 指南。

(3)FOLFIRI/FOLFOX 方案＋西妥昔单抗。

2016 美国临床肿瘤学会(ASCO)及 2017 ESMO 公布了 PRODIGE 18 研究的结果,既往一线化疗＋贝伐珠单抗的 *RAS* 野生型 mCRC 患者二线予 FOLFIRI/FOLFOX 方案＋西妥昔单抗和 FOLFIRI/FOLFOX6 方案＋贝伐珠单抗,两者 PFS 和 OS 均无明显差异,该研究提示,一线应用贝伐珠单抗联合化疗出现疾病进展后,二线换为含西妥昔单抗治疗并不优于持续贝伐珠单抗治疗,继续予以贝伐珠单抗进行跨线治疗是合理的选择。目前抗 EGFR 的靶向药物无跨线使用证据。

（4）VIC 方案：*BRAF* V600E 突变。伊立替康 180 mg/m²，静脉滴注，第 1 天，每 2 周重复。西妥昔单抗 500 mg/m²，静脉滴注，第 1 天，每 2 周重复。维罗非尼 960 mg，口服，每日2 次。

BRAF V600E 突变型 mCRC 患者使用标准化疗方案疗效差，且对 *BRAF* 抑制剂维罗非尼反应差。2017 ASCO 报道了 SWOGS 1406 研究，予曾接受过 1～2 种治疗方案的 *BRAF* V600E 突变型 mCRC 患者伊立替康＋西妥昔单抗联合或不联合维罗非尼治疗，结果显示 VIC 三药联合（维罗非尼、西妥昔单抗和伊立替康）较 IC 组显著改善 ORR、PFS 和 OS，证实了 VIC 在难治性 *BRAF* V600E 突变型 mCRC 中的临床获益。目前 VIC 方案已作为 *BRAF* V600E 突变型 mCRC 的二线标准治疗被写入 2018 年的 NCCN 指南。

6. 晚期大肠癌的三线化疗

（1）西妥昔单抗±伊立替康（仅 *RAS*、*BRAF* 野生型）：同为三线方案，建议先用瑞戈非尼，再用西妥昔单抗±伊立替康。2018 美国临床肿瘤学会消化肿瘤研讨会（ASCO -GI）和 2018 ASCO 报道了 REVERSE 研究，该研究入组 5-FU/奥沙利铂/伊立替康治疗失败、既往未行抗 *EGFR* 治疗的 101 例 mCRC，对比了瑞戈非尼与西妥昔单抗±CPT-11 不同顺序，即分为 R-C 组和 C-R 组。结果发现 R-C 方案组显著延长 OS，TTF 及两组生活质量评分相当。

（2）瑞戈非尼单药：①瑞戈非尼 160 mg，口服，每日 1 次，第 1～第 21 天，每 28 天重复。②可采用剂量滴定的方法：第 1 周 80 mg/d，第 2 周 120 mg/d，第 3 周 160 mg/d。后续疗程：根据滴定最终耐受剂量，瑞戈非尼 120 mg 或 160 mg，口服，每日 1 次，第 1～第 21 天。每 28 天重复。

瑞戈非尼于 2017 年 3 月被国家食品药品监督管理总局（CFDA）批准作为 5-FU、奥沙利铂、伊立替康，或抗血管内皮生长因子（VEGF）、抗 *EGFR* 靶向药物等现有标准治疗失败后的三线用药，以中国为主的亚洲临床研究证明了瑞戈非尼的生存期延长较西方人群更有优势。瑞戈非尼第 1 周期可采用剂量滴定的方法探索最佳耐受。

（3）呋喹替尼单药：呋喹替尼，5 mg，口服，每日 1 次，第 1～第 21 天，每 28 天重复。

呋喹替尼是 2018 年 9 月获得 NMPA 批准的另一个晚期结直肠癌的小分子抗血管生成靶向药物。适用于既往接受过 5-FU 类、奥沙利铂和伊立替康为基础的化疗，以及既往接受过或不适合接受抗 *VEGF* 治疗、抗 *EGFR* 治疗（*RAS* 野生型）的转移性结直肠癌患者。

（4）帕博利珠单抗：帕博利珠单抗 2 mg/kg，静脉滴注，第 1 天，每 3 周重复。

KEYNOTE-016 及后续的系列研究证实，帕博利珠单抗对既往接受过治疗的晚期 dMMR/MSI-H 肿瘤（包括结直肠癌和非结直肠癌）患者能提供持久的临床获益，缓解率和持续缓解时间均优于既往的标准治疗，因此美国 FDA 于 2017 年 5 月 23 日批准 PD -1 抑制剂帕博利珠单抗用于 dMMR/MSI-H 亚型的实体瘤患者。

（5）纳武单抗：①纳武单抗 3 mg/kg，静脉滴注，第 1 天，每 2 周重复。②纳武单抗 240 mg，静脉滴注，第 1 天，每 2 周重复。

2017 年发布了一项 Ⅱ 期开放临床研究，其使用另一种 PD -1 抑制剂纳武单抗单药治疗 dMMR/MSI-H 的至少接受过一线治疗（5-FU、奥沙利铂、伊立替康）的 mCRC 患者，为既往治疗过的 dMMR/MSI-H 的 mCRC 患者提供了可持续的疗效。基于该研究，2017 年 8 月 1 日美国 FDA 批准纳武单抗治疗 dMMR/MSI-H 的成人和 12 岁及以上 mCRC 儿童患者。

（赫　文）

第十一节　原发性肝癌

原发性肝癌为高发并严重威胁我国人民生命健康的恶性肿瘤之一。全球范围内,肝癌发病率居恶性肿瘤发病率的第 5 位,死亡率居第 3 位。由于乙肝病毒的高感染率,我国的肝癌发病形势尤为严峻,发病率居恶性肿瘤的第 4 位,每年新发病例约 35 万,占全球的 50% 以上,死亡率居第 2 位。肝癌明确诊断时大多已为中晚期,治疗效果差。手术治疗(包括肝移植)为首选且唯一可能根治的方法,尤其是甲胎蛋白(AFP)结合 B 超筛查发现的亚临床肝癌(无临床症状的肝癌)与小肝癌(最大径不超过 3 cm)的手术治疗(包括肝移植)取得了良好效果。对于不可切除的肝癌,可采用多种局部治疗方法。分子靶向药物索拉非尼为首个经 Ⅲ 期临床研究证实可延长肝癌患者生存期的全身治疗药物,仑伐替尼、瑞戈非尼及以纳武单抗为代表的抗 PD-1 免疫治疗近年来在肝癌的治疗中占有重要地位。

一、诊断要点

(一)临床表现

1. 症状

肝癌无特异性症状,症状可来自肝癌或肝炎、肝硬化背景,与良性肝病往往难以鉴别。肝癌起病比较隐匿,可分为亚临床肝癌与临床肝癌,肝癌早期可无症状,筛查或健康体检时发现的大多为小肝癌。患者出现明显的临床症状时,病情往往已是中晚期,临床表现可因肝癌部位、大小、血管侵犯、邻近器官受侵犯程度、病程、转移情况及有无并发症而异。首发症状以肝区疼痛最为常见,其次是上腹部包块、食欲缺乏、乏力、消瘦、腹胀、原因不明的发热、腹泻、腹痛和右肩酸痛等。此外,出血倾向、下肢水肿、急腹症也是其常见表现。也有部分患者表现为肝硬化的一些并发症,如黑便、呕血、黄疸等。个别患者因肺、脑、骨转移引起的症状而入院,如咯血、偏瘫、骨痛等。

2. 体征

原发性肝癌多是在慢性肝炎、肝硬化的基础上发展而来的,因此不少患者常有慢性肝病及肝硬化的一些体征,如慢性肝病面容、肝掌、蜘蛛痣、腹壁静脉曲张、体质虚弱、男性乳房发育和下肢水肿等。除此之外,肝癌患者也有一些特殊的体征,如进行性肝大、脾大、黄疸、腹水、肝区血管杂音、Budd-Chiari 综合征。晚期肝癌还可发生肺、肾上腺、骨、脑、淋巴结等远处转移,如发生骨转移可有压痛,发生颅内转移可有神经定位体征、锁骨上淋巴结肿大等。

(二)检查手段

1. 肝癌标志物

(1)AFP:为肝细胞肝癌(HCC)诊断中最有价值的肿瘤标志物。我国肝癌患者 AFP 阳性率为 60%～70%。AFP>400 μg/L 持续 1 个月或>200 μg/L 持续 2 个月,应怀疑肝癌可能,需进一步行影像学检查明确诊断。AFP 可协助早期发现肝癌,在症状出现前 6～12 个月即可作出诊断。AFP 结合 B 超用于筛查与体检,可发现亚临床肝癌与小肝癌。AFP 还可用于监测病情变化、治疗效果、早期检出治疗后的复发与转移。AFP 异质体的检测有助于良恶性肝脏肿瘤的鉴别诊断、原发性与转移性肝癌的鉴别。AFP 升高者需要排除慢性或活动性肝炎、肝硬化、睾丸或卵巢胚胎源性肿瘤及妊娠等情况。

（2）其他：α-L-岩藻糖苷酶、γ-谷氨酰转移酶同工酶、碱性磷酸酶同工酶、异常凝血酶原等在肝癌的辅助诊断与病情的监测中也有一定价值。

2. 影像学检查

（1）超声：为最常用的肝癌定位诊断方法之一，并可协助良恶性的鉴别，可发现直径为 1 cm 甚至更小的肝癌。由于其具有无创、费用低、易重复应用、无放射性损伤、敏感性高等优点，常用于筛查、体检及怀疑肝癌后的初筛。近年来利用超声造影剂使用后散射回声增强的实时超声造影技术明显提高了超声诊断的分辨率、敏感性和特异性，揭示肝脏肿瘤的血流动力学改变，在肝脏肿瘤的检出和定性诊断中具有重要价值，在评价肝脏肿瘤的微血管灌注和引导介入治疗方面具有优势。

（2）CT：为肝癌诊断的常用方法，可提供肿瘤大小、部位、与周围结构的关系等信息，并可协助鉴别病变性质（肝癌大多呈低密度占位，动脉相多血供病灶可明显充填）。临床上一般需要采用多期动态增强 CT 技术，显示肝脏占位在动脉期快速不均质血管强化，而静脉期或延迟期快速洗脱。其缺点为有放射性、检查费用高于超声。

（3）MRI：可提供肿瘤大小、部位、与周围结构的关系等信息，并可协助病变性质的鉴别（肝癌结节大多在 T_1 加权像呈低信号，T_2 加权像呈高信号）。MRI 具有无放射性损伤，软组织分辨较好，能获得横断面、冠状面与矢状面三重图像等优点。若结合肝细胞特异性对比剂使用，可提高 1.0 cm 的肝癌的检出率和对肝癌诊断及鉴别诊断的准确性。

（4）肝血管造影：主要有选择性腹腔动脉、肝动脉造影和门脉造影，其不仅可显示肿瘤大小、数目及肝动脉的解剖变异，还有助于病变性质的鉴别。但其为有创性检查，通常仅用于超声或 CT、MRI 等仍未能作出定位诊断时，或用于肝动脉栓塞治疗前了解肿瘤血供及血管畸形等。

3. 病理学检查

包括细胞学与组织学病理检查。可在 B 超或 CT 引导下行细针穿刺获得细胞学检查，或行粗针穿刺获得组织学检查，或行术中活检，或行手术切除标本进行组织学检查。组织学分型包括 HCC、胆管细胞性肝癌、肝细胞胆管细胞混合性肝癌，以 HCC 最常见。病理学检查还可以结合免疫组织化学指标进行鉴别诊断，常用的肝细胞性标志物有 Hep Par-1、GPC-3、CD10、Arg-1 和 GS 等。肝穿刺活检主要的风险是出血或针道种植，结合患者基础疾病，术前应检查血小板和凝血功能，对于有严重出血倾向或严重心肺、脑、肾疾患和全身衰竭的患者，应避免肝穿刺活检。为了避免肿瘤结节破裂和针道种植，在选择穿刺路径时应经过正常的肝组织，避免直接穿刺肝脏表面的结节。

4. 肝癌的临床诊断标准

2017 年 6 月国家卫生和计划生育委员会（现国家卫生健康委员会）委托中华医学会组织修订了《原发性肝癌诊疗规范》，发布了原发性肝癌的临床诊断标准，具体如下：①有乙型肝炎或丙型肝炎者，或者由任何原因引起肝硬化者，至少每隔 6 个月进行一次超声及 AFP 检测，对于发现肝内直径≤2 cm 的结节，动态增强 MRI、动态增强 CT、超声造影及普美显动态增强 MRI 四项检查中至少有两项显示有动脉期病灶明显强化、门脉或延迟期强化下降的"快进快出"的肝癌典型特征，则可作出肝癌的临床诊断；对于发现肝内直径＞2 cm 的结节，则上述四种影像学检查中只要一项有典型的肝癌特征，即可临床诊断为肝癌。②有乙型肝炎或丙型肝炎者,或者由任何原因引起肝硬化者,对于随访发现肝内直径≤2 cm 的结节,若上述 4 种影像学检查中无或只有一项检查有典型的肝癌特征,可进行肝穿刺活检或每 2～3 个月密切进行影像学随访以确立诊断;对于发现肝内直径>2 cm 的结节,若上述 4 种影像学检查无典型的肝癌特征,则需进行肝穿刺活检以明确诊断。③有乙型肝炎或丙型肝炎者,或者由任何原因引起肝硬化者,如 AFP 升高,特别是持续增高,应该进行上述四种影像学检查以明确肝癌的诊断,如未发现肝内结节,在排除妊娠、活动性肝病、生殖胚胎源性肿瘤等疾病的前提下,应该密切随访 AFP 水平,并每隔 2～3 个月进行一次影像学检查。

(三)TNM 分期

1.2017 版 AJCC(第八版)原发性肝癌 TNM 分级标准

见表 2-29。

表 2-29 原发性肝癌 TNM 分级标准(AJCC 第八版)

原发肿瘤(T)		区域淋巴结(N)		远处转移(M)	
T_x	原发瘤无法评估	N_x	区域淋巴结无法评估	M_0	没有远处转移
T_0	原发瘤无明显证据	N_0	没有区域淋巴结转移	M_1	伴有远处转移
T_1	单发肿瘤≤2 cm,或单发肿瘤>2 cm 且没有血管侵犯	N_1	伴有区域淋巴结转移		
T_{1a}	单发肿瘤≤2 cm				
T_{1b}	单发肿瘤>2 cm 且没有血管侵犯				
T_2	单发肿瘤>2 cm 且伴有血管侵犯,或多发肿瘤,最大不超过 5 cm				
T_3	多发肿瘤,肿瘤最大径>5 cm				
T_4	无论肿瘤数目和肿瘤大小,只要有门静脉或肝静脉主要分支的血管侵犯,或者肿瘤直接侵犯胆囊或腹膜以外的其他脏器				

2.原发性肝癌 TNM 分期

见表 2-30。

表 2-30 原发性肝癌 TNM 分期

分期	T	N	M
ⅠA 期	T_{1a}	N_0	M_0
ⅠB 期	T_{1b}	N_0	M_0
Ⅱ 期	T_2	N_0	M_0
ⅢA 期	T_3	N_0	M_0
ⅢB 期	T_4	N_0	M_0
ⅣA 期	任何 T	N_1	M_0
ⅣB 期	任何 T	任何 N	M_1

3.原发性肝癌国内分期

依据中国的具体国情及实践积累,推荐下述肝癌的分期方案,包括ⅠA 期、ⅠB 期、ⅡA 期、ⅡB 期、ⅢA 期、ⅢB 期、Ⅳ期(图 2-1)。

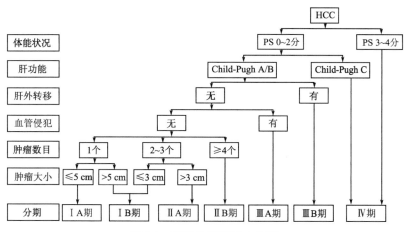

图 2-1 原发性肝癌国内分期

二、治疗原则

原发性肝癌治疗的特点是多学科、多方法共存,必须重视 MDT 模式,避免单学科治疗的局限性。MDT 学科构成应包括肝胆外科(普外科)、肿瘤内科、介入治疗科、影像科、放疗科、病理科和感染科(肝病科),必要时还应包括超声科、消化内科、病理科及营养科等相关科室人员,通过 MDT 模式共同决定最佳的治疗方法。对于小肝癌,首先考虑手术切除,可以取得60%～70%的 5 年生存率;存在手术禁忌证或因肿瘤部位无法做根治性切除的小肝癌,可行射频消融治疗、瘤内无水乙醇注射等局部治疗;对于伴严重肝硬化或肝功能失代偿的小肝癌,可行肝移植。对于大肝癌,首选手术切除;对于不可切除的大肝癌,首选介入性肝动脉化疗栓塞(TACE),TACE 结合瘤内无水乙醇注射或射频治疗或放疗等,可提高部分患者的疗效。对于无手术指征的肝癌,尤其是无 TACE 治疗指征或 TACE 治疗失败者,可选择索拉非尼、仑伐替尼等分子靶向药物。不可切除肝癌经内科治疗后肿瘤缩小者应再次评估可切除性,Ⅱ期切除者仍可取得良好的疗效。全身化疗有一定价值。对于伴黄疸、腹水或肝功能失代偿的晚期肝癌患者,以对症支持治疗为主。根据肝癌不同分期,主要的治疗原则如下。

(1)ⅠA 期:手术切除、射频消融、肝移植。

(2)ⅠB 期:手术切除、TACE、射频消融＋TACE、肝移植。

(3)ⅡA 期:手术切除、TACE、肝移植。

(4)ⅡB 期:TACE、手术切除、全身治疗(索拉非尼/仑伐替尼/FOLFOX4 等化疗)。

(5)ⅢA 期:TACE、全身治疗(索拉非尼/仑伐替尼/FOLFOX4 等化疗)、手术切除、放疗。

(6)ⅢB 期:全身治疗(索拉非尼/仑伐替尼/FOLFOX4 等化疗)、TACE、放疗。

(7)Ⅳ期:对症支持治疗。

三、治疗策略

(一)TACE

TACE 是中晚期肝癌最有效的治疗方法,采用灌注化疗药物与栓塞剂相结合。目前常用的化疗药物为 5-FU 500～1250 mg,顺铂 60～100 mg 或奥沙利铂 100～150 mg,多柔比星60～80 mg 或表柔比星 70～80 mg 或吡柔比星 50～70 mg,丝裂霉素 10～20 mg 等,常选择其中 2～3 种药联合使用。栓塞剂常采用远端栓塞剂碘油与近端栓塞剂明胶海绵。水剂化疗药 5-FU 直接灌注,粉剂化疗药可与碘油混合成混悬液再灌注,可发挥缓释的作用。近年来微球或载药微球作为栓塞剂得到广泛应用。TACE 在控制肿瘤瘤体破裂出血、栓堵动静脉瘘、控制局部疼痛及早期发现术后残癌及复发方面也具有较好的疗效。

TACE 的疗效主要来源于栓塞、阻断癌灶的血供,使肿瘤坏死、缩小,化疗是否在 TACE 中发挥一定作用仍有争论。

（二）局部消融治疗

由于肝癌患者大多合并有肝硬化,或在确诊时大部分患者已为中晚期,能获得手术切除机会的患者只占 20%～30%。近年来广泛应用的局部消融治疗手段具有创伤小、疗效确切的特点,使一些不耐受手术切除的肝癌患者也可获得根治的机会。局部消融方法主要包括射频消融、微波消融、冷冻治疗、高功率超声聚焦消融及无水乙醇注射治疗等。其主要适应证包括单个肿瘤直径≤5 cm,或肿瘤结节不超过 3 个、最大肿瘤直径≤3 cm,无血管、胆管和邻近器官侵犯及远处转移,肝功能分级为 Child-Pugh A 级或 B 级的肝癌患者,部分患者可考虑联合 TACE 等治疗手段。

（三）放疗

对于小肝癌而言,立体定向放疗可以作为根治性治疗手段,而对于中晚期肝癌,立体定向放疗大多属于姑息性治疗手段,其目的是缓解症状、减轻痛苦和延长生存期等。

（四）分子靶向药物治疗

（1）索拉非尼：400 mg,口服,每日 2 次,直至疾病进展或不能耐受。

索拉非尼为多靶点酪氨酸激酶抑制剂,通过抑制血管内皮生长因子受体（VEGFR）与血小板衍生因子受体（PDGFR）,进而抑制肿瘤新生血管的形成及通过抑制 RAF/MEK/ERK 信号转导通路抑制肿瘤的生长,为第一个可改善 OS 的全身治疗药物,SHARP 研究显示其可延长肝癌患者的中位 OS 近 3 个月（10.7 个月 vs 7.9 个月）,针对亚太地区特别是中国人群的 ORIENTAL 研究显示中位 OS 改善 2.3 个月（6.5 个月 vs 4.2 个月）。其主要不良反应为皮肤毒性（皮肤干燥、瘙痒、皮疹、手足综合征）,高血压,乏力,胃肠道反应（腹泻、恶心、食欲缺乏）等。

（2）仑伐替尼：8 mg（体重＜60 kg）或 12 mg（体重≥60 kg）,口服,每日 1 次,直至疾病进展或不能耐受。

仑伐替尼为多靶点酪氨酸激酶抑制剂,通过抑制 VEGFR-1、VEGFR-2、VEGFR-3、成纤维细胞生长因子受体（FGFR-1）、FGFR-2、FGFR-3、FGFR-4、PDGFR、RET 和 KIT 等控制肿瘤生长及肿瘤血管生长。REFLECT 研究是仑伐替尼与索拉非尼头对头比较的非劣效研究,结果显示,在主要终点 OS 上,两组无明显差异,仑伐替尼组的中位 PFS（7.4 个月 vs 3.7 个月）、中位 TTP（8.9 个月 vs 3.7 个月）和 ORR（24% vs 9%）均优于索拉非尼组,其中中国患者亚群的仑伐替尼组 OS 延长了 4.8 个月,对于乙型肝炎病毒相关的 HCC,仑伐替尼组具有生存优势,在安全性方面,仑伐替尼与索拉非尼无明显差异,主要不良反应为高血压、腹泻、食欲降低、体重减轻和疲劳等。

（3）瑞戈非尼：160 mg,口服,每日 1 次,二线使用,直至疾病进展或不能耐受。

瑞戈非尼是一种口服的多靶点激酶抑制剂,可抑制 VEGFR-1、VEGFR-2、VEGFR-3、TIE-2、BRAF、KIT、RET、PDGFR 和 FGFR,其结构与索拉非尼相似。RESORCE 研究是一项国际性、多中心、随机、安慰剂对照试验,入组了573例既往接受过索拉非尼治疗的HCC患者,评估瑞戈非尼的临床疗效和安全性。研究结果显示,瑞戈非尼组的中位OS延长了2.8个月(10.6个月 vs 7.8个月),TTP延长了1.7个月(3.2个月 vs 1.5个月),ORR提高了7%(11% vs 4%),在研究预设的各亚组均观察到了一致的获益,主要的不良反应为高血压、手足皮肤反应、疲劳和腹泻。欧美和我国已批准其应用于二线治疗晚期HCC。

（五）免疫治疗

纳武单抗3 mg/kg或240 mg,静脉滴注,每2周重复或480 mg,静脉滴注,每4周重复,二线使用,直至疾病进展或不能耐受。

CheckMate-040是一项将纳武单抗用于晚期HCC的Ⅰ/Ⅱ期剂量递增及扩展的临床试验。该研究纳入了既往接受/未接受索拉非尼治疗的乙型肝炎病毒感染/丙型肝炎病毒感染/未感染患者,二线治疗182例,一线治疗80例。研究纳入的亚洲人群近一半(85例),其中中国患者占53%。在包含欧美患者的总人群中,纳武单抗一线治疗的客观有效率达到20%,二线治疗的客观有效率为14%～19%,一线、二线治疗的疾病控制率都达到54%～55%,缓解持续时间达到17个月(未接受过索拉非尼)和16.6～19个月(接受过索拉非尼)。亚洲队列分析发现,接受过索拉非尼治疗的亚洲患者和总人群的治疗反应和生存率相当,二线治疗的客观有效率也在15%左右。一线治疗的中位OS达到28.6个月,二线治疗的中位OS为15.6个月(剂量爬坡组)/15.0个月(剂量扩展组)。在亚洲患者人群中,中位OS达到14.9个月,其中34.5%的亚洲患者经过纳武单抗二线治疗后生存可超过2年,疾病稳定患者的中位OS为17.5个月。目前国家批准纳武单抗的适应证为晚期非小细胞肺癌,但CSCO原发性肝癌诊疗指南已经对肝癌的二线治疗推荐了纳武单抗。此外,与纳武单抗具有类似药理作用的帕博利珠单抗因KEYNOTE-224研究的支持,也得到了CSCO原发性肝癌诊疗指南的二线推荐。总体而言,免疫治疗的不良反应发生率低、严重程度轻,但可发生于全身各个系统,和化疗、靶向治疗相比具有不同的不良反应发生谱和特点,需要密切随访,以早期诊断和治疗。

（六）全身化疗

肝癌对化疗表现为原发性耐药,化疗在肝癌术后辅助治疗中不能提高疗效,在晚期肝癌的姑息治疗中缓解率较低。近年有一些采用全身化疗治疗不可切除肝癌或转移性HCC的Ⅱ期临床试验报道,肿瘤缓解率为5%～25%,疾病控制率为34%～76%,中位TTP或PFS为2～6个月,中位OS为8～12个月。近期有一项Ⅲ期临床试验报道采用FOLFOX4方案化疗较多柔比星化疗提高了缓解率、PFS及OS,尤其是在目标人群为中国患者的试验中,中位OS显著延长。

1. FOLFOX4方案

奥沙利铂85 mg/m²,静脉滴注,第1天。亚叶酸钙200 mg/m²,静脉滴注;5-FU 400 mg/m²,静脉推注,随即600 mg/m²,持续静脉滴注;第1～第2天。每2周重复。

开放、随机对照的国际多中心Ⅲ期临床研究采用该方案治疗无局部治疗指征的局部进展期或转移性HCC,中国患者占75%,结果显示肿瘤缓解率为8.15%(高于对照组ADM治疗的2.67%,$P=0.02$),中位PFS为2.93个月(长于ADM治疗组的1.77个月,$P<0.001$),中位OS较ADM治疗组有延长趋势(6.47个月 vs 4.97个月,$P=0.07$)。主要目标人群为中国患者的中位OS显著延长(5.9个月 vs 4.3个月,$P=0.0281$)。2013年3月,CFDA批准FOLFOX4方案用于晚期HCC的一线治疗。

2. XELOX 方案

卡培他滨 1000 mg/m²,口服,每日 2 次,第 1～第 14 天。奥沙利铂 130 mg/m²,静脉滴注,第 1 天。每 3 周重复。

有报道该方案一线治疗 50 例不可切除的 HCC,肿瘤缓解率为 6%,疾病控制率为 72%,中位 PFS 为 4.1 个月,中位 OS 为 9.3 个月。

3. XP 方案

卡培他滨 1000 mg/m²,口服,每日 2 次,第 1～第 14 天。顺铂 60 mg/m²,静脉滴注(需水化),第 1 天。每 3 周重复。

有报道该方案一线治疗 33 例转移性的 HCC,肿瘤缓解率为 6.3%,疾病控制率为 34.4%,中位 TTP 为 2.0 个月,中位 OS 为 12.2 个月。

4. GEMOX 方案

吉西他滨 1000 mg/m²,静脉滴注,第 1 天。奥沙利铂 100 mg/m²,静脉滴注,第 2 天。每 2 周重复。

有报道该方案一线治疗 34 例不可切除的 HCC,肿瘤缓解率为 18%,疾病控制率为 76%,中位 PFS 为 6.3 个月,中位 OS 为 11.5 个月。

5. ADM＋奥沙利铂

多柔比星 60 mg/m²,静脉推注,第 1 天。奥沙利铂 130 mg/m²,静脉滴注,第 1 天。每 3 周重复。

有报道该方案一线治疗 40 例不可切除的 HCC,肿瘤缓解率为 15.6%,中位 PFS 为 3 个月,中位 OS 为 7.8 个月。

(七)其他内科治疗药物

在我国,原发性肝癌患者大多存在肝炎、肝硬化和肝功能异常等基础疾病,与肝癌常相互影响,形成恶性循环。基础肝病及并发症的发展也常是患者死亡的直接原因。基础肝病的治疗包括有效抗病毒治疗、保护肝功能、利胆及其他对症支持治疗。需要密切随访患者的病毒载量及肝炎活动、肝功能损害等情况。必要时,需要同肝病科等科室组成 MDT,以决定内科诊疗措施。

国内有临床研究支持亚砷酸治疗中晚期肝癌,认为其具有一定的姑息治疗作用,可以改善生活质量和延长生存期,2004 年获得 CFDA 批准。包括榄香烯、康莱特、华蟾素、消癌平、槐耳颗粒、肝复乐、金龙胶囊和艾迪注射液等在内的现代中药制剂应用于中晚期肝癌的治疗具有一定的临床经验,但缺乏严格设计的高质量临床研究支持,临床上需要根据患者病情将其作为辅助治疗手段。

(赵　宁)

第十二节　胆管癌

胆道系统癌症主要包括胆管癌和胆囊癌。胆管癌指原发于左/右肝管、肝总管、胆总管上段肝外胆管的原发恶性肿瘤,也称肝外胆管癌。一般不包括肝内胆管、胆囊管、胆总管中下段和壶腹部的恶性肿瘤。

胆管癌在西欧国家发病率高,亚洲国家中中国和日本发病率高。胆管癌病因及发病机制不明,可能与胆管结石、寄生虫感染引起的机械化学刺激及饮食习惯对胆汁代谢的影响等因素有关。原发性硬化性胆管炎、胆石症、胆管囊肿、肝吸虫感染是较为明确的发生胆管癌的高危因素。

一、诊断要点

(一)临床表现

1.症状

常不典型,上腹部不适、隐痛、腹胀最为多见,出现梗阻性黄疸时有皮肤、巩膜黄染等症状及消化道症状,继发感染时可有高热。

2.体征

初期常无明显体征,进展期或晚期表现为全身皮肤、巩膜黄染,重度消瘦,梗阻时伴有肝、脾、胆囊肿大,进而形成上腹包块。

(二)检查手段

1.血生化检查

胆道梗阻时出现碱性磷酸酶增加,造成肝脏损害时转氨酶可升高,白蛋白水平低下,凝血功能障碍。

2.肿瘤标志物

血 CEA、CA19-9、CA125、CA50、CA24-2 等肿瘤相关抗原对胆管癌的诊断、监测复发和预后判断有重要价值。

3.影像学检查

CT、MRI、B 超、内镜逆行胰胆管造影(ERCP)、胆道镜及超声内镜等检查对判定胆管肿瘤部位、确定肿瘤性质、毗邻关系及判断是否能切除具有重要意义。

(三)病理

胆管癌组织学主要为腺癌,来自胆管壁立方上皮,多为中、高分化腺癌,部分可呈印戒细胞癌。

(四)TNM 分期(AJCC 第八版)

1.远端胆管癌 TNM 分级标准

见表 2-31。

表 2-31　远端胆管癌 TNM 分级标准(AJCC 第八版)

T(原发肿瘤)		N(区域淋巴结)		M(远处转移)	
T_x	原发肿瘤不能评估	N_x	区域淋巴结无法估计	M_0	无远处转移
T_0	无原发肿瘤的证据	N_1	1～3 个区域淋巴结转移	M_1	有远处转移
T_{is}	原位癌	N_2	4 个或以上区域淋巴结转移		
T_1	肿瘤侵犯至胆管壁内,深度小于 5 mm				
T_2	肿瘤侵犯至胆管壁内,深度为 5～12 mm				
T_3	肿瘤侵犯至胆管壁内,深度超过 12 mm				
T_4	肿瘤侵犯腹腔干、肠系膜上动脉和(或)肝总动脉				

2.远端胆管癌分期

见表 2-32。

表 2-32　远端胆管癌分期

分期	T	N	M
0 期	T_{is}	N_0	M_0
Ⅰ期	T_1	N_0	M_0
ⅡA 期	T_1	N_1	M_0
ⅡA 期	T_2	N_0	M_0
ⅡB 期	T_2	N_1	M_0
ⅡB 期	T_3	N_0	M_0
ⅡB 期	T_3	N_1	M_0
ⅢA 期	T_1	N_2	M_0
ⅢA 期	T_2	N_2	M_0
ⅢA 期	T_3	N_2	M_0
ⅢB 期	T_4	N_0	M_0
ⅢB 期	T_4	N_1	M_0
ⅢB 期	T_4	N_2	M_0
Ⅳ期	任何 T	任何 N	M_1

3.肝门部胆管癌 TNM 分级标准

见表 2-33。

表 2-33　肝门部胆管癌 TNM 分级标准

T		N		M	
T_x	原发肿瘤不能评估	N_x	区域淋巴结无法估计	M_0	无远处转移
T_0	无原发肿瘤的证据	N_0	无区域淋巴结转移	M_1	有远处转移
T_{is}	原位癌	N_1	1~3 个区域淋巴结转移（包括沿胆囊管、胆总管、肝动脉、胰十二指肠后、门静脉分布的淋巴结）		
T_1	组织学上肿瘤局限于胆管内,可浸润到肌层或纤维组织				
T_{2a}	肿瘤侵犯超出胆管壁到周围脂肪组织				
T_{2b}	肿瘤侵犯周围肝实质	N_2	4 个以上区域（N_1 中描述的）淋巴结转移		
T_3	肿瘤侵犯到门静脉或肝动脉的一侧分支				
T_4	肿瘤侵犯到门静脉主干或同时侵犯其两个分支;或肝固有动脉;或双侧二级胆管;或单侧二级胆管根部并伴对侧门静脉或肝动脉累及				

4.肝门部胆管癌分期

见表 2-34。

表 2-34　肝门部胆管癌分期

分期	T	N	M
0 期	T_{is}	N_0	M_0
Ⅰ期	T_1	N_0	M_0
Ⅱ期	$T_{2a\sim b}$	N_0	M_0

续表

分期	T	N	M
ⅢA 期	T_3	N_0	M_0
ⅢB 期	T_4	N_0	M_0
ⅢC 期	任何 T	N_1	M_0
ⅣA 期	任何 T	N_2	M_0
ⅣB 期	任何 T	任何 N	M_1

二、治疗原则

胆管癌治疗主要是以外科治疗为主的综合治疗。肝门胆管癌应行受累胆管及肝脏整体切除;中段胆管癌行胆管切除术;远端胆管癌推荐胰十二指肠切除术。达到 R_0 切除,且区域淋巴结阴性,或切缘呈原位癌者可观察(2 年内每 6 个月进行 CT、MRI 等影像学复查),或接受 5-FU 的联合放化疗,或接受基于 5-FU 或吉西他滨的化疗;切缘阳性(R_1),或肉眼有残留(R_2),或淋巴结阳性者可选择基于 5-FU 的放化疗,继而采用基于 5-FU 或吉西他滨的化疗,或对淋巴结阳性的患者给予基于 5-FU 或吉西他滨的化疗。

局部晚期不能切除或有远处转移者,若无胆道梗阻,考虑给予吉西他滨联合顺铂化疗,或以 5-FU 为基础或吉西他滨为基础的其他方案化疗,或以 5-FU 为基础的放化疗。若有胆道梗阻,可考虑行短路手术或放置支架,解除梗阻后根据 PS 状况考虑姑息化疗、姑息放化疗或最佳支持治疗。

三、治疗策略

(一)姑息化疗

1. GP 方案

吉西他滨 1000 mg/m² ,静脉滴注,第 1、第 8 天。顺铂 25 mg/m² ,静脉滴注,第 1、第 8 天。每 3 周重复,共 8 个疗程。

一项Ⅲ期试验比较了 GP 方案同吉西他滨单药对进展期及转移性胆囊癌、胆管癌和壶腹部癌的治疗效果,结果 GP 组的疾病控制率、PFS 及 OS 均明显优于单药,分别为 81.4%、8.0 个月及 11.7 个月。两组不良反应类似,3 度中性粒细胞计数下降及贫血发生率以 GP 组多,分别为 25.3% 及 7.6%。

2. GEMOX 方案

吉西他滨 1000 mg/m² ,静脉滴注,第 1 天[恒定滴速 10 mg/(m² · min)]。奥沙利铂 100 mg/m² ,静脉滴注,第 2 天。每 2 周重复。

有文献报道,该方案在 KPS 评分为 0~2 分的初始治疗进展期胆道腺癌有效率为 14.9%(非胆囊癌为 20.5%,胆囊癌为 4.3%),中位 PFS 和 OS 分别为 3.4 个月和 8.8 个月,3~4 度谷丙转氨酶升高发生率为 13.4%,中性粒细胞计数下降为 11.9%,血小板计数下降为 14.9%。

3. mGEMOX 方案

吉西他滨 900 mg/m² ,静脉滴注,第 1、第 8 天。奥沙利铂 80 mg/m² ,静脉滴注,第 1、第 8 天。每 3 周重复。

4.吉西他滨联合卡培他滨方案

吉西他滨 1000 mg/m²,静脉滴注(30～60 min),第1、第8天。卡培他滨 650 mg/m²,口服,每日2次,第1～第14天。每3周重复。

有文献报道,该方案治疗进展期胆管癌有效率为31%,疾病控制率为73%,中位 PFS 为7个月,中位 OS 为14个月。化疗耐受性良好。

5.GS 方案

吉西他滨 1000 mg/m²,静脉滴注(30～60 min),第1、第8天。替吉奥 30 mg/m²,口服,每日2次,第1～第14天。每3周重复。

一项 GS 对比替吉奥单药治疗进展期胆管癌的随机对照Ⅱ期研究中,GS 组与替吉奥单药组的1年总生存率分别为52.9%和40%,并且 GS 组毒性可控,GS 方案的3/4度毒性中性粒细胞数下降及血小板数下降发生率分别为60.8%和4.0%。

6.卡培他滨联合顺铂方案

卡培他滨 1250 mg/m²,口服,每日2次,第1～第14天。顺铂 60 mg/m²,静脉滴注,第1天(水化)。每3周重复。

一项Ⅱ期试验中,该方案治疗晚期胆道肿瘤的有效率为21.4%,中位有效期为5.1个月,TTP 和 OS 分别为3.7个月和9.1个月。最常见的3/4度毒性中性粒细胞数下降发生率为20%,呕吐发生率为12%。

7.吉西他滨单药

吉西他滨 1250 mg/m²,静脉滴注(30～60 min),第1、第8、第15天。每4周重复。

该方案耐受性很好,恶心和中性粒细胞下降是最常见的不良反应。总有效率约为30%。

(二)辅助化疗

参见胆囊癌。

(赵　宁)

第十三节　胆囊癌

胆囊癌为胆道系统中最常见、进展最快的恶性肿瘤,发病隐匿,治疗以外科手术为主,但多数患者就诊时已为晚期,无法进行手术治疗。好发年龄为50～70岁,女性多见,男女发病比例为1:(2～5)。胆囊癌与肝门部胆管癌相比,预后更差。

胆囊癌好发于胆囊底部,病理分型包括腺癌、鳞癌、腺鳞癌、未分化癌、类癌、混合型癌。病因尚不清楚,但其危险因素有胆囊炎、胆囊结石、胆囊息肉和环境中的致癌物等。慢性胆囊炎导致的胆囊钙化也被认为是胆囊癌的危险因素。

胆囊癌的预后主要取决于:①肿瘤的分期和淋巴结的转移情况。②手术方式,如是否行根治性切除。

一、诊断要点

(一)临床表现

1.症状

(1)上腹胀痛:是最常见的症状,为持续性胀痛,可伴向右肩部放射。

（2）黄疸：多为阻塞性黄疸，进行性加重。

（3）消化道症状：有食欲缺乏、恶心、厌油腻等表现。

（4）上腹包块：为肿大的胆囊、肝或脾脏。

2.体征

（1）黄疸：为胆囊癌常见的体征。

（2）右上腹肿块：系肿大的胆囊或肿瘤本身，硬而且有触痛。

（3）其他：腹水、腹壁静脉曲张，凝血功能异常导致的皮肤出血点，淋巴结转移体征。

（二）检查手段

1.血生化检查

可出现贫血，胆道梗阻时出现碱性磷酸酶、谷氨酰转肽酶增高，转氨酶升高及凝血功能障碍。CEA、CA19-9、CA125、CA50、CA24-2 等指标缺乏特异性，敏感度也低。

2.影像学检查

B 超、CT、MRI 对胆囊癌的诊断有重要意义。出现黄疸的患者，磁共振胰胆管成像（MRCP）是首选的无创检查。

（三）TNM 分期

1.TNM 分级标准

见表 2-35。

表 2-35　胆囊癌 TNM 分级标准（AJCC 第八版）

T		N		M	
T_x	原发肿瘤不能评估	N_x	区域淋巴结无法估计	M_0	无远处转移
T_0	无原发肿瘤的证据	N_0	无区域淋巴结转移	M_1	有远处转移
T_{is}	原位癌	N_1	1～3 个区域淋巴结转移		
T_1	肿瘤侵犯限于黏膜层或肌层				
T_{1a}	肿瘤侵犯黏膜层	N_2	4 个以上区域淋巴结转移		
T_{1b}	肿瘤侵犯肌层				
T_{2a}	肿瘤侵犯腹膜面的肌周结缔组织，但未超过浆膜				
T_{2b}	肿瘤侵及肝脏面的肌周结缔组织，但未侵入肝脏				
T_3	肿瘤穿透浆膜和（或）直接侵犯肝和（或）一个其他邻近脏器或结构，如胃、十二指肠、结肠、胰腺、网膜或肝外胆管				
T_4	肿瘤侵犯门静脉主干或肝动脉，或者侵犯两个或更多肝外器官或结构				

2.胆囊癌分期

见表 2-36。

表 2-36　胆囊癌分期

分期	T	N	M
0 期	T_{is}	N_0	M_0
Ⅰ 期	T_1	N_0	M_0
ⅡA 期	T_{2a}	N_0	M_0

分期	T	N	M
ⅡB期	T_{2b}	N_0	M_0
ⅢA期	T_3	N_0	M_0
ⅢB期	$T_{1\sim3}$	N_1	M_0
ⅣA期	T_4	$N_{0\sim1}$	M_0
ⅣB期	任何T	N_2	M_0
ⅣB期	任何T	任何N	M_1

二、治疗原则

切缘阴性的完整切除仍是胆囊癌唯一的根治方式。对 T_{1a} 患者,行单纯胆囊切除术已足够;T_{1b} 以上者应行包含胆囊、邻近胆囊床肝组织(距肝切缘达 2 cm 以上)和区域淋巴结的根治术,必要时切除肝Ⅳb段及Ⅴ段。对一个邻近器官(肝外胆管、横结肠、大网膜等)或组织受累者,可扩大切除范围并取得各切缘阴性;对一个或两个邻近器官(胃、十二指肠、胰腺)或组织受累者,不常规推荐手术。有较多患者因胆囊结石、胆囊息肉行胆囊手术后发现胆囊癌,此类患者若病理提示病灶局限于黏膜层(T_{1a}),可仅观察;对于超出黏膜层者,若能排除远处转移,均应再行胆囊癌根治术。

术后辅助化疗或放化疗仍缺乏高级别证据。近来,多个大样本回顾性分析的结果也支持术后放化疗能提高胆囊癌患者生存率,尤其是肿瘤浸润达 T_2 及以上者。一项研究胰胆管肿瘤(包含部分胆囊癌、胆管癌)根治术后辅助化疗的Ⅲ期临床研究中,亚组分析显示胆囊癌辅助化疗能延长患者的OS,因此术后辅助化疗或放化疗越来越被肿瘤学家所接受。

姑息化疗方面,Ⅱ期试验显示含5-FU方案的联合化疗较最佳支持治疗提高了胆囊癌的生活质量和总生存率,但目前没有形成标准一线化疗方案,通常采用含5-FU(包括卡培他滨、替吉奥)、吉西他滨、铂类的方案(吉西他滨联合铂类、5-FU联合铂类、吉西他滨联合卡培他滨/替吉奥)。

三、治疗策略

(一)辅助放化疗或辅助化疗

1.放疗联合同期5-FU化疗

放疗:照射范围主要是胆囊窝和区域淋巴结(最后对胆囊窝区缩野照射),总量50.4 Gy/28次。

同期5-FU 500 mg/(m^2 · d),静脉推注,放疗的第1周内连续3天;放疗第5周内重复。

该方法来自Mayo诊所的经验,该肿瘤中心对1985~2004年行 R_0 切除的胆囊癌患者的一项回顾性分析提示,胆囊癌术后采用此同期放化疗可能延长患者的OS。现在多项回顾性资料支持,T_2 或 T_3 及淋巴结阳性的胆囊癌患者 R_0 切除术后放化疗能延长OS。

2.吉西他滨单药

吉西他滨1250 mg/m^2,静脉滴注(30~60 min),第1、第8、第15天。每4周重复。

胆囊癌的术后辅助化疗缺乏大样本的Ⅲ期随机对照临床试验,辅助化疗是基于一些样本较大的回顾性分析而形成的专家共识,目前并没有标准的辅助化疗方案。多数专家建议选择含5-FU的放化疗,或单药吉西他滨、5-FU化疗。

3. 吉西他滨联合替吉奥

吉西他滨700 mg/m²,静脉滴注,第1天。替吉奥50 mg/m²,口服,每日2次,第1～第7天。每2周重复,共10个疗程。

一项回顾性分析纳入了103例进展期胆管癌患者,94例行积极的手术切除。接受术后化疗的患者同未化疗者相比,5年总生存率分别为57%和24%。化疗期间的相关毒性轻微。

(二)姑息化疗

1. GP方案

吉西他滨1000 mg/m²,静脉滴注,第1、第8天。顺铂25 mg/m²,静脉滴注,第1、第8天。每3周重复,共8个疗程。

2. mGEMOX

吉西他滨900 mg/m²,静脉滴注,第1、第8天。奥沙利铂80 mg/m²,静脉滴注,第1、第8天。每3周重复。

一项随机对照研究比较了mGEMOX同FUFA(5-FU联合四氢叶酸每周注射)及最佳支持治疗在不能切除的胆囊癌的临床效果,该方案有效率为30.8%,中位PFS和OS分别为8.5个月和9.5个月,均高出其他两组达1倍多,3～4度骨髓抑制发生率为38.5%,粒细胞缺乏伴发热发生率为7.7%。

3. GEMOX

吉西他滨1000 mg/m²,静脉滴注,第1天[恒定滴速10 mg/(m²·min)]。奥沙利铂100 mg/m²,静脉滴注,第2天。每2周重复。

4. 吉西他滨联合卡培他滨方案

吉西他滨1000 mg/m²,静脉滴注(30～60 min),第1、第8天。卡培他滨650 mg/m²,口服,每日2次,第1～第14天。每3周重复。

5. GS方案

吉西他滨1000 mg/m²,静脉滴注(30～60 min),第1、第8天。替吉奥30 mg/m²,口服,每日2次,第1～第14天。每3周重复。

6. 卡培他滨联合顺铂方案

卡培他滨1250 mg/m²,口服,每日2次,第1～第14天。顺铂60 mg/m²,静脉滴注,第1天(水化)。每3周重复。

7. FLP方案

卡铂300 mg/m²,静脉滴注,第1天。亚叶酸25 mg/(m²·d),静脉滴注,第1～第4天。5-FU 400 mg/(m²·d),持续静脉滴注,第1～第4天。每4周重复。

此方案在晚期胆囊癌患者中的有效率为21.4%,不良反应不甚显著。

8. 单药卡培他滨方案

卡培他滨1000 mg/m²,口服,每日2次,第1～第14天。每3周重复。

以卡培他滨治疗晚期胆囊癌、胆管癌和肝癌的研究中,8 例胆囊癌的患者中有 2 例 CR,总有效率为 50%,中位 OS 为 9.9 个月。

9. 单药替吉奥方案

替吉奥 40 mg/m^2,口服,每日 2 次,第 1～第 28 天。每 6 周重复。

(赵　宁)

第十四节　胰腺癌

胰腺癌是一种恶性程度极高的消化系统肿瘤,起病隐匿,早期即发生浸润、转移,其 5 年生存率约为 7%,预后极差。近年来,其发病率在全球呈上升趋势。2018 年发布的全球肿瘤流行病学数据显示,胰腺癌死亡率列第 7 位。中国国家癌症中心 2017 年统计数据显示,胰腺癌位居中国城市男性恶性肿瘤发病率第 8 位,其死亡率居大城市(北京、上海)人群恶性肿瘤死亡率第 5 位。

一、诊断要点

(一)临床表现

胰腺癌的临床表现与肿瘤部位及侵犯范围有关。早期无特异性症状,可表现为厌食、不明原因的体重减轻、上腹部不适或疼痛、血糖升高、血栓性静脉炎,焦虑、抑郁、失眠等精神症状,位于胰头部的肿瘤还会出现黄疸和胆囊肿大等。出现症状时大多已属于晚期。

(二)检查手段

1. 实验室检查

血液生化检查,包括血胆红素和肝功能等;肿瘤标志物,包括糖类抗原 CA19-9、CA50、CA24-2 和 CEA 等,其中 CA19-9 升高并排除胆道梗阻和胆系感染则高度提示胰腺癌;凝血功能及 D-二聚体检查,可评估患者血栓形成的风险。

2. 影像学检查

包括 B 超、CT、MRI、PET/CT、ERCP、MRCP、超声内镜(EUS),选择合适的影像学检查是诊断胰腺占位的前提。

3. 组织病理学及细胞学检查

是诊断胰腺癌的唯一依据和金标准,主要包括 EUS 或 CT 引导下细针穿刺活检、脱落细胞学检查,必要时行诊断性腹腔镜检查等。

(三)病理学类型及 TNM 分期

本节所指的胰腺癌为导管上皮性恶性肿瘤,其他来源的胰腺肿瘤治疗方法与此处胰腺癌不同。

1. 胰腺癌 WHO 组织学分型

见表 2-37。

表 2-37　胰腺癌 WHO 组织学分型（2010 年第四版）

起源于胰腺导管上皮的恶性肿瘤	起源于非胰腺导管上皮的恶性肿瘤
导管腺癌	腺泡细胞癌
腺鳞癌	腺泡细胞囊腺癌
胶样癌（黏液性非囊性癌）	导管内乳头状黏液性肿瘤伴相关的浸润性癌
肝样腺癌	混合性腺泡-导管癌
髓样癌	混合性腺泡-神经内分泌癌
印戒细胞癌	混合性腺泡-神经内分泌-导管癌
未分化癌	混合性导管-神经内分泌癌
未分化癌伴破骨细胞样巨细胞	黏液性囊性肿瘤伴相关的浸润性癌
	胰母细胞瘤
	浆液性囊腺癌
	实性-假乳头状肿瘤

2.胰腺癌病理分级标准

本节采用 UICC/AJCC TNM 分级标准系统（2017 年第八版），详见表 2-38。

表 2-38　胰腺癌 TNM 分级标准（UICC/AJCC 第八版）

原发肿瘤（T）		区域淋巴结（N）		远处转移（M）	
T	原发肿瘤	N_x	区域淋巴结无法评估	M_0	无远处转移灶
T_x	原发肿瘤无法评价	N_0	无区域淋巴结转移	M_1	有远处转移灶
T_0	无原发肿瘤证据	N_1	1～3 个区域淋巴结转移		
T_{is}	原位癌[包括高级别的胰腺上皮内瘤变（PanIN-3），导管内乳头状黏液性肿瘤伴高度异型增生、导管内管状乳头状肿瘤伴高度异型增生和胰腺黏液性囊性肿瘤伴高度异型增生]	N_2	≥4 个区域淋巴结转移		
T_1	肿瘤最大径≤2 cm				
T_{1a}	肿瘤最大径≤0.5 cm				
T_{1b}	肿瘤最大径>0.5 cm 且<1 cm				
T_{1c}	肿瘤最大径≥1 cm 且≤2 cm				
T_2	肿瘤最大径>2 cm 且≤4 cm				
T_3	肿瘤最大径>4 cm				
T_4	肿瘤不论大小，侵及腹腔干、肠系膜上动脉和（或）肝总动脉				

3.胰腺癌病理分期

见表 2-39。

表 2-39　胰腺癌 TNM 分期

分期	T	N	M
0 期	T_{is}	N_0	M_0
ⅠA 期	T_1	N_0	M_0
ⅠB 期	T_2	N_0	M_0
ⅡA 期	T_3	N_0	M_0

分期	T	N	M
ⅡB期	T_1、T_2、T_3	N_1	M_0
Ⅲ期	任何 T	N_2	M_0
	T_4	任何 N	M_0
Ⅳ期	任何 T	任何 N	M_1

二、治疗原则

治疗前应行多学科综合讨论,全面评估患者的体能状况。胰腺癌患者全面体能状态的评估应包括体能状态评分、胆道梗阻情况、疼痛及营养状况。根据患者的整体状态,制定不同的治疗策略。

病变局限、经检查可行手术者,争取剖腹探查,行根治术。根治性手术后,应充分恢复患者体能状态,最迟在术后 12 周内开始术后辅助治疗。体能状态较好的患者,可选择联合化疗方案或同步放化疗;体能较差的患者使用单药方案或仅行最佳支持治疗。此外,对于具有高危因素的患者(包括 CA19-9 显著增高、原发肿瘤较大、大的淋巴结转移灶、显著体重下降和严重疼痛),可进行新辅助治疗或推荐参加临床研究。

对临界可切除的患者(无远处转移;肠系膜上静脉-门静脉系统肿瘤侵犯有节段性狭窄、扭曲或闭塞,但切除后可安全重建;胃十二指肠动脉侵犯达肝动脉水平,但未累及腹腔干;肿瘤侵犯肠系膜上动脉未超过周径的 1/2),部分患者可从新辅助放化疗中获益;联合静脉切除如能达到 R_0 切除,则患者的预后与静脉未受累的患者相当;联合动脉切除不能改善患者预后。术后给予辅助治疗,鉴于目前仍缺乏足够的循证医学依据,建议开展临床试验。

对于剖腹探查不可切除的胰腺癌患者(不可重建的肠系膜上静脉-门静脉侵犯;胰头癌包绕肠系膜上动脉超过 180°或累及腹腔干和下腔静脉;胰尾癌累及肠系膜上动脉或包绕腹腔动脉干超过 180°),即局部晚期患者部分可行姑息性手术(胆管减压引流或胃空肠吻合术等),或放置支架±开放性乙醇腹腔神经丛阻滞。活检取得病理后,体能状态较好的患者全身化疗±同步放/化疗;体能状态较差的患者单用化疗或最佳支持治疗。

手术后只有局部复发的患者中,先前未行同步放/化疗者可予同步放/化疗。对于术后全身转移或诊断时即为转移性胰腺癌的患者,治疗的目的是延长生存期和改善生活质量。体能状态较好的患者能够从化疗中获益,体力状态较差的患者也有可能从化疗中获益,但最佳支持治疗更为重要。

除了抗肿瘤治疗外,最佳支持治疗应贯穿于胰腺癌患者治疗的始终,主要包括以下几个方面:①疼痛的治疗,根据 WHO 三阶梯镇痛的五大原则予以足量镇痛,必要时还可行姑息性放疗镇痛。②营养不良的治疗,注意胰酶的补充,糖皮质激素类药物和醋酸甲地孕酮能够增加食欲。③胆道系统感染的治疗,存在梗阻性黄疸患者可考虑胆道引流管或内支架置入,也可以考虑口服利胆药物。④预防血栓形成的治疗,常规检测 D-二聚体和凝血功能,可考虑给予低分子量肝素、阿司匹林等预防性治疗。

三、治疗策略

（一）辅助化疗

1. 吉西他滨单药方案

（1）吉西他滨 1000 mg/m²，静脉滴注（30 min），第 1 天，每周 1 次，连用 7 个疗程，休 1 周；此后每周 1 次，连用 3 个疗程，休 1 周，给药至 6 个月。

（2）吉西他滨 1000 mg/m²，静脉滴注（30 min），第 1、第 8 天，每 3 周重复，给药至 6 个月。

2. 替吉奥单药方案

（1）替吉奥 80 mg/d，口服，每日 2 次，第 1～第 28 天，每 6 周重复，给药至 6 个月。

（2）替吉奥 60～120 mg/d，口服，每日 2 次，第 1～第 14 天，每 3 周重复，给药至 6 个月。

3. 5-FU 联合 LV 方案

（1）5-FU 425 mg/(m²·d)，静脉滴注，第 1～第 5 天。LV 20 mg/m²，静脉滴注，第 1～第 5 天。每 4 周重复，至 6 个周期。

（2）LV 400 mg/m²，静脉滴注（2 h），第 1 天。5-FU 400 mg/(m²·d)，静脉冲入，第 1 天；然后 2400 mg/m²，持续静脉滴注（46 h）。每 2 周重复，给药至 6 个月。

4. 吉西他滨联合 CAP 方案

（1）吉西他滨 1000 mg/m²，静脉滴注（超过 30 min），第 1、第 8、第 15 天，每 4 周重复，共 6 个周期。卡培他滨 1660 mg/(m²·d)，口服，分两次，第 1～第 21 天，每 4 周重复，共 6 个周期。

（2）吉西他滨 1000 mg/m²，静脉滴注（超过 30 min），第 1、第 8 天，每 3 周重复，共 6～8 个周期。卡培他滨 825～1000 mg/m²，口服，每日 2 次，第 1～第 14 天，每 3 周重复，共 6～8 个周期。

5. mFOLFIRINOX 方案

奥沙利铂 85 mg/m²，静脉滴注（2 h），第 1 天。伊立替康 150 mg/m²，静脉滴注（90 min），第 1 天。LV 400 mg/m²，静脉滴注（2 h），第 1 天。5-FU 2400 mg/m²，持续静脉滴注（46 h）。每 2 周重复，给药至 24 周。

（二）辅助放/化疗

（1）推荐参加临床研究。

（2）5-FU 类或吉西他滨同步放化疗，后续 5-FU 或吉西他滨维持治疗。

（3）吉西他滨化疗 2 个周期，后续进行吉西他滨为基础的同步放/化疗。

（4）吉西他滨同步放/化疗，后续吉西他滨维持治疗。

辅助放疗的治疗体积应基于手术前 CT 扫描结果或手术置入的钛夹来确定。标准放疗体积应包括原发肿瘤床和区域高危淋巴结区。对残端阳性部位建议适度提高剂量。随机对照研究显示，放化疗在欧美的研究结果有差异，国内研究证据级别相对较低，因此缺乏足够的循证医学证据，建议开展多中心临床研究。

（三）新辅助治疗

1. FOLFIRINOX 方案

奥沙利铂 85 mg/m²，静脉滴注（2 h），第 1 天。伊立替康 180 mg/m²，静脉滴注（90 min），第 1 天。LV 400 mg/m²，静脉滴注（2 h），第 1 天。5-FU 400 mg/(m²·d)，静脉冲入，第 1

天;然后 2400 mg/m²,持续静脉滴注(46 h)。每 2 周重复。

2. 吉西他滨+白蛋白结合型紫杉醇方案

(1)白蛋白结合型紫杉醇 125 mg/m²,静脉滴注,第 1、第 8、第 15 天。吉西他滨 1000 mg/m²,静脉滴注(30 min),第 1、第 8、第 15 天。每 4 周重复。

(2)白蛋白结合型紫杉醇 125 mg/m²,静脉滴注,第 1、第 8 天。吉西他滨 1000 mg/m²,静脉滴注(30 min),第 1、第 8 天。每 3 周重复。

3. 吉西他滨联合替吉奥方案

(1)吉西他滨 1000 mg/m²,静脉滴注(30 min),第 1、第 8 天。替吉奥 60~100 mg/d,口服,每日 2 次,第 1~第 14 天。每 3 周重复。

(2)吉西他滨 1000 mg/m²,静脉滴注(30 min)第 1、第 8 天。替吉奥 40~60 mg/d,口服,每日 2 次,第 1~第 14 天。每 3 周重复。

(四)晚期胰腺癌的化疗

1. 一线治疗

(1)体能状况较好者采用如下方案。

1)吉西他滨+白蛋白结合型紫杉醇方案:①白蛋白结合型紫杉醇 125 mg/m²,静脉滴注,第 1、第 8、第 15 天。吉西他滨 1000 mg/m²,静脉滴注(大于 30 min),第 1、第 8、第 15 天。每 4 周重复。②白蛋白结合型紫杉醇 125 mg/m²,静脉滴注,第 1、第 8 天。吉西他滨 1000 mg/m²,静脉滴注(大于 30 min),第 1、第 8 天。每 3 周重复。

Ⅲ期临床试验显示,该方案中位 OS 为 8.5 个月,最常见的白蛋白结合型紫杉醇相关的 3 度以上不良反应主要是中性粒细胞缺乏、乏力和神经毒性。

2)FOLFIRINOX 方案:奥沙利铂 85 mg/m²,静脉滴注(2 h),第 1 天。伊立替康 180 mg/m²,静脉滴注(大于 30~90 min),第 1 天。LV 400 mg/m²,静脉滴注(2 h),第 1 天。5-FU 400 mg/(m²·d),静脉冲入,第 1 天;然后 2400 mg/m²,持续静脉滴注(46 h)。每 2 周重复。

Ⅲ期临床试验显示,该方案 OS 达 11.1 个月,但毒性明显增加,因此该方案适用于体能状况较好的患者。

3)吉西他滨联合替吉奥方案:①吉西他滨 1000 mg/m²,静脉滴注(超过 30 min),第 1、第 8 天。替吉奥 60~100 mg/d,口服,每日 2 次,第 1~第 14 天。每 3 周重复。②吉西他滨 1000 mg/m²,静脉滴注(超过 30 min),第 1、第 8 天。替吉奥 40~60 mg/d,口服,每日 2 次,第 1~第 14 天。每 3 周重复。

Ⅲ期临床试验显示,与吉西他滨单药相比,替吉奥方案显著延长 PFS,提高生活质量。

4)吉西他滨单药方案:①吉西他滨 1000 mg/m²,静脉滴注(超过 30 min),第 1 天,每周 1 次,连用 7 周,停 1 周;此后每周 1 次,连用 3 周,停 1 周。②吉西他滨 1000 mg/m²,静脉滴注(超过 30 min),第 1、第 8 天。每 3 周重复。

5)替吉奥单药方案:①替吉奥 80 mg/d,口服,每日 2 次,第 1~第 28 天。每 6 周重复。②替吉奥 40~60 mg/d,口服,每日 2 次,第 1~第 14 天。每 3 周重复。

Ⅲ期临床试验显示,替吉奥单药用于局部晚期或转移性胰腺癌的亚洲患者,总生存不劣于吉西他滨单药。

6)吉西他滨联合尼妥珠单抗方案:①吉西他滨 1000 mg/m²,静脉滴注(超过 30 min),第

1、第 8、第 15 天，每 4 周重复。尼妥珠单抗 400 mg，静脉滴注(30 min)，每周 1 次。②吉西他滨 1000 mg/m²，静脉滴注(超过 30 min)，第 1、第 8 天。每 3 周重复。尼妥珠单抗 400 mg，静脉滴注(30 min)，每周 1 次。

7)对于 *BRCA1/2* 胚系突变患者，使用铂类为基础的一线治疗方案，16 周后仍稳定的患者，奥拉帕尼 300 mg，口服，每日 2 次，维持治疗。

Ⅲ期 POLO 临床试验显示，*BRCA1/2* 胚系突变的胰腺癌患者，在一线铂类为基础方案治疗后，奥拉帕尼维持治疗可显著延长 PFS。

(2)体能状况较差者采用如下方案。

1)吉西他滨单药方案(给药方法同上)。

2)5-FU 类单药：替吉奥单药或持续灌注 5-FU(给药方法同上)。

3)最佳支持治疗。

2. 二线治疗

(1)体能状况较好者采用如下方案。

1)一线使用吉西他滨为基础的方案，二线建议使用 5-FU 为基础的方案。

2)一线使用 5-FU 类为基础的方案，二线建议使用吉西他滨为基础的方案。

3)对于术后发生远处转移者，若距离辅助治疗结束时间＞6 个月，除选择原方案全身化疗外，也可选择替代性化疗方案。

4)纳米脂质体伊立替康＋5-FU/LV 方案：纳米脂质体伊立替康 80 mg/m²，静脉推注(大于 90 min)，第 1 天。LV 400 mg/m²，静脉滴注(大于 30 min)，第 1 天。5-FU 400 mg/m²，静脉推注，第 1 天。5-FU 2400 mg/(m²·d)，持续静脉滴注(46 h)。每 2 周重复。

5)参加临床研究：①对于未用过吉西他滨的患者，二线治疗可考虑应用吉西他滨。②CONKO 003 研究显示 5-FU/LV 方案中加入奥沙利铂可显著提高总生存率。NAPOLI-1 Ⅲ期临床试验显示，MM-398 联合 LV 作为二线方案，可显著延长以吉西他滨为基础的一线治疗失败后患者的生存期。

(2)体能状况较差、不能耐受及不适合化疗的患者采用如下方案。

1)吉西他滨或 5-FU 类为基础的单药化疗(方案和用药同上)。

2)最佳支持治疗。

四、随访

建议随访的时间为每 2～3 个月 1 次。对于胰腺癌术后患者，术后第 1 年，每 3 个月随访 1 次；第 2～3 年，每 3～6 个月随访 1 次；之后每 6 个月进行 1 次全面检查，以便尽早发现肿瘤复发或转移。对于晚期或转移性胰腺癌患者，应每 2～3 个月随访 1 次。

(赵　宁)

第三章　肿瘤放射治疗

第一节　鼻咽癌

目前鼻咽癌公认和有效的根治性治疗手段为放疗或以放疗为主的综合治疗。随着计算机技术、影像学技术和加速器的不断发展和进步,三维适形(3D-CRT)和三维调强适形放疗技术(IMRT)以其放射剂量在三维方向可与靶区一致,同时靶区内各点剂量强度也可进行调节为特点,使靶区可以得到更为确定的吸收剂量,从而使周围正常组织的受量减少。这对于鼻咽癌这种局控率与剂量呈正相关,而且周围重要器官的剂量限制成为提高肿瘤剂量的关键因素的肿瘤来讲,此项技术无疑是一个里程碑式的进展。对于鼻咽癌的治疗,IMRT的优势远较3D-CRT以及常规放疗明显,包括以下内容。①重要器官的保护:鼻咽位置深,周围重要器官多且密集,常规照射技术无法避开或保护这些器官;并且鼻咽癌患者放疗的疗效较好,生存期长,对生存质量要求高。因此,在不降低鼻咽癌患者局部控制率的前提下,最大限度地降低周围正常组织的受量是IMRT的主要优势之一。②鼻咽癌生物学行为特点:大部分鼻咽癌是低分化癌(WHO分型为非角化型鳞癌),中国医学科学院肿瘤医院收治的905例鼻咽癌中,低分化癌的比例为91%。低分化鳞癌对放疗敏感,但靶区大而且极不规则,肿瘤区与临床靶区的形状不一致性大,常规照射技术很难达到高剂量区与靶区的形状一致,而且局控率与剂量呈明显的正相关性。因此,从理论上讲鼻咽癌患者从IMRT获益最大。③鼻咽癌临床解剖部位的优势:器官移动小、易固定,具备精确放疗的可行性。④物理剂量分布的优势:对于鼻咽癌来讲,正常组织的剂量限制成为限制提高肿瘤剂量的主要因素,IMRT的物理剂量分布优势,使进一步提高肿瘤剂量成为可能。⑤不同期别鼻咽癌治疗的个体化:IMRT使高剂量区可以在三维方向上与靶区的形状一致,适形度高,可以使临床医生有机会对于不同肿瘤情况的病例进行区别对待,最大限度地提高肿瘤控制率和降低周围正常组织的照射剂量。

因此目前国内外均采用IMRT作为鼻咽癌的标准治疗手段。

一、放疗目的、禁忌证和治疗原则

接诊一个患者,应该对其进行全面的了解,包括患者本身的情况,有无严重合并症,有无治疗的禁忌证等。根据患者肿瘤情况以及患者本人对治疗的期望等,确定放疗的目的以及治疗原则。

(一)放疗目的

(1)对于早中期病例:①尽可能获得长期生存。②尽可能降低及减轻早、晚期放疗并发症的发生程度。③尽可能提高患者的生活质量。

(2)对于晚期病例:①争取获得局部区域控制。②采用综合治疗,尽可能延长患者的生存期。③使早期并发症控制在患者可耐受范围内。④在保证获得局部区域控制的基础上,尽量降低晚期并发症的发生和程度。

（二）放疗禁忌证

无法配合治疗者；恶病质；有出血高风险者或伴有其他无法耐受放疗的情况等。

（三）治疗原则

根据鼻咽癌的流行病、病理学以及生物行为的特点，制定鼻咽癌的放疗原则（表3-1）。

表3-1　鼻咽癌的放疗原则

不同期别或情况	治疗原则		放疗技术
早期（Ⅰ/Ⅱ期）	单纯根治性放疗	IMRT/IGRT 为主	单纯外照射 对于部分 T_1 和 T_2 病变小的患者可采用单纯外照射＋腔内近距离治疗
局部晚期（Ⅲ/Ⅳ期 M_0）	综合治疗	IMRT/IGRT 为主	同步放化疗 同步放疗＋靶向治疗 诱导化疗＋同步放化疗/单纯放疗 同步放化疗/单纯放疗＋辅助化疗 对于颈部有大淋巴结患者可放疗同步局部热疗
残存病灶的处理	个体化治疗		观察 对于浅表残留灶，采用腔内近距离局部加量 对于深部残存灶，X 刀补量 手术完整切除，根据情况采用内镜或开放手术
远处转移，M_1	化疗为主		多脏器多发转移：以化疗为主 单纯脏器单一转移：化疗＋放疗 肝脏转移：介入治疗 少数情况可考虑手术
局部复发	局部治疗		早期病变：首选内镜下激光手术或开放手术；或 IMRT/IMRT＋腔内治疗 晚期病变：同步放化疗/单纯放疗
区域复发	手术治疗为主		首选手术：局部转移淋巴结切除或区域性颈清扫 转移淋巴结位于下颈及锁骨上区者可考虑术后化疗

二、IMRT 的实施

（一）放疗前的准备阶段

1. 患者一般情况的评估

了解患者的性别、年龄、身高、体重，有无合并症及严重程度和药物控制情况，是否有贫血等，并进行行为评分、营养评价。了解患者的意愿以及心理状况。在此基础上准确评估患者的情况，为进一步决定患者的治疗方案提供依据。如果患者的合并症控制不佳，应及时调整使用药物，使其保持稳定状态；伴有贫血或近期体重下降明显的患者，应对患者的饮食结构进行指导并采用积极的营养支持（必要时可采用肠内营养剂支持治疗）以提高患者对治疗的耐受性、减少可能影响放疗敏感性和治疗精度的因素，为放疗疗效最大化、降低放疗不良反应及治疗顺利进行做好充分准备。

2. 全面的检查以及准确的分期

（1）体格检查。

（2）血液检查：包括生化检查、病毒指标、EBV 抗体以及 DNA 复制数的测定、甲状腺和垂体功能以及患者的免疫功能的测定等。

（3）镜检：包括前鼻镜、间接鼻咽镜以及纤维鼻咽镜检查，由于头颈部肿瘤第二原发癌的发生概率较高，必要时需要进行胃镜或气管镜的检查。

（4）影像学检查：包括鼻咽及颈部的 MRI 检查、胸腹 CT、颈腹超声、全身骨扫描等。根据患者一般情况加做心电图、肺功能等。没有特殊原因，患者均应接受增强 MRI 检查，有助于准确分期以及确定肿瘤范围。PET/CT 不作为常规检查手段。

（5）病理确诊：除获取原发灶的病理诊断外，对于可能影响分期、治疗方式、放疗野的设计以及放疗剂量的可疑颈部淋巴结，需行穿刺细胞学或病理学检查，予以确诊。目前越来越多的基因或蛋白的测定，如 EGFR、VEGF、Ki-67、$p16$ 等，可以预测病变的放疗敏感性、运转特性，以及预测预后等，可以进行进一步的检查，有助于个体化治疗方式的选择。

3. 多科医师会诊

决定患者的治疗方式、合并症的治疗、营养支持或饮食指导、心理护理、口腔处理等。

（1）放疗科、肿瘤内科以及影像科医师的会诊：以上各步骤完成后，根据临床医师对患者一般情况的评估，影像科医生参与联合阅片对患者的病变给予准确的分期，并根据患者的意愿，确定治疗的目的、有无治疗的禁忌证等，为患者提供最适宜治疗方法的建议，包括综合治疗（放疗、化疗及靶向或生物治疗）的方案，以及放疗的方法等，包括放疗技术、剂量，是否需要采用后装治疗，以及如果治疗后原发灶或淋巴结残存，是否可以接受手术挽救等。并将治疗期间可能出现的并发症等情况向患者告知，并告知可能使用的处理方法。

（2）营养师：放化疗会出现唾液腺的损伤、味觉改变，以及恶心、呕吐等胃肠道反应症状，照射部位的黏膜损伤（放射性口腔、口咽、喉黏膜炎等）引起的局部疼痛等，都会导致患者进水、进食困难，加上患者饮食结构不合理等，从而导致患者营养摄入不足出现体重下降、贫血、低蛋白血症等。鼻咽癌患者治疗期间或多或少都存在营养问题。有研究显示，治疗中体重下降明显可能导致治疗疗效的下降，更可使 IMRT 这一精确放疗技术的治疗精度下降，而使其技术优势大打折扣；贫血可使肿瘤乏氧而使其对放射线的敏感性下降从而影响疗效。合理的饮食能增强机体对放疗的耐受力和免疫力，足够的营养摄入是患者能顺利按计划高质量完成治疗的基本保证。肿瘤患者的饮食结构建议为：高蛋白、高纤维素、高维生素及一定量的脂肪的饮食，必要时可加用肠内营养剂。对于病变范围较大，预计治疗中急性并发症可能比较严重的患者，比如咽后淋巴结较大，压迫口咽侧壁者，应预防性予以胃造瘘或鼻饲管置入，以保证患者的营养摄入等。患者应忌烟、忌酒。

（3）皮肤护理：放疗期间及放疗结束后的 3～6 月内，不宜戴耳环及项链。在急性反应期（放疗期间和放疗后的 3 个月内），照射区皮肤禁用刺激性皮肤清洁剂（不含薄荷的浴液除外）；尽量避免曝晒；照射区禁止抓挠、热敷和贴附膏药及胶布等；照射区的皮肤以暴露为宜（除去衣领），应尽量减少手（不要触摸照射区皮肤）、衣领、纸巾等对照射区皮肤的物理刺激；皮肤有破损时应遵医嘱。保持皮肤标记的清晰，不能私自涂改，保持皮肤的清洁干燥等。

（4）口腔科医师：需要在放疗前对患者的口腔尤其是牙齿进行全面细致的检查，并采用拔除或修补等方式对患牙进行处理，以保证放疗顺利实施，并减少放疗后下颌骨并发症的发生。据报道，放疗前做过口腔处理的患者放射性龋齿的发生率（17.2%～48.7%）明显低于未做口腔处理者（88%）。由此可见放疗前口腔处理的重要性。口腔疾患的处理，其中包括清除牙垢、修补断齿、去除金属牙套、拔除残根或无法保留的患齿,同时治疗根尖炎、牙龈炎等。金属牙套除了干扰 CT、MRI 的成像,从而影响对肿瘤范围的判断外,也可增加放射线的散射,从而影响放疗剂量的准确性,增加周围正常组织特别是颌骨的放疗剂量,增加出现放射性骨髓炎和骨坏死的风险。

一般性的口腔处理完成后,间隔 2～3 天即可开始放疗。但对于拔牙数量多、创伤大、老年患者、糖尿病及高血压患者及口腔卫生差的患者,应根据具体情况,给予相应处理,而且拔牙后最好休息 1～3 周,甚至更长时间,以便创面有足够的时间完全修复,降低颌骨放射性骨髓炎、骨坏死的发生率。

此外,还应对患者进行放疗中和放疗后口腔护理的指导,指导患者加强口腔卫生,养成早晚刷牙和饮食后漱口的好习惯,以软毛牙刷进行刷牙,保持口腔清洁,并学会使用牙线进行牙齿的清洁等。嘱患者戒烟酒,忌过热、油炸等刺激口腔黏膜的食物,鼓励患者多饮水,保持口腔黏膜的湿润等。出现口腔黏膜反应后应根据放疗科医师的医嘱进行对症治疗。

(5)心理护理:肿瘤患者通常情绪较悲观低落,尤其出现放疗反应或放疗疗效欠佳时,会对治疗丧失信心,依从性降低,食欲下降,甚至导致患者放弃治疗。因此调整患者心理状态,进行心理护理就比较重要。鉴于目前心理医师的匮乏,放疗科医师往往承担起部分心理医师的职责,向患者解释放疗的意义、放疗中可能出现的并发症、如何能减轻及减缓并发症的发生,以及并发症出现时应该接受的治疗,使患者能清楚地了解放疗的过程,消除患者的恐惧感,鼓励其树立战胜疾病的信心,使其能积极配合且顺利完成治疗。

(6)完善的标准化病历书写以及医学文书的签署等:病历记录应包括详细的采集病史,详尽准确的体格检查,细致完善的血液和影像学检查,准确的诊断及分期等。医学文书应包括治疗相关的知情同意书(放化疗、有创操作、贵重药品等)的签署,患者治疗前、治疗中以及治疗后的须知,病情和治疗相关的告知书等,有助于患者和家属了解整个治疗过程,配合治疗的顺利实施。

(7)放疗前的合并症的治疗:合并有心血管疾病,糖尿病和高血压的鼻咽癌患者,合并有乙型肝炎的鼻咽癌患者,应该经专科医师进行会诊,尽可能地控制症状和异常指标等,尤其是有乙肝病毒复制的患者,应该给予积极的抗病毒治疗,不建议行同步放化疗。对合并症的处理非常重要,否则可能会影响治疗措施的选择和实施,并有可能加重放疗和化疗带来的急性损伤、晚期损伤,如放射性脑损伤、血管损伤、神经损伤及颈部纤维化等;部分患者甚至可能由于合并症而中断或终止治疗。

(8)放疗前明显不适症状的控制:严重的头痛常严重影响患者的精神状况、饮食、睡眠等,可以在短时间内使患者的体重及全身状况下降、导致贫血等,对预后造成影响,因此应予以重视。在放疗的镇痛效果产生前,应予以积极的镇痛药物治疗。颈椎或枕骨大孔受侵,也常引起疼痛,可能造成患者的强迫体位,并有因颈椎不稳定造成高位截瘫的可能。因此,除了告知患者减少颈部活动外,颈部应该使用颈托等辅助装置进行固定。

WHO 关于缓解癌痛的阶梯镇痛方案:轻度疼痛用非阿片类药物,如阿司匹林、对乙酰氨基酚。中度疼痛用作用弱的阿片类药。顽固性剧烈疼痛用作用强的阿片类药。口服镇痛药是肿瘤镇痛治疗的首选方法。此方法安全、有效、经济。

（二）IMRT 的具体实施以及治疗中注意事项

上述准备工作结束后，即可开始着手进入放疗流程。对于需要先进行化疗的患者，应进行初步模拟 CT 定位，将患者初始病变信息预留至计划系统，以便将化疗后的模拟 CT 图像与化疗前的进行融合，主管医师勾画靶区更加准确。

由于 IMRT 治疗的精确性，精确的体位固定、CT 定位以及良好的计划剂量分布是必需的。

值得提出的是这些步骤，包括之后放疗的实施，所有的机器设备以及固定器，包括体位固定器的统一、位置的固定、模拟 CT、激光灯的准确度、数据传输以及加速器等，均应该定期检测，以保证放疗各个步骤的准确实施。每个治疗中心需要测定每个环节具体的误差，以便确定计划靶区（PTV）的范围。

1. 放疗实施过程

（1）体位的选择及固定：舒适的体位、牢固的固定，可以提高摆位的重复性，减少摆位误差，这个步骤是 IMRT 精确治疗的基础。

为更可靠地进行体位固定，应该采用头颈肩热塑面罩固定。一般取仰卧位，头颈肩架，头部置于合适角度的头枕（根据患者的体型条件多选用 B 或 C 枕，以患者舒适为度）上，并嘱患者用鼻腔呼吸（使软腭尽量远离鼻咽顶后壁，目的是减少软腭可能位于高剂量区的机会）。对于特殊患者还需要进行等效组织补偿物使用，或是张口含瓶等，以使病变组织获得既定的照射剂量或使正常组织得到更好的保护。采用三维激光灯摆位，使患者身体的水平面平行于床面，身体的矢状面垂直于床面，特别要注意颈部要与体中线在一条直线上，必要时可在模拟机下调整体位直至满足上述条件。患者体位保持正中对称后，采用头颈肩热塑面罩进行固定，并将患者的姓名、病案号、头枕型号记录在面罩上。

此外，在制作头颈肩热塑面罩前，为了保证体位的一致性以及图像的清晰，还应该注意一些细节，比如女性患者应将过多过长的头发进行修剪。因项链、义齿及耳环等可能影响 CT 图像的清晰度及产生散射线，定位及放疗时均不应佩戴。

（2）模拟定位 CT 扫描、图像登记及数据传输：除不能使用碘造影剂的患者外，模拟 CT 定位应采用增强 CT 扫描。

1）扫描中心的选择：扫描中心应根据不同治疗机型进行选择，通常选择与治疗靶区中心比较接近的部位，尽量选择在面颈部平坦的部位，避免选择鼻尖，颏下等部位，以保证激光摆位重复性。在 CT 模拟机扫描图像上确定好扫描中心后，在三维激光灯下，将等中心在皮肤上的投影（一前、两侧）在头颈肩面罩上进行记录，并用金属点标记，以便在 CT 扫描的图像上能够识别。

2）扫描层厚：由于头颈部结构复杂，不同层面的结构变化较大，一般采用的扫描层厚度为 3 mm。

3）扫描范围：需要满足布野的要求，包括需要采用非共面的照射技术，并能全面观察肿瘤区以及重要危及器官的受量等。扫描范围一般上至头顶，下至气管分叉水平，宽度需完整，包括双侧肩部，如需评价肺部剂量，扫描范围则应包括全肺。

4）图像登记及数据传输：将 CT 模拟机获得的影像资料以及完整的患者信息在计划系统

上进行登记,在工作站进行数据/图像重建并确认。

(3)靶区的勾画:这一步至关重要,因为这一步出现的误差是整个 IMRT 治疗过程中最大和最重要的误差,极可能导致治疗的失败或造成明显的并发症。如果靶区勾画太小则可能使靶区被"精确地"遗漏;如果靶区勾画过大,则会造成周围正常组织的照射体积和剂量增加,这两种情况均使 IMRT 的优势大打折扣。由于这一步的重要性,科室或中心应该建立多级医师靶区确认制度,以确保能够最确切完整地包括肿瘤区域,尽量减少正常组织的照射。

1)肿瘤区(GTV):指临床检查和各种影像学技术能够发现的肿瘤。包括原发灶和转移淋巴结(和远处转移灶),是一个临床解剖学概念。在临床上不同医疗机构的命名略有不同,一般采用下标来分别定义原发灶和转移淋巴结,如 GTVp/GTVnx 或 GTVt 来代表原发肿瘤,GTVrpn 来代表转移的咽后淋巴结,GTVnd1,GTVnd2 或 GTVN1,GTVN2 代表转移淋巴结等。

GTV 的确定:原则是利用多种检查手段获得详尽的肿瘤区的范围以及和周围组织器官的相对位置,尽量减少靶区勾画的位置误差。为减少鼻咽癌 GTV 勾画的误差,应注意以下几个方面。①仔细的临床检查以及纤维鼻咽镜检是确定 GTV 不可或缺的条件。通过上述检查可以了解鼻咽病变沿黏膜侵犯的范围,包括确定后鼻孔、鼻腔受侵的范围,口咽及软腭是否受累或受压性改变等。黏膜面的肿瘤范围常不能在影像学的图像中显示,因此,详尽的临床检查有助于肿瘤范围的确定。②需要进行多种影像检查来进一步确定患者的肿瘤区,CT 在骨骼和血管显示等方面有一定优势,PET/CT 在确定是否为恶性病变方面有一定的指导意义。肿瘤区应在多个 MRI 时相及位相图像的基础上,结合 CT(包括软组织窗和骨窗)和(或)结合 PET/CT/SPECT 进行确定,必要时需要将多种图像进行融合后确定。需要指出的是,不同的检查手段应该是互相补充的,而不是互相否定,或是用一种手段替代另一种手段,多种方式获得的资料的结合,才能提供更详尽的肿瘤信息,但是目前认为 PET/CT 仍不能替代 MRI 的检查。③多级医师以及多学科医师共同确认,对于不能确定的肿瘤区域,可以请放射诊断科医师一起进行确定等。

转移淋巴结是根据临床检查、影像学检查以及细胞学/病理学的证据来确定的。诊断标准:在鼻咽部的淋巴引流区内,肿大淋巴结经细胞学或病理学证实为转移者;或颈部淋巴结短径≥10 mm(中国医学科学院肿瘤医院资料),咽后外侧组淋巴结短径≥5 mm 者,而咽后内侧组淋巴结只要发现即可诊断为转移淋巴结;或淋巴结伴有中心坏死,周边环形强化者;或在淋巴引流区有 3 个或以上成簇的淋巴结,短径在 5~8 mm,长短径比>0.5 者也应警惕有转移淋巴结的可能;淋巴结的包膜外侵犯(或融合的淋巴结)均为判定鼻咽癌颈淋巴结转移的依据。

GTV 的勾画:根据已经确定的 GTV 的范围在 CT 模拟机获得的 CT 影像上进行勾画。为减少靶区勾画的误差,应在三维图像上进行勾画(图 3-1GTV1),并与其他图像信息(MRI 或 PET/CT)进行比对或采用图像融合技术,确保 GTV 的范围、在三维图像上的形状以及与周围结构的相对关系的一致性。在 CT 图像显示不清晰的时候,可以采用图像融合技术进行勾画(图 3-1GTV2)。此外,应采用不同的窗宽窗位来勾画不同部位的肿瘤靶区,如在颅骨受累的病变勾画时,应在骨窗下进行,以便更好地显示病变。

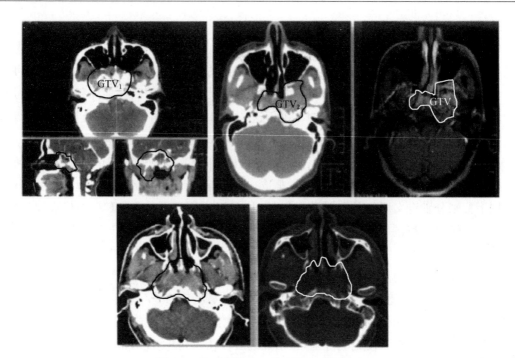

图 3-1　鼻咽癌 IMRT 治疗的 GTV 勾画

　　需要指出的是 GTV 不完全等同于 T 分期以及 N 分期。由于临床检查、影像学检查的局限性等，对于一些高度怀疑肿瘤侵犯但不能确定进而不影响分期的部位，或不符合诊断标准但位于鼻咽癌淋巴结转移高危区，且临床高度怀疑为转移淋巴结者，应根据鼻咽癌的病理学、生物学、解剖学特点，结合临床经验等确定是否需要将其作为 GTV 进行处理。对于不确定但高度怀疑的"肿瘤区"，应包括在 GTV 中，以便此处可得到较高的处方剂量。

　　2）临床靶区（CTV）：是一个临床解剖学概念。根据 ICRU-62 报告，它是根据 GTV 的大小和范围以及肿瘤的生物学行为来决定的。

　　CTV 的确定：目前无强有力的证据证明鼻咽癌的 CTV 应该包括的范围，常规放疗技术所取得的大量临床经验是靶区确定的基石。临床医师应根据各种检查手段，充分了解病变的侵犯范围，转移淋巴结的部位以及大小等，根据鼻咽癌的生物学特点、局部浸润性生长趋势以及是否出现淋巴结转移或淋巴结转移的规律等，并根据患者的具体情况进行个体化的 CTV 设计，参照常规技术治疗照射的范围进行确定，并利用三维适形照射的优势尽可能加入保护正常器官的内容。

　　CTV 的范围包括以下两部分。

　　第一部分是原发肿瘤周围极有可能受侵的邻近区域或极有可能转移的区域（高危区，以 CTV1 表示）。包括整个鼻咽结构、咽后淋巴结区域、颅底（颅底骨质，以及连接颅内外的孔洞和裂隙，如破裂孔、卵圆孔、圆孔、舌下神经孔、颈静脉孔等）、咽旁间隙、翼腭窝、蝶窦（T_1 T_2 者根据具体情况可仅包括部分蝶窦）、鼻腔和上颌窦后 1/3。值得注意的是，CTV1 应该完全包括 GTV，包括原发灶和有转移淋巴结的淋巴结区；CTV1 与 GTV 的距离最好＞5 mm。但在下述情况时可例外：①当 GTV 与脑干或脊髓等危及器官邻近时，根据具体情况 CTV1 与 GTV 的距离可以为 1～3 mm。②颈部皮下脂肪较少的病例，为保护皮肤，CTV1 与 GTVnd（转移淋巴结）之间的距离可以适当缩小，一般情况下，CTV1 距皮肤的距离最好不小于

5 mm。③GTV 邻近骨组织但未侵及骨(至少有两项影像学证据),或 GTV 外是空腔时,CTV1 外放距离可根据情况适当减小。④在邻近一些可能会影响患者生活质量的结构(包括硬腭、软腭、甲状腺、颌下腺、气管、喉、椎动脉等)时,CTV1 可以适当缩小。

第二部分是根据肿瘤的生物学行为推断出的可能出现转移的淋巴结区域(选择照射区,以 CTV2 表示),包括没有转移淋巴结的颈部淋巴引流区。具体见表 3-2。对一些需要注意的结构,CTV2 的范围同 CTV1。

表 3-2　CTV 中国医学科学院肿瘤医院鼻咽癌 IMRT 临床靶区的范围

UICC 分期	CTV1 包括范围	CTV2 包括范围
$T_{1\sim2}N_0$	P+BN(RPN+Ⅱ、Ⅴa 区淋巴结)	BN(Ⅲ、Ⅳ、Ⅴb 区淋巴结)或无
$T_{1\sim4}N_1$(单颈)	P+BN(RPN+Ⅱ、Ⅴa)+IN(Ⅲ)	IN(Ⅳ、Ⅴb)+CN(Ⅲ、Ⅳ、Ⅴb)
$T_{1\sim4}N_1$(双颈)	P+BN(RPN+Ⅱ、Ⅲ、Ⅴa)	BN(Ⅳ、Ⅴb)
$T_{3\sim4}N_2$(单颈) $T_{3\sim4}N_3$(单颈)	P+IN(RPN+Ⅱ~Ⅴ)+CN(Ⅱ、RPN)	BN(Ⅲ、Ⅳ、Ⅴb)
$T_{3\sim4}N_2$(双颈) $T_{3\sim4}N_3$(双颈)	P+BN(Ⅱ~Ⅴ,RPN)	—

注　同侧Ⅱa 区淋巴结≥2 cm、上颈淋巴结侵及皮肤或上颈部有手术史时,应考虑将Ⅰb 区包括在 CTV1 内。P:原发肿瘤的 CTV 定义区域及转移淋巴结;RPN:咽后淋巴结;IN:同侧颈淋巴结;CN:对侧颈淋巴结;BN:双侧颈淋巴结。

鼻咽癌颈部淋巴结转移率较高,为 70%～80%,且基本遵循沿颈静脉链自上而下转移的规律,跳跃性转移现象少见。20 世纪 90 年代多项报道认为鼻咽癌应该行全颈放疗,下颈区不做选择性照射的患者,生存率和颈部控制率明显下降,因此建议颈部淋巴结照射的范围应该上起颅底,颈静脉孔水平,下至锁骨上区,包括双侧的Ⅱ、Ⅲ、Ⅳ和Ⅴ区。N_0 的患者应该参照颈部淋巴结各分区的影像学边界进行勾画,根据淋巴结转移的危险度不同,可以分为 CTV1和 CTV2。对于有锁骨上淋巴结转移的患者,CTV 下界应下移,包括锁骨下淋巴结引流区;对于淋巴结巨大、融合固定、皮肤浸润、既往有颈部手术史等有导致逆流转移的可能时,或病理属未分化癌者,还应行颌下淋巴结预防照射。

以上结论是基于 CT 以及颈部超声的影像学基础得到的,随着影像学的进步,MRI 已经作为鼻咽癌诊断的常规影像手段,以及 PET/CT 的使用,使得颈部淋巴结检出的特异性和敏感性都有明显的提高。有学者报道了 1 项随机研究,采用 MRI 作为结果证明,Ⅱ、Ⅲ和Ⅴa 区淋巴结的选择性放疗组,即上中颈预防照射组,未发现颈部复发,而且与全颈选择性治疗比较,3 年 OS(89.5% vs 87.4%),无复发生存期(RFS)(89.8% vs 89.3%)和无转移生存期(DMFS)(91.7% vs 90.9%)两组均无显著性差异。目前部分研究中心已经根据以上研究结果,对 N_0 的鼻咽癌患者采用上半颈选择性治疗。

但是需要指出的是,对于 N_0 的诊断应该慎重,需要对影像资料做认真的观察和分析之后再进行诊断,必要时需和影像学医师共同商讨确定或行超声引导下穿刺细胞学病理学检查,否则可能会造成颈部勾画失败,影响患者的生存。

总之,确定 CTV 范围的原则是在不降低肿瘤局部控制率(与常规照射结果比较)前提下,尽可能地保护周围正常组织,以期获得最大的治疗增益,提高患者的生活质量,这样才能真正使患者从此项新技术中获益。

CTV 的勾画:根据确定的 CTV 范围,按照解剖学标记进行勾画。勾画的时候应该注意的一些细节。①由于 GTV 可能存在偏心性,CTV 勾画时不要求对称,CTV 可适当偏向原发病变,或转移咽后淋巴结。而对侧(或远离原发灶)、转移咽后淋巴结和颈部淋巴结较小的一侧,CTV 可适当减小,以便尽可能地保护正常组织。②靶区的修饰:要在三维影像上确定 CTV 在不同层面上平滑过渡,上下层之间的形态变化不宜过大,以便剂量分布合理确切。③在邻近重要危及器官时,如脑干和脊髓等部位,应在保护重要危及器官的前提下,尽量包括肿瘤组织及周围的亚临床灶。④在邻近其他危及器官时,如海马区、垂体、软腭、颌下腺、甲状腺、椎动脉管、皮肤以及下颌骨等部位,应在满足肿瘤及其周围的亚临床灶能够获得足够剂量的前提下,仔细处理相关部位的靶区,减少上述部位的不必要照射(或至少远离高剂量区),尽可能地保护正常组织和器官。⑤对于有包膜外受侵的转移淋巴结,CTV 应该有足够的安全界。

在靶区勾画中其重要性的权重一般认为是:重要危及器官＞靶区＞其他危及器官。但是在临床实际工作中,这种权重不是一成不变的,在一定范围内要进行个体化的处理,如低危区和甲状腺、气管等的权重关系;T 早期病例的垂体的权重处理等。

3)计划靶区(PTV):日常治疗过程中,由于存在器官的运动和靶区或靶器官的形状或位置变化以及摆位误差和系统误差等,为了保证靶区获得处方剂量,需要在 CTV 基础上外放一定范围(margin),CTV+"margin"即为 PTV。在治疗计划中,CTV 所接受的吸收剂量是通过 PTV 来描述的,PTV 的范围主要取决于治疗中 GTV、CTV 以及肿瘤和器官的形状和位置的变化、危及器官和靶区的位置和相互关系,以及放疗技术和各机构的质量控制情况(各种随机误差及系统误差等,如摆位误差)。

PTV 的确定:作为刚性器官,治疗过程中,鼻咽部的移动相对较小(除软腭外),PTV 外放的范围主要考虑体位的误差以及系统误差。通常,PTV=GTV/CTV+3 mm。但正如前面所述,各个治疗中心应该在开展 IMRT 前,对计划系统和各种误差进行精确测量,以便确定本中心 PTV 的范围。

PTV 的勾画:头颈部 PTV 的外放与胸部及腹部肿瘤不同,并不是在各个方向的均匀外放。应考虑靶区在三维方向上的移位,以及周围是否有危及器官等,具体情况具体分析。

4)危及器官计划靶区(PRV):ICRU-62 和 ICRT-83 报告中危及器官的定义是指一些正常组织,它们的放射敏感性显著影响治疗计划和(或)处方剂量。鼻咽癌靶区周边有较多的危及器官(OR),应尽可能地进行勾画,包括中枢和周围神经系统的组织器官(包括耳蜗)、口腔、喉等黏膜器官,唾液腺,内、外分泌器官等等,必要时可以与 MRI 图像进行融合后勾画。这些器官的剂量限定,可以减少患者的急慢性放疗并发症,提高患者的生活质量。由于摆位误差和器官运动,ICRU-62 报告引入了危及器官计划体积的概念,并且要求重要的 OR 要像 CTV 一样,OR 也应外放一定距离形成 PRV。中国医学科学院肿瘤医院的治疗规范:由于脊髓和脑干在剂量限定中的权重大于肿瘤组织,因此脊髓的 PRV 为脊髓外放 0.5 cm(颈部的活动度较大)形成,脑干的 PRV 为脑干外放 0.3 cm 形成,其余的危及器官均未外放。

2015 年欧洲、北美、中国和澳大利亚等国家和地区的放疗专家达成了正常组织勾画的共识,并认为按照共识进行勾画时,可以显著降低不同医师的差异性。各单位可以根据不同器官的解剖,参照共识,具体确定需要勾画的危及器官,以及如何勾画。

(4)剂量处方制定、计划提交、计划设计和评价:肿瘤靶区和各正常器官勾画完成后,需经过各级医师以及全科查房进一步确定肿瘤的侵犯范围,以及靶区勾画的合理性,确保每一例患者治疗的合理性和准确性。然后将各靶区的处方剂量提交给物理师,进行计划的设计。

1)各靶区的处方剂量和剂量规定:IMRT 的处方剂量采用同步加量的方式给予,通常为常规分割,极少情况下会改变分割方式。

中国医学科学院肿瘤医院的各靶区的处方剂量是:早期(T_1、T_2)病例,PGTV 的靶区处方剂量为 69.96 Gy/(33 次・6.5 周),2.12 Gy/次,每周 5 次;局部晚期(T_3、T_4)病例为 73.92 Gy/(33 次・6.5 周),2.24 Gy/次,每周 5 次;PTV1 为 60.06 Gy/(33 次・6.5 周),1.82 Gy/次,5 次/周;PTV2 为 50.96 Gy/(28 次・5.2 周),1.82 Gy/次。如鼻咽颅底和上颈使用 IMRT,下颈采用适形放疗或单前野照射时,下颈锁骨上处方剂量为:全颈 N_0 时,下颈锁骨上区 DT 50 Gy;上颈 N 阳性时,下颈锁骨上区 DT 50～60 Gy。

2)PRV 的剂量限定:重要功能脏器和危及器官的限量 PRV 为:脑干≤54 Gy,脊髓≤40 Gy,视神经和视交叉≤54 Gy,颞颌关节≤50 Gy,颞叶≤54 Gy,下颌骨≤60 Gy,腮腺 50％体积≤30 Gy 等。当肿瘤治疗剂量和上述危及器官的限制剂量有所冲突时,医师应根据具体情况具体分析,在考虑剂量增减的问题时,脑干及脊髓的权重大于肿瘤靶区,而其他的危及器官的权重则小于肿瘤靶区,原则还是同上所述:在不降低肿瘤局部区域控制的同时,尽量降低正常组织的放疗剂量。

RTOG0225 定义的危及器官包括脑干、脊髓、视神经、视交叉、腮腺、垂体、颞颌关节、中内耳、皮肤、部分舌、下颌骨、眼、晶体、脑、声门等,并且要求脊髓需外扩 0.5 cm,脑干和视交叉外扩 1 mm 作为 PRV。剂量限定见表 3-3、表 3-4。

表 3-3　RTOG0225 对危及器官的剂量限定

危及器官	限制剂量
脑干/视神经/视交叉	54 Gy,或者大于 60 Gy 的体积＜1％
脊髓	45 Gy,或者大于 50 Gy 的体积＜1 cm³(使用 1％取决于脊髓照射长度)
下颌骨和颞颌关节	70 Gy,或者大于 75 Gy 的体积＜1 cm³
颞叶	60 Gy,或者大于 65 Gy 的体积＜1 cm³
腮腺	平均剂量≤26 Gy(至少要有一边达到这个要求) 或者两侧腮腺至少共有 20 cm³ 的体积＜20 Gy 或者至少有 50％的体积＜30 Gy(至少一边达到这个要求)
颌下腺和其他腺体	尽量减少受照射的剂量
舌	55 Gy 或者＜1％体积超过 65 Gy
内耳/中耳	平均剂量＜50 Gy
眼球	平均剂量＜35 Gy
晶体	尽可能低
声门/喉	平均剂量＜45 Gy

表 3-4　RTOG0615 对危及器官的剂量限定

危及器官	器官剂量限定(Gy)	PRV 外扩	PRV 剂量限定(Gy)
脑干	最高剂量 D_{max} 54	≥1 mm	超过 60 Gy 的体积≤1%
脊髓	最高剂量 D_{max} 45	≥5 mm	超过 50 Gy 的体积≤1%
视神经	最高剂量 D_{max} 50	≥1 mm	最高剂量 54 Gy
视交叉	最高剂量 D_{max} 50	≥1 mm	最高剂量 54 Gy
颞叶	同 PRV 剂量限定	不外放	最高剂量≤60 Gy
眼球	同 PRV 剂量限定	不外放	最高剂量≤50 Gy
晶体	同 PRV 剂量限定	不外放	最高剂量≤25 Gy
臂丛神经	同 PRV 剂量限定	不外放	最高剂量≤66 Gy
下颌骨/颞颌关节	同 PRV 剂量限定	不外放	最高剂量≤70 Gy
垂体	同 PRV 剂量限定	不外放	平均剂量≤50 Gy
腮腺	同 PRV 剂量限定	不外放	平均剂量≤26 Gy（至少单侧）；双侧体积共 20 cc＜20 Gy；至少单侧 50% 的体积＜30 Gy
口腔	同 PRV 剂量限定	不外放	平均剂量≤40 Gy
声门/喉	同 PRV 剂量限定	不外放	平均剂量≤45 Gy
食管	同 PRV 剂量限定	不外放	平均剂量≤45 Gy
下咽/环后区	同 PRV 剂量限定	不外放	≤45 Gy
颌下腺	同 PRV 剂量限定	不外放	尽可能减少照射剂量
舌下腺	同 PRV 剂量限定	不外放	
单侧耳蜗	同 PRV 剂量限定	不外放	5% 的体积≤55 Gy

　　各单位可以根据这项研究的结论,根据国内的剂量限定共识制订本单位的剂量限定,在保证获得满意的肿瘤治疗疗效的同时,尽可能地保护患者的正常组织,以减少严重并发症的发生。当危及器官有少量超耐受量照射时应与患者沟通,告知其利弊,获得患者及家属的认可,并签署同意书。如果患者拒绝超量照射,则严格要求本单位的限量规定,进行计划制订。

　　3)计划评估:IMRT 的剂量分布有以下特点,即高剂量区域的分布应在三维方向上与勾画的靶区形状一致,可以产生内凹的等剂量曲线,达到与靶区一致的形状;靶区内各点的剂量可以进行调整,以满足处方剂量的要求,在危及器官边缘可以产生剂量陡降区,以使靶区和危及器官均达到处方要求;多部位同时照射时,可以根据危险度的不同,给予不同的照射剂量。

　　一般要根据剂量体积直方图(DVH)进行评价,包括靶区的适形度和均匀度,危及器官的受照剂量等。评价均匀度时,大致满足的要求如下。对于剂量热点的限定:PTV 接受>105%处方剂量的体积应<20%(RTOG0225),或者>110%处方剂量的体积<15%(RTOG0615),PTV 外的任何点不能出现>110%的剂量点,中国医学科学院肿瘤医院的要求是>107%处方剂量的体积应<10%;对于剂量冷点的限定:PTV 接受<93%处方剂量的体积应<3%(RTOG0225),或<1%(RTOG0615)。在靶区内出现高剂量不能连成片,应尽量使得高剂量区为点状,并且应该远离危及器官。低剂量区应尽量出现在靶区的边缘,而不位于肿瘤中心区域。根据以上的原则进行剂量的评估还是远远不够的,放疗医师不应仅仅依靠

DVH 来判断计划的优劣,还应该逐层观察剂量分布,以确保 PTV 可以得到确切的剂量,确定冷点和热点的位置等。此外,应该有各级医师的确认以及物理师在剂量学方面以及计划实施方面的确认,之后才能得到计划的确定,成为一个可以用于临床治疗患者的一个合格的计划。在治疗中,需要改变靶区和计划时,除了以上的剂量评估外,还应注意冷点和热点的位置,尽量避免与初程计划的冷热点重合。

螺旋断层调强适形放疗(TOMO)作为一种新型的治疗手段,由于其技术特点,越来越多地应用于鼻咽癌,特别是局部晚期病例的调强适形放疗。TOMO 与传统的治疗系统相比,有更强的调强能力,有卓越的图像引导功能,可以 360°旋转全方位断层扫描照射,使得肿瘤的剂量分布适形度更高,剂量强度调节更准确,肿瘤周围的正常组织的剂量调节更细致,敏感器官的受照剂量可以大大降低,但是在头脚方向的剂量跌落较慢。

4)治疗前应该对治疗计划进行剂量的验证:当剂量验证通过后,表明治疗计划显示的剂量分布可以完全在患者身上实现,这样患者才能进行治疗。

(5)放疗计划的具体实施:如何将以上复杂的计划确切地实现,使患者获得最佳的治疗,治疗中的质量控制是非常重要的。

治疗中的质量控制主要是减少误差,减少 IMRT 的急性不良反应。误差主要包括系统误差以及随机误差。

1)系统误差:可以通过对计划系统、传输系统以及各加速器等的测定和维护尽量减少。各单位应建立系统维护规范,减少系统误差。

2)随机误差:对鼻咽癌而言,由于其部位属于刚性器官,器官运动(包括单次治疗时间内和不同治疗分次之间的运动)相对较小,导致不确定性的主要原因是靶区位置误差(体积误差)、摆位误差。

减少摆位误差:主要为图像引导放射治疗(IGRT)。

在线 CT 影像包括 kV 和 MV-CT 的影像确定。各单位应建立自己的 IGRT 的应用规范,包括有关的制度和操作规程:①对 IGRT 流程进行全程的测试。②在线实时影像确定,患者第一次治疗时,主管医师应该到场,并确定电子射野影像系统(EPID)或 CT 影像后方可进行治疗,如需要调整,应在调整后再次验证。③至少每周一次影像确认,医师回顾影像后,应及时记录,并反馈给治疗技师。④规范图像采集的条件、频率以及配准方法等。⑤对于没有在线 CT 设备的单位,可以采用 EPID 进行射野中心的校对。

中国医学科学院肿瘤医院对鼻咽癌的 IGRT 应用规程(表 3-5):①治疗开始前,从计划系统传输所采用的 CT 图像至工作站,作为 IGRT 图像配准的参考图像,同时传输有助于配准的机构,如靶区、危及器官和一些关键的剂量曲线等,帮助提高图像配准的精确度。②使用 Head-S20-F1 预设条件进行图像采集,使用中分辨率重建锥形束 CT(CBCT)图像。③配准 CBCT 图像时,配准框包括鼻咽靶区所在的颅骨部分和部分颈椎,前界为鼻尖,后界为枕骨,上界为眉弓,下界为第五颈椎。④观察图像配准效果时,不仅要看骨结构的配准情况,还要观察处方剂量曲线对靶区的覆盖,以及与危及器官的相邻情况。⑤当任何一个方向的平移误差>2 mm 时,需进入机房一床进行误差修正,当任何一个方向旋转误差>3°时,需对患者重新摆位。⑥第一次治疗配准时,要求主管医师和主管物理师与治疗技师一起判断配准是否准确。⑦从放疗开始,要求连续 5 次进行 CBCT 扫描,如果配准较好,则以后可以选择每周 1～2次或者每次进行 CBCT 扫描。⑧在前 5 次的 IGRT 过程中,如果发现有系统性误差,医师与治疗技师达成共识后,进行摆位标记的调整。⑨在患者治疗的整个过程中,主管医师必须每周对配准情况进行评估,既可以观察配准的准确性,也可以观察肿瘤的消退情况和靶区的合适程度,作为计划修改的参考。⑩在患者治疗的整个过程中,技术员如发现有明显的体重变化和体表轮廓变化等情况而影响图像配准和治疗时,应及时通报主管医师,进而采取应对措施,如重新扫描定位 CT,进行再程计划等。千伏级锥形束断层扫描(kV-CBCT)离线校正减少摆位误差得到了公认,中国医学科学院肿瘤医院的数据显示,采用离线 kV-CBCT,位移总矢量可以从 3.6 mm 下降到 2.3 mm。

表 3-5　中国医学科学院肿瘤医院放疗科 IMRT 处方单样单

姓名		病案号		性别		年龄		
诊断								

既往治疗史及治疗方案意见

靶区处方剂量

靶区	总剂量 Gy	_____%靶区体积	分次剂量 Gy	分次数	实际达到靶区体积

危及器官剂量

器官	剂量(Gy)≥	体积%≤ 要求	体积%≤ 实际达到	器官	剂量(Gy)≥	体积%≤ 要求	体积%≤ 实际达到
脊髓				食管			
脑干				胃			
左晶体				心脏			
右晶体				肝			
视神经(左右)				左肾			
视交叉				右肾			
腮腺(左右)				直肠			
气管				膀胱			
左肺				小肠			
右肺				股骨头(左右)			

治疗实施方式

治疗类型	IMRT　TOMO　适形(子野优化、射野数不限、射野数≤3)　VMAT　CRT 2D(野长　cm)
计划系统	Pinnacle³　Xio　TMS　TOMO　Brainlab　其他_____
遮挡方式	MLC　BLOCK　COMPENSATOR

加速器室	一室　二室　四室　五室　六室　八室　九室						
计划设计进度							
任务	收费	靶区轮廓	靶区核准	计划设计	计划确认	计划核准	传输
完成时间							备份
签字							登记
主管医师信息							
科组	头颈　胸组　腹组　妇瘤科			姓名：		联系电话_____	

靶区位置误差的减少：重新定位和计划制订。

在进行 IGRT 来减少摆位误差的同时，主管医师还应该密切观察患者的体重情况、病灶缩小情况、皮肤和黏膜的不良反应等。体重明显下降，一般认为下降 5 kg，或体重的 10％以上，可以显著影响患者的轮廓，使得靶区位置以及危及器官位置改变较明显，剂量曲线发生偏移，对于原发灶或颈部淋巴结较大的患者，周围组织及外轮廓有明显移位和变化者，在治疗中，由于肿瘤的明显缩小，使得轮廓或是周围组织发生明显变化者，均应重新进行 CT 定位扫描，进行再程计划，使得原发灶得到足量照射，并且正常组织得到良好的保护。此外，在治疗中，可能出现一些严重的反应，包括黏膜、皮肤以及头发等部位，应该重新对剂量分布、是否存在热点等进行评价，必要时，进行二程计划，转移热点部位，降低不良反应的严重程度等。

IGRT 在减少误差方面的优势毋庸置疑，但是图像引导的频率，是否需要重新计划以及重新计划的时机尚不清楚，而且值得注意的是重新计划不能造成肿瘤边缘的漏照，以免降低肿瘤控制率。

2. 放疗实施中的护理以及并发症的处理

（1）加强营养支持：鼻咽癌患者存在着明显的营养不良的危险因素，肿瘤患者的营养消耗可能高于健康人群数倍，原因包括：①肿瘤的掠夺性的营养利用及肿瘤引起的出血、疼痛、感染、溃疡等，造成贫血以及体重下降。②治疗相关因素：放疗引起的口腔黏膜反应，造成疼痛，而出现进食困难；同步化疗加重黏膜不良反应，出现胃肠道反应，造成患者"厌食"。③患者对营养知识的匮乏和误解等。这些均是鼻咽癌患者成为营养不良的高危人群的因素。研究显示鼻咽癌患者 80％以上可能出现体重减轻以及能量负平衡，而且可能持续至放疗后 6 个月，并且结果显示体重严重减轻的患者肿瘤的放射敏感性和耐受性差，免疫力较低，且预后不良。放疗敏感性与乏氧的关系密切，贫血患者的乏氧状态，可能导致肿瘤的放射敏感性下降，导致疗末肿瘤残存风险加大；目前鼻咽癌的首选放疗技术 IMRT 为精确放疗技术，患者的体重下降导致的外轮廓改变可能导致固定效果变差，摆位误差加大，外轮廓改变对剂量的影响也很明显（特别是对重要危及器官的剂量）。因此放疗中的营养支持是非常重要的。

营养支持的要求：全面，均衡，符合生理需要等，包括肠内营养和肠外营养。鼻咽癌患者的胃肠道功能是完整的，最适合肠内营养。建议预防性使用胃及空肠营养管，或实施经皮胃造瘘术等，可以有效地防止治疗中的体重下降，减轻急性并发症，明显改善患者的生活质量，且并发症较少，比较安全。对于胃肠道反应较大，或肠内营养困难的患者，应及时给予静脉营养支持,建议使用中心静脉给液。应每周进行血常规的测定,每两周进行各项营养指标的检测,如血清白蛋白、前白蛋白、铁蛋白、电解质等的检测,及时发现患者的营养问题,及时纠正。

(2)急性黏膜反应及处理(表3-6)。

表3-6 RTOG对放射性黏膜炎的分级标准

0级	1级	2级	3级	4级
无反应	黏膜充血,可有轻度疼痛,无需镇痛药物	片状黏膜炎或有炎性血清分泌物,或有重度疼痛,需镇痛药物	融合的黏膜炎或假膜形成,可伴重度疼痛,需麻醉药物	溃疡,出血,坏死

放射性黏膜炎出现的时间及表现:根据照射剂量及分割剂量不同,患者的体质不同,以及患者的营养支持情况以及各种护理情况不同,放射性黏膜炎的出现时间不同。大致的出现的规律:一般在放射治疗后1~2周出现(10~20 Gy,黏膜炎Ⅰ级),出现时间的早晚个体差异较大,常伴有轻度味觉改变、口干和唾液黏稠。多数患者放疗两周后,味觉改变和受照射区域黏膜充血明显加重,伴有疼痛。其后出现由纤维蛋白、白细胞等渗出物形成的点状或小片状假膜,随着假膜的逐渐形成部分患者可能疼痛症状有短暂的减轻,但大部分患者表现为疼痛较前加重(30~40 Gy,黏膜炎Ⅱ级),患者进食受限,仅能进软食或半流食。放疗5~6周(50~60 Gy)时甚至更早些时间,大片假膜形成,口干及咽喉疼痛加剧(黏膜炎Ⅲ级)。

对于急性黏膜炎的处理,放疗前的指导很重要(参考放疗前口腔科和营养师的指导)。叮嘱患者按照指导进行。

放疗中主要以预防或延迟口腔黏膜反应的出现,以及减轻黏膜反应的程度为主。

1)营养摄入:尽量控制易导致菌斑堆积以及致龋食物的摄入(甜食、含糖饮料或口含片等),减少可能刺激口腔黏膜的食物的摄入包括辛辣、坚硬的食物等。多饮水,保持口腔的湿润,以稀释黏稠的唾液。必要时需要补充适量的维生素。当患者出现营养摄入不足,或是化疗出现明显胃肠道反应时,可以补充给予静脉营养。值得一提的是,对于病变范围较大,需要照射的黏膜范围较大的患者,应预防性置入胃或空肠营养管,甚至在治疗前进行胃造瘘,以保证放疗中患者的营养摄入充足。

2)选择正确的漱口液含漱:扰乱细菌生长环境,减少和抑制细菌生长,维持口腔的酸碱度,预防和控制口腔的感染。

3)黏膜反应出现后的处理:对治疗中的患者应定期进行口腔检查,及时发现口腔黏膜的反应以及牙齿的感染等,并给予相应的恰当的治疗。可以在治疗开始即给予促进口腔黏膜愈合以及减少炎症发生的喷剂和漱口液等。对于出现疼痛的患者,应及时给予镇痛药物以及局部麻醉药物等,缓解疼痛,帮助进食。

4)静脉抗炎治疗:对于有假膜形成的患者,应行细菌培养。有全身症状的患者,应根据细菌培养以及药物敏感试验结果,给予相应的抗生素治疗,并给予静脉营养治疗等,帮助患者减轻疼痛,缓解全身症状等,以保证放疗的顺利进行。

(3)急性皮肤反应及处理(表3-7)。

表 3-7　RTOG 对急性放射性皮炎的分级标准

0 级	1 级	2 级	3 级	4 级
无变化	滤泡样黯红色红斑/脱发/干性脱皮/出汗减少	触痛性或鲜色红斑,片状湿性脱皮/中度水肿	皮肤皱褶以外部位的融合的湿性脱皮,凹陷性水肿	溃疡,出血,坏死

急性放射性皮肤反应一般在放疗开始的第 2～3 周出现皮肤干燥、脱毛、色素沉着以及红斑等表现,进而在放疗的第 4～5 周出现干性脱皮,患者伴有较明显的瘙痒。湿性脱皮经常发生在放疗的第 5 周左右,严重者甚至出现水疱和溃疡,并有合并感染的风险。放疗期间,患者的皮肤护理较好的,出现放射性皮肤损伤的程度较轻。如尽量避免衣领等对颈部照射野内皮肤的摩擦,忌搔抓,不能用化纤类的围巾,忌曝晒等,可以减轻局部的皮肤反应。对于湿性皮肤反应一般在停止放疗后的 2～4 周完全愈合,如果出现溃疡等,最少要经过 6 周左右的积极治疗,才会愈合。

对于急性放射性皮炎的处理,放疗前的指导同样非常重要,营养状况差以及吸烟等不良嗜好均可能加重急性放射性皮炎的程度。

对于急性放射性皮炎的预防,通常在放疗开始的时候使用局部皮肤的保护剂,比如三乙醇胺乳膏、硫糖铝等非皮质激素类药物。但目前尚无大样本的前瞻性研究证实,预防使用皮质类固醇类的软膏可以降低严重急性放射性皮肤炎的发生,但由于皮质类固醇有延迟伤口愈合的作用,一般不推荐预防使用。

有关急性放射性皮炎治疗的文献较少,不同治疗中心均有各自的治疗规范。Ⅰ度急性放射性皮炎,一般不用处理,如瘙痒可用 3% 薄荷淀粉局部使用。Ⅱ～Ⅲ度急性放射性皮炎可用氢地油外用,同时局部使用促进表皮生长的药物,Ⅳ度急性放射性皮炎时应密切观察其变化,必要时应停止放疗。还有一些研究显示使用粒细胞集落刺激因子以及超氧化物歧化酶和一些水凝辅料对皮肤的愈合有显著效果。

(4)急性放射性腮腺炎:一般出现在放疗的第 1～3 天,主要表现为一侧(个别为双侧)的腮腺区肿胀、疼痛,严重者局部皮肤红、皮温增高,并伴有发热。追问病史,往往患者有进食刺激唾液分泌较多的食物(如辣椒、带酸味的水果、西红柿、醋等)或饮料(橙汁、苹果汁、山楂汁等)。主要是由于腮腺导管很细,放疗使导管上皮细胞水肿致唾液潴留。

急性放射性腮腺炎无特效的治疗手段,仅为对症处理。关键在于预防,在放疗的前几次,尽量不要吃任何可能导致唾液分泌增加的食品。如果患者出现腮腺局部明显的炎症表现,并伴有全身症状,可以考虑给予抗生素治疗。

在预防急性的放射性反应的全身治疗方面,有研究显示预防使用阿米福汀可以减少放射性皮炎、黏膜炎的发生。但有些研究者认为阿米福汀可能增加胃肠道反应,尤其在同步化疗的患者中,可能降低患者的耐受性。一项 Meta 分析结果显示,阿米福汀可以显著降低黏膜炎、急慢性口干以及吞咽困难的发生,但在同步放化疗的患者中,统计学显示两组无明显差异。这项研究显示阿米福汀对肿瘤无保护作用,不影响患者的总生存率和无瘤生存率。

鼻咽癌患者诊治流程,见图 3-2。

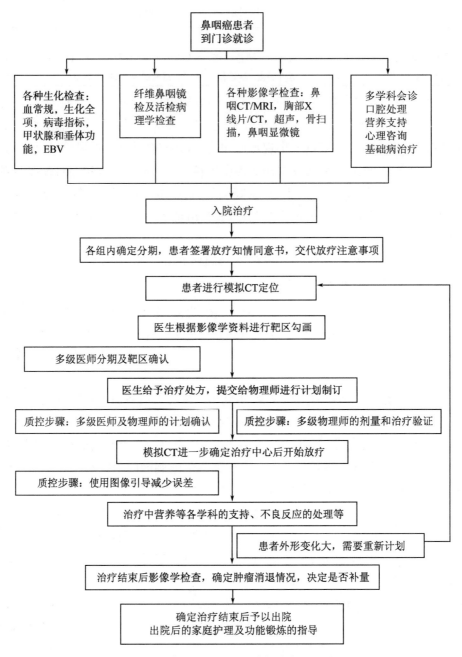

图 3-2　鼻咽癌调强适形放射治疗流程图

（三）常规放疗

尽管随着放疗技术的进步，如三维适形放疗技术（包括调强适形放疗技术）在临床上得到了越来越广泛的应用，但是，部分治疗中心由于技术以及设备的原因，仍然采用常规放疗方法治疗鼻咽癌。

1. 体位及体位固定

一般取仰卧位，平架，头部置于合适角度的头枕（根据患者的体型条件可选用 B 或 C 枕，以患者舒适为度。但采用耳前野时,最好使用C枕,以使头过伸,便于设颈部切线野)上,采用三维激光灯摆位,使患者身体的水平面平行于床面,身体的矢状面垂直于床面,特别要注意颈部要与体中线在一条直线上,必要时可在模拟机下调整体位直至满足上述条件。如采用常规照射技术,体位固定采用U型热塑面罩即可,也可以同适形或调强适形放疗技术一样,使用头颈肩热塑面罩固定,以期达到更可靠的固定效果。

2.模拟定位(常规照射技术)

(1)面颈联合野:鼻咽癌一般采用两侧水平野等中心照射,透视下确定照射野的前、后、上、下界及射野中心。首先在透视下将射野中心移至体中线,再将机架转至90°,将等中心移至鼻咽腔的位置(等中心位于或靠近照射野的中心较为理想),将"井"字线打开至照射野所需的大小(下界一般为舌骨水平或根据淋巴结下界调整),摄定位片(GA=90°,HA=0°),并在面罩上标记射野中心,记录该射野深度并将射野下界标记在面罩上。将机架转至对侧(GA=270°,HA=0°,等中心不变),摄另一侧野的定位片(图3-3A、B),同样在面罩上标记射野中心,记录该射野深度。最后将机架回至零度,在面罩上标记射野中心,记录升床高度。

(2)颈部锁骨上野:采用源皮距垂直照射技术,其上界与面颈野下界共线(最好在缩野时移动此线),下界沿锁骨下缘走行,两侧界位于肩锁关节内侧缘(以避开肩锁关节),将射野中心置于体中线与1/2野长的交点,摄定位片一张(GA=0°,HA=0°)(图3-3C),并标记射野中心。对于下颈部淋巴结较大的患者,可以采用等中心的照射方法,进行前后切线野照射。将射野中心置于对穿野中心,或根据颈部淋巴结位置,将射野中心适当前置。摄片的放大系数最好固定,以便与模室达成默契。

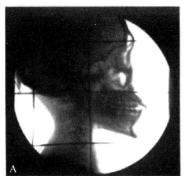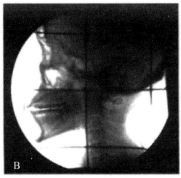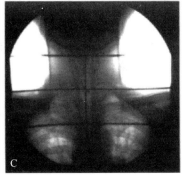

图 3-3　面颈联合野定位片

注:A.左侧位;B.右侧位;C.中下颈、锁骨上

3.设计照射野

(1)靶区:对于鼻咽癌,无论采用何种放疗技术,鼻咽癌放疗所涵盖的靶区应该是一致的。包括临床检查及影像学检查可见的肿瘤及邻近可能受侵部位和亚临床灶,即鼻咽、咽旁间隙、鼻腔及上颌窦腔的后1/3(包括翼腭窝),并且颅底和颈部淋巴引流区均需包括在照射野内。对于常规照射技术,推荐采用面颈联合野+下颈切线野(图3-4)。

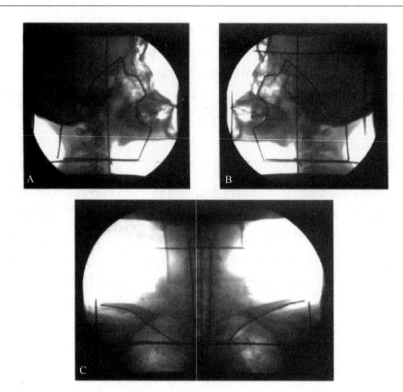

图 3-4　鼻咽癌面颈联合野＋下颈锁骨上垂直野

注：A. 双侧面颈联合野；B. 双侧面颈联合野；C. 下颈锁骨上垂直野

在定位片上勾画照射野，经模室制作模板，并在模拟机上校对后再制作整体铅模。原则上照射野应由大到小，采用逐步缩野技术，给予肿瘤区以高剂量，并要尽量切实减少脑、脊髓、眼晶体等正常组织的受量至可接受的范围内。尽量不在一个连续肿瘤靶区内或一个巨大肿块上分野，以避免两相邻野处的剂量不确定性影响局部的照射剂量。

特殊情况时，在准备治疗计划期间可先给某一局部区域小范围照射，例如，因颅底受侵致剧烈头痛者可先给颅底小野，鼻咽大出血时可先给鼻咽部小野，颈部巨大转移淋巴结引起咽或喉、气管受压时，可先行颈部切线照射，但是，一旦治疗计划做好后，要尽快改为规范照射野。

（2）照射野范围和边界。

1）原发灶照射范围：应根据具体病变情况而异。①$T_{1\sim2}$病变，照射野应包括后组筛窦、翼板基部翼腭窝、上颌窦后壁及后鼻孔水平前 1.5～2 cm；后界至椎体 1/2～2/3；上界包括蝶骨体及枕骨体、破裂孔岩尖；下界包括鼻咽后壁，约在舌骨水平。②T_2 以上的超腔病变，应在上述照射范围基础上按不同超腔部位再适当扩大该处照射边界，例如，蝶窦底受侵时，蝶窦应包括在照射野内；鼻腔侵犯时要包括全部骨性鼻腔；眶内、球后和后组筛窦侵犯时要适当将侧野前界前移（但要注意保证对侧晶体的剂量在可接受的范围内，等中心照射时一般前界可放在对侧眶后缘），必要时可加面前筛窦野（根据具体情况包括患侧眼眶全部或部分、前后组筛窦，但要注意保护角膜）；海绵窦、枕骨体、颅内侵犯时则应参考 CT 或 MRI 的冠状或矢状位影像提供的信息上界适当上移（但要在 36～40 Gy/4～4.5 周）后缩野避开脊髓。脑干剂量要限制在 54 Gy 以下。

　　面颈联合野(图 3-5)的推荐剂量为 36～40 Gy,然后缩野为小面颈野(图 3-6)推量至 50 Gy,结合疗前和 50 Gy MRI/CT 检查结果,如果疗前口咽、咽旁间隙受侵,咽后淋巴结(一),或咽旁、口咽仅为轻度受侵,而且 50 Gy 时肿瘤完全消退者,则缩野为耳前野＋"L"形颈部电子线野(图 3-7),耳前野推量至 70～76 Gy。反之,根据具体病变情况仍需采用适当缩野后的小面颈联合野推量至 60 Gy,进一步缩野后推量至 70 Gy。对于 70 Gy 后咽旁仍有残存的病例,可根据具体情况采用立体定向放疗、IMRT 或 CRT 加量,但要注意正常组织的受量。单纯局限于黏膜的残存灶,可经腔内近距离照射补量,或休息 2 个月后,经激光手术切除。无论颈部淋巴结消退与否,建议颈部剂量一般不要超过 70 Gy,以免出现严重的颈部软组织纤维化。残存淋巴结观察 3 个月后,根据具体情况由外科行残存淋巴结切除或区域淋巴结清扫术。

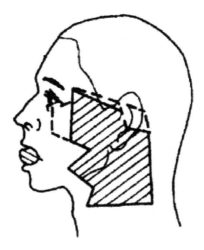

图 3-5　面颈联合野示意图

注:如肿瘤向上侵及颅底、海绵窦等或向前侵犯后鼻孔、鼻腔时,其相邻边界可适当外放

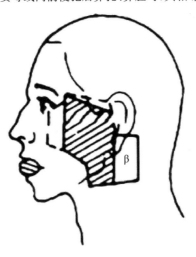

图 3-6　小面颈野＋后上颈电子线野示意图

注:电子线能量选择不宜过高,要保证脊髓剂量在可接受的范围内

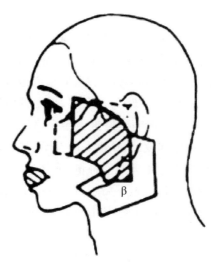

图 3-7　耳前野＋"L"形电子线野

注:电子线能量选择不宜过高,要保证脊髓剂量在可接受的范围内

值得注意的是,脊髓及脑干剂量应限定在可接受的范围内。在照射野涵盖上述靶区的基础上,还要考虑摆位误差,并在设野时予以考虑,具体数据应根据各单位自己的质控情况来决定。

2)颈部照射范围:淋巴结转移的颈区给予治疗剂量,无淋巴结转移的颈区给予预防性照射。

颈部照射范围:上起颈静脉孔水平,下至锁骨上缘或锁骨下缘下及胸骨切迹下 2～3 cm,外至肩关节囊内侧(注意避开肩关节囊)。在采用面颈联合野技术时,咽后淋巴结及上颈淋巴结包括在面颈联合野内,颈部野包括中、下颈及锁骨上区。

颈前大切线野(图 3-8A)目前已较少为作为颈部主野使用,主要是由于该切线野常与耳前野在下颌骨角附近有剂量重叠,按中国医学科学院肿瘤医院资料分析表明,该处重叠剂量超过 20 Gy 时,后组脑神经损伤的发生率明显提高。而且如果颈部后仰不足时,易造成部分Ⅴ A 区淋巴结漏照或低剂量。

颈深淋巴结是沿着颈静脉链走行的,即在冠状面上双颈淋巴结转移的走行方向是呈上宽下窄的"Ⅴ"形分布的。所以下半颈前切线野的内界也应按此"Ⅴ"形设在甲状软骨板侧翼前内 1 cm,即在体中线旁各 1.5 cm 左右(颈部图 3-8B)。上界与面颈联合射野下界为相邻共线,但应在每次改野时移动此线,以减少此处的剂量重叠。

如需照射Ⅵ区淋巴结时也应该在中线处铅挡 3 cm×4 cm(挡块上界应在照射野上界上 2 cm,下界应在照射野上界下 2～3 cm),目的是避免摆位误差造成相邻野脊髓处的剂量重叠(图 3-8B、C)。出现下述情况时,一般认为初始照射野应包括Ⅵ区淋巴结,也即采用(图 3-8C)所示照射野:①上颈淋巴结直径＞6 cm;②中、下颈部或锁骨上淋巴结转移;③颈部既往有手术史或行颈淋巴结切取活检的病例;④转移淋巴结侵及皮肤。注意,照射至 DT 36～40 Gy 时应铅挡脊髓(图 3-8B)。

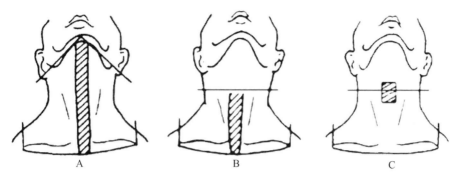

图 3-8 鼻咽癌颈部照射野的设计

应该强调的是,在放疗过程中,原发灶区域和颈转移灶区域的照射应始终在相同的体位下完成,以避免由于体位不同而造成照射野交界处的剂量重叠或漏照。应定期拍验证片(图 3-9),至少在第一次治疗和每次改野时拍验证片。

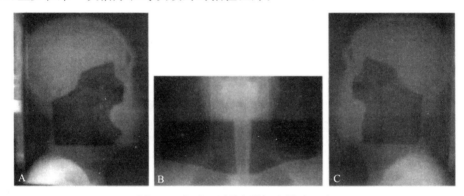

图 3-9 鼻咽面颈联合野加速器验证片

注:A 左侧野;B 下颈锁骨上野;C 右侧野

(3)照射方法及剂量分割。

1)常规分割法:为鼻咽癌放疗最常用的剂量分割方法。即每周连续照射 5 天,1 次/天,DT 1.8～2 Gy/次。根治剂量 DT 70～72 Gy/(35～40 次·7～8 周),预防剂量 DT 50 Gy/(25～28 次·5～5.5 周)。

2)分段照射法:按连续照射法把总剂量平分在两段时间内完成,两段之间休息 2～4 周,即 DT 30～40 Gy/3～4 周,休 2～4 周再照射 DT 30～40 Gy/3～4 周。

3)超分割照射法:超分割照射是每周连续照射 5 天,每天照射 2 次,两次相隔 6～8 小时,DT 1.1～1.2 Gy/次,DT 2.2～2.4 Gy/天,总量在 7 周内可达到 DT 76～82 Gy/68 次左右。

4)后程加速超分割照射法:放疗后肿瘤细胞的潜在倍增时间缩短,人体肿瘤放疗后 4 周左右出现加速再增殖,肿瘤细胞的再增殖随放疗疗程的延长而增加,由此而出现了后程加速超分割放疗。常规分割放疗至 36～40 Gy 后缩成耳前野,后程加速超分割放疗,1.5 Gy/F,2 次/天(间隔 6 小时以上),10 次/周,总剂量 69 Gy/(40 次·6 周)。

5)超分割后程加速照射:前 4 周常规超分割照射(1.2 Gy/次,2 次/日,5 天/周,两次间隔≥6 h),剂量达 48 Gy 时改为加速超分割治疗(1.5 Gy/次,2 次/日,间隔≥6 h,5 天/周),予以 30 Gy,总计剂量达 78 Gy/(60 次·6 周)。

6)连续加速分割照射法:每周 6 次或 7 次照射,每次剂量 DT 1.8～2.0 Gy,总剂量为

66 Gy。这组放疗的患者,急性不良反应发生率较高。

鼻咽癌常规放疗的整个流程要求规范,有严格的质量控制和质量保证措施,治疗单要有核对和双签字(两级医生或物理师和医生),尽量避免人为的错误发生。

(四)放疗后的注意事项

包括复查、护理和功能锻炼。

1. 放疗后 1 个月对患者的管理要求

放疗结束时,患者的剂量达到最高,急性黏膜反应、皮肤反应也达到高峰,整个放疗(或放化疗)期间患者的身体储备也消耗很大,所有这些都会使得放疗后的第 1 个月患者所面对的问题不亚于治疗期间。患者在放疗 1 个月后复诊时,会发现体重下降、营养不良等问题,对患者机体的恢复造成不良影响,特别对于肿瘤坏死较为明显或合并鼻咽部感染的患者来讲,营养不良可能是出现局部溃疡及大出血的主要原因。因此,此段时间患者的口腔黏膜、皮肤、营养的管理都应按照治疗期间的管理要求进行。

2. 射野内的皮肤及软组织的保护

放疗结束后 1 个月左右开始出现面颊、颏下、上颈部软组织水肿,其特点是局部不红、不热、不痛,无功能障碍,水肿可随体位而变化,早晨起床时较重,活动后水肿减轻,这种情况一般在水肿发生后 10 个月左右开始缓解,1～2 年症状可消失。这主要是颈部淋巴回流不畅造成的,与肿瘤预后没有关系。

放疗对软组织的损伤是长期的。由于放疗后受照射区域软组织纤维化,皮肤丧失了正常的弹性,原有的皮脂腺分泌功能和皮肤保护功能均被破坏,出现皮肤干燥、变薄,血管及淋巴管壁增厚甚至闭塞,皮肤的愈合能力下降等。此时应特别注意保持放疗区皮肤清洁,避免化学(局部涂抹或敷贴刺激性化学药物、清洁剂、化妆品等)及物理(冷风刺激和烈日曝晒、热敷、衣领摩擦、搔抓等)的不良刺激因素。同时要预防感冒,防止发生急性蜂窝织炎。如果局部软组织反复发生感染,则会加重软组织纤维化,导致张口困难及颈部活动受限等,或使原有的功能障碍进一步加重,严重者还会出现喉头水肿、呼吸困难等,影响患者的生存质量。放疗区皮肤破溃应尽早就诊,以便得到及时和正确的治疗。严重的放射性皮肤损伤长期不愈,可能需要外科的帮助。但是这种情况很少发生。

3. 口腔卫生

保持良好的口腔卫生,是减少口腔疾患发生的最基本条件和要求。鼻咽癌根治性放疗后,唾液腺(包括腮腺、颌下腺、舌下腺、口腔口咽的小涎腺)受到不同程度的损伤,使唾液分泌量减少(正常成人每日唾液分泌量为 1～1.5 L)且变得黏稠(浆液细胞受损伤所致),口腔内的 pH 值也同时发生改变,其原有的冲洗杀菌作用随之减弱,因此餐后应及时漱口或刷牙,保持良好的口腔卫生,推荐使用含氟牙膏,同时要求患者忌烟酒等不良嗜好。有条件者可每年洁齿一次。放疗后在急性放疗反应消退前,应避免进食刺激性食物。放疗后,口腔常伴有真菌及其他致病菌感染,应到口腔医院、口腔科就诊,积极治疗口腔疾患。

放疗后应尽量避免拔牙,在出现牙齿或牙龈疾患时,应积极保守治疗,在所有保守治疗均告失败的情况下,迫不得已时才考虑拔牙。并且在拔牙前一定要告知牙科医生既往接受放疗的病史。拔牙前要清洁口腔及牙齿,拔牙后应使用抗生素治疗,以减少口腔及颌面间隙感染机会,减少张口困难和发生颌骨放射性骨髓炎或骨坏死的机会。

4. 功能锻炼

鼻咽癌放疗后的主要功能锻炼即是张口训练。颈部的锻炼主要是转颈的锻炼,可以减少颈部肌肉和软组织纤维化后的僵硬感。

5. 鼻腔及鼻咽腔的清洁保护

放疗后的患者鼻腔及鼻咽腔的自洁能力减弱,患者应养成定期鼻腔口腔雾化和鼻腔冲洗的习惯,根据鼻腔分泌物不同,冲洗的间隔时间不同。如果有脓性分泌物,可以考虑经鼻腔滴入抗炎的滴眼液等,进行局部抗炎,合并有全身症状时,可以使用抗生素等。放疗后鼻咽腔的黏膜变薄、干燥,可以适量使用一些油质,如薄荷滴鼻剂等,滋润鼻腔,减少出血的机会。

6. 饮食要求,药物治疗

饮食方面不忌口、不挑食,均衡营养饮食。要求足够的能量、均衡的营养,补充蛋白质。良好的营养支持,可以增加患者的免疫力,有益于肿瘤的控制。很多患者在放疗结束后常服用中药进行调理。在患者身体状况较好的情况下,不建议使用较多的药物,如果服用中药,建议服用固本扶正的药物,不建议使用抗肿瘤的药物,并建议在正规的中医院就诊。

7. 心理调节

在患者治疗结束后,应该指导其保持积极的心态,关注家庭,关注当下的生活和工作,减轻患者的心理压力,改善焦虑和抑郁的情绪等,并指导家庭成员对患者进行心理调整。

8. 适当的锻炼

患者可以根据自己的身体状况和兴趣,选择锻炼方式,但避免参加过激、过猛的运动。体育锻炼中要掌握运动量,即锻炼后不应有明显的疲劳感,身心应感到轻松、舒畅,食欲及睡眠均处于良好的状态,以利于康复。锻炼身体应培养习惯,持之以恒,循序渐进。值得注意的是,如果身体感到乏力等不适,应调整锻炼的方式、强度等,或暂停锻炼。放疗后鼻腔如有较多的分泌物,尤其是脓性分泌物时,尽量避免游泳等水上运动。

9. 定期复查

一般情况下,鼻咽癌治疗后随诊期限为终身随诊,随诊的频率根据治疗结束时的具体情况而定。比如鼻咽癌放疗后局部或颈部淋巴结有肿瘤残存,或怀疑骨、肺、肝等部位转移,或严重的早期放射损伤需要密切观察者,应在治疗后每个月至少复查1次,如果放疗后不存在上述问题,一般情况下在治疗后1个月复查1次,以后第1~3年内,每3个月复查1次,最长不超过4个月,每年做3~4次全面检查(包括实验室检查指标、胸部正侧位片、颈腹部超声、CT或MRI等),第3~5年内每4~5个月复查1次,最长不超过半年,每年做1~2次全面检查。5年后每年复诊1次,以免间隔过长,延误诊断,失去最佳治疗时机。中国医学科学院肿瘤医院资料显示,鼻咽癌放疗后局部失败中位时间为18个月,治疗后3年内局部失败率和远处转移率均较其他时间高(局部失败率占79%,远处转移率占88%)。因此特别强调3年内的随诊频率,即每3个月复诊1次。

随诊需要进行的检查同治疗前的检查,包括血液学检查(建议检查甲状腺功能,约70%接受颈部IMRT照射的患者出现甲状腺功能低下)、详细的体格检查、纤维鼻咽镜检查、多个位相的影像学检查以及排查远处转移需要的检查。骨扫描不作为常规复查项目,但患者有骨痛等症状需要进行检查。目前PET/CT仍不能替代MRI作为唯一的判断残留或复发的影像检查。

(胡晓康)

第二节　食管癌

目前治疗食管癌比较肯定、有效的方法有：①放射治疗或放化同步治疗。②手术治疗。③综合治疗（包括术前放化疗＋手术；手术＋术后放疗或术后放化疗）。根据病期早晚、病变部位、年龄大小、一般身体状态等决定治疗原则。

食管癌手术治疗有较明确的适应证，如早期食管癌（T_3 以前）、没有明显的纵隔淋巴结转移、患者没有手术禁忌证、能耐受手术者。但如肿瘤有明显的外侵或已有明显淋巴结转移，或有其他的合并症如较严重的心肺疾病等患者不适合手术。因此，能根治性手术治疗的患者仅占 1/4。放疗是目前食管癌主要的、有效的、安全的手段之一，适应证较宽如：①早期或病期能手术而因内科疾病如心肺疾病、高血压等不能手术或不愿手术者，放疗的 5 年生存率为 20％～73％。②对局部病期偏晚（T_4），可采取先行术前放疗或放化疗，其结果可提高切除率，降低淋巴结转移率，使部分不能手术的患者手术获得成功，特别是对放射线敏感能达到放疗后病理反应程度为重度甚至无癌者，其生存率明显提高，5 年生存率可达 50％～61％。③由于多数患者在就诊时已为中晚期，对已失去手术治疗机会者，可根据患者的情况行根治性和姑息性放疗或放化同步治疗。④术后放疗：姑息手术后的患者，采取术后放疗能达到较好的效果。根治术后预防性放疗目前国际上没有肯定的结论。但由于手术后失败的主要原因仍为纵隔淋巴结转移和吻合口复发，且复发的时间多数在 10～12 个月。1986～1997 年中国医学科学院肿瘤医院开展了食管癌术后预防性放射治疗的研究，其结果显示术后预防性放疗能降低放疗部位淋巴结转移复发率，不增加吻合口的狭窄，更主要的是能提高Ⅲ期食管癌和有淋巴结转移患者的生存率。在以后的多组回顾性研究中进一步支持了这一结论。因此，目前认为有选择性地进行术后放疗对部分患者是有益的。

一、体外放射治疗

（一）放疗前的准备工作

1. 患者及家属的思想准备

多数患者得知患癌后有较多的顾虑和恐惧，心情不愉快，思想负担重，要帮助患者解决思想上的问题，争取患者的配合、理解。与患者家属交代病情、放疗中可能出现的问题和不良反应，如有不适，应及时与医师汇报，争取早作处理并签知情同意书。

2. 医师的准备

（1）对诊断进行核实：①病理学和细胞学的诊断。②最近（1 个月内）的食管 X 线片。③胸、腹部 CT。④B 超检查或 CT 检查颈部/锁骨上。⑤食管腔内的超声检查。⑥PET/CT 检查（经济情况好、病情需要时）。

（2）做食管的定位 CT：全面了解肿瘤的大小、重复和肿瘤的范围，以明确治疗性质（根治性或姑息性）、照射范围的大小、照射野的设计、放疗剂量、放疗分次等。

（3）放疗前的对症治疗：①如营养不良、脱水或其他并发症应及时积极处理；②X 线显示有尖刺、龛影或出现胸背痛或白细胞数升高者应积极进行抗感染治疗。

放疗方法可分为单一放疗和（或）与放疗相结合的综合治疗如术前、术后放疗或放化同步治疗。放疗技术采用 IMRT 或三维适形放疗(3D-CRT)。或合并腔内照射。

(二)放疗的适应证和禁忌证

1.根治性放疗或放化同步治疗

(1)目的:希望局部肿瘤得到控制,获得较好的效果。放疗后不能因放射所致的并发症而影响生存质量。因此要求放疗部位精确,肿瘤内剂量分布均匀,正常组织受量少,照射技术重复性好。

(2)适应证:一般情况好,病变比较短,食管病变处狭窄不明显(能进半流食),无明显的外侵[如无明显的胸背疼痛,食管造影或(和)CT 显示无明显的穿孔迹象如侵及主动脉或气管支气管树等邻近的组织和器官],无锁骨上和腹腔淋巴结转移(包括 CT 检查未发现明显肿大的淋巴结),无严重的并发症。年龄大于 70 岁者,不建议行放化同步治疗。

2.姑息放疗

(1)目的:缓解进食困难,减轻痛苦(如骨转移的镇痛放疗、转移淋巴结压迫症状等),延长寿命。

(2)相对禁忌证:食管穿孔(已有食管穿孔特别是食管气管瘘或即将出现大出血患者,但假设食管穿孔已有食管支架或鼻饲管,可试探性放疗),恶病质 KPS<50 分,已有明显症状且多个脏器转移者,后者如 KPS 评分≥70 分,有进食困难的症状,远处器官转移没有明显症状,也可试探性放疗或同步放化疗。

(三)适形放疗技术的定位方法

目前常用的放疗技术是 IMRT 或 3D-CRT。

3D-CRT、简单调强放疗技术(sIMRT)、IMRT:中国医学科学院肿瘤医院放疗科在食管癌采用 IMRT 的工作流程为:在 CT 模拟机室做体位固定→胸部 CT 扫描→局域网传送 CT 扫描的图像→医生勾画肿瘤靶区[必须参照食管造影/食管镜检和胸部 CT 扫描的结果或(和)PET/CT 或(和)食管腔内超声检查的结果勾画靶区]→上级医生确定并认可治疗靶区→由物理师设计照射野→物理主任核对并认可治疗计划→副主任以上的医师认可治疗计划→CT 模拟校位→由医师/物理师/放疗的技术人员共同在加速器校对照射野或 IGRT→照射计划的实施。勾画食管癌靶区在不同的医院、不同的医生有不同的看法但有基本的原则。

(四)靶区勾画原则

1.食管癌放疗靶区定义

①GTV:以食管造影片、内镜[食管镜和(或)腔内超声]可见的肿瘤长度。②CT 片(纵隔窗和肺窗):显示食管原发肿瘤的(左右前后)大小为 GTV。③GTVnd:查体和影像学(CT/PET/CT/EUS)显示转移淋巴结。

CTV:有三种不同的 CTV 勾画方式与原则。

(1)不做淋巴引流区域的预防照射:以大体肿瘤范围的(即 GTV)左右前后方向(四周)均外放 0.6~0.8 cm,外放后将解剖屏障包括在内时需做调整,在 GTV 上下方向各外放 3~5 cm。这类靶区的勾画方式比较适合病期早没有远离原发病灶的淋巴结转移,或是高龄、体弱、有心肺疾患、严重糖尿病等合并症的食管癌患者。

(2)相应淋巴引流区域的预防照射:包括淋巴结转移率较高的区域,具体如下。

上段:锁骨上淋巴引流区、食管旁、1 区、2 区、4 区、7 区的淋巴引流区。

中段:食管气管沟、食管旁、1区、2区、4区、7区、8区的淋巴引流区。

下段:食管旁、4区、7区、8区和胃左、贲门周围的淋巴引流区。

这类靶区勾画方式比较适合病期早、有根治性目的的食管癌患者或计划性术前放疗/放化疗的患者。预防区域建议 DT 50 Gy,原发灶建议 DT 60～64 Gy。

(3)原发灶+转移淋巴区域的照射:GTV 和 GTVnd(已有肯定的淋巴结转移),并在此基础上左右前后方向(四周)均外放 0.6～0.8 cm,外放后将解剖屏障包括在内时需做调整。在 GTV 上下方向均外放 3～5 cm 和(或)GTVnd 上下外放 1.0～1.5 cm。

PTV:在 CTV 的基础上各外放 0.5 cm,颈段食管癌外放 0.3 cm 为 PTV。

2.放疗剂量与分割方式

(1)放疗剂量:目前国内常规剂量认为应在 60 Gy,30 次,6 周。但 NCCN 指南推荐的放疗剂量为 50.4 Gy(1.8/次,共 28 次)同步化疗。

1)单一放疗:95%PTV 60～64 Gy/30～33 次(2 Gy/次)。

2)放化同步剂量:95%PTV 50.4～60 Gy/28～33 次(1.8 Gy/次)。

推荐中晚期食管癌进行同步放化疗(如患者 KPS≥70 分,年龄≤68 岁,至少能进半流食,体重下降不明显,放疗靶区不大,双肺 V_{20}≤28%,没有严重心肺疾患、严重糖尿病、严重高血压的患者)。

建议同步放化疗的化疗方案:①紫杉醇+PDD。②PDD+5-FU,21 天或 28 天的周期方案,放疗期间为 2 个周期或者每周 1 次,放疗期间共 5～6 次的周期方案。

(2)正常组织剂量。

1)肺平均剂量≤15～17 Gy,两肺 V_{20}≤30%,两肺 V_{30}≤20%。同时化放疗者两肺 V_{20}≤28%。

2)脊髓剂量:平均剂量 9～21 Gy 和 0 体积剂量≤45 Gy/6 周。

3)心脏:V_{40}≤50%。

4)术后胸胃:V_{40}≤50%(不能有高剂量点)。

(五)放疗效果与影响预后的因素

采用常规放疗技术,食管癌的临床结果显示,影响生存率的主要因素(表 3-8～表 3-10)如下。

表 3-8　早期食管癌单一放疗/手术切除后的生存率

治疗方式	作者	报道时间	例数	5 年生存率
手术治疗	邵令方	1993 年	204(原位癌 92 例)	92.6%
手术治疗	邵令方	1994 年	9107(病变≤5 cm)	43.2%
手术治疗	张毓德	1982 年	4310(病变≤3 cm)	43.9%
放疗	李国文	1995 年	52(普查发现)	73.1%
放疗	陈志贤	1982 年	27(普查发现)	59.3%
放疗	陈秋立	1997 年	193(病变≤3 cm)	30.1%
放疗	丁仁平	1996 年	40	52.5%
放疗	陈东福	1996 年	180(可手术)	23.3%

表 3-9　食管癌单一放疗的生存率

作者	报道时间	例数	1 年生存率	3 年生存率	5 年生存率
上海肿瘤医院	1978 年	1034	48.4%	19.4%	14.6%
殷蔚伯	1980 年	3798	38.1%	13.1%	8.3%
朱孝贞	1988 年	2722	44%	16%	8.8%
杨民生	1992 年	1160	45.9%	19.6%	13.3%
陈延条	1994 年	1110	55.9%	20.8%	13.8%
季永喜	1998 年	780	50.6%	17.1%	10.5%

表 3-10　国外食管癌单一放疗结果

作者	病理	分期	例数	5 年生存率(%)
Sykes	鳞癌＋腺癌	<5 cm	101	20
Newaishy	鳞癌	"Inoperable"	444	9
Okawa	鳞癌	Ⅰ～Ⅳ	288	9
De-Ren	鳞癌＋腺癌	Ⅱ～Ⅲ	678	8

1. 不同期别食管癌的生存率(表 3-8、表 3-9)

较早期食管癌,即部分患者因年龄大、心肺功能差或拒绝手术而采用放疗,5 年生存率较高。1995 年有研究者报道 52 例早期食管癌的放疗,该组患者是 1975～1976 年在我国食管癌高发区河南省林县普查时发现的早期食管癌患者,187 例中 52 例进行单一放疗。该组的临床表现:无任何自觉症状或仅有轻微的咽下不适、烧灼感或轻度刺痛或食物通过缓慢等;无进行性的吞咽困难及声音嘶哑;能进普食,无淋巴结肿大及远处转移。食管造影显示:病变长度≤3 cm;黏膜粗糙、中断或黏膜皱襞排列紊乱或有浅性溃疡等;无大的充盈缺损、环形狭窄和肿瘤侵犯肌层的现象。52 例均有细胞学和病理学诊断。放疗后的 5 年、10 年实际生存率分别为73.1%(38/52 例)、50%(26/52 例)。中国医学科学院肿瘤医院 1996 年报道 180 例有病理证实、外科医师确认病变可手术的食管癌患者,因心肺功能、一般情况差,年龄大或拒绝手术,采用单一根治性放疗,5 年实际生存率为 23.3%(42/180 例)。因不手术的不同原因又分为拒绝手术组和其他原因组(包括心肺功能、一般情况差或年龄大),两组的 5 年实际生存率分别为 31.7%(26/82 例)、16.3%(16/98 例),差异有统计学意义(P<0.05)。与我国外科手术的生存率比较,差异不明显。以上结果显示,普查中发现的食管癌,无论是手术还是放疗,其生存率均较有症状后来医院治疗者好。对早期能手术而因种种原因未手术的患者,放疗也有较好的效果,应积极治疗。但近 20 年国内外(表 3-11)报道的中晚期食管癌患者放疗后 5 年生存率为 8.0%～20%,治疗效果差。

表 3-11　生存率的主要影响因素

影响预后的因素	5 年生存率		
	例数	百分比(%)	P
病变长度(cm)			
<5.0	* 63/411,** 34/288	* 15.3,** 11.8	
5.0～6.9	108/1167,77/513	9.3,15.0	

影响预后的因素	5 年生存率		
	例数	百分比(%)	P
7.0~8.9	80/1177,37/277	6.8,13.4	
≥9.0	11/325,6/82	3.4,7.3	
疗前 X 线分型			
髓质型	240/2812,94/754	8.2,12.5	<0.01
蕈伞型	26/180,22/118	14.4,18.6	
疗后 X 线示肿瘤消退			
基本正常	72/402	19.7	<0.01
明显改善	76/755	10.1	
改善	126/1732	7.3	
不变或恶化	1/225	0.6	
锁骨淋巴结转移			
有	14/446,8/97	3.1,8.2	<0.05
无	267/2993,146/1063	8.9,13.7	

注　＊殷蔚伯报道:$P<0.001$;＊＊杨民生 1160 例 $P>0.05$。

2.放射敏感性的临床判断指标

①疗前食管癌的 X 线分型:腔内型、蕈伞型较其他类型敏感。②疗后食管 X 线改善情况分为基本正常、明显改善、改善、不变或恶化。或者采用 1989 年提出的食管癌放疗后近期疗效评价标准:完全缓解(CR):肿瘤完全消失为食管造影片显示原发病灶消失,边缘光滑,钡剂通过顺利,但管壁可稍显强直,管腔无狭窄或稍显狭窄,黏膜基本恢复正常或增粗。部分缓解(PR):原发病变大部分消失,无明显的扭曲或成角,无向腔外溃疡,钡剂通过尚顺利,但边缘欠光滑,有小的充盈缺损及(或)小龛影,或边缘虽光滑,但管腔有明显狭窄。无缓解(NR):放疗结束时,病变有残留或看不出病变有明显好转,仍有明显的充盈缺损及龛影或狭窄加重。放疗结束后的疗效不同其生存率有所不同(表 3-12)。

表 3-12　3D-CRT/IMRT 放疗或合并化疗的生存率

作者	报道时间	例数	生存率(%)			中位生存时间(月)
			1 年	3 年	5 年	
孔洁	2012 年	792	70.1	36.7	28	NA
李娟	2012 年	375	67.2	29.4	19	19
王玉祥	2010 年	209	64.6	30.8	23.6(4 y)	18
Semrau	2012 年	203		21.2(2 y)		NA
蒋杰	2009 年	132	50.7	29.9	25.7(4 y)	NA
CZ Chen	2013 年	153	72.5	34.7	26.3	NA

3.局部失败

这是放疗后影响预后的主要因素。尸检资料表明,放疗失败的主要原因为原发部位肿瘤的残存占 75%~96%,纵隔淋巴结转移率为 49%~74.5%,而放疗后局部无癌率为 6.3%~

32%。殷蔚伯报道放疗后因局部未控或复发占 84.9%（1132/1334），杨民生报道为 68.6%（796/1160 例）。究其原因是由于食管癌对放疗不敏感、总剂量不足，或其他原因如常规放疗不能使肿瘤靶体积达到所给的处方剂量或多个因素致使局部控制率低、控制时间短等。近年来进行了一系列的研究。

4. 研究进展

在常规放疗技术的年代，食管癌的生存率低，局部复发率高。由此开展了以下的研究：①分割方式；②放疗剂量；③放化疗同步进行；④放疗技术的改进等。这些研究能否使食管癌局部控制率提高从而达到提高生存率的目的？下面仅简单介绍主要的研究与结果。

（1）分割方式的研究-后程加速超分割放疗与生存率：随着放射生物和肿瘤细胞动力学基础与临床研究的进展，在国内由上海肿瘤医院开展后程加速超分割放疗，其研究结果显示常规放疗组与后程加速超分割组的 5 年生存率分别为 14.3% 和 32.6%。有研究者对 6 个后程加速超分割的随机分组研究进行了荟萃分析，结果为 1 年生存率、3 年生存率后程加速超分割放疗组是常规放疗组的 2.43 倍，结论是后程加速超分割放疗优于常规分割放疗。然而，其他研究者对 82 例胸上中段食管鳞癌后程加速超分割放疗的随机研究结果显示，后程加速超分割放疗组的 4 年生存率（31.3%）较常规组（19.6%）高，4 年的局部控制率分别为 45% 和 22.8%，但差异均无统计学意义（$P > 0.05$）。从报告的数据判断可能与病例数少有关。此后，国内多家医院发表了近 80 篇相关论文，多数研究结果提示后程加速超分割放疗能提高生存率。

在采用 3D-CRT 后，常规分割与后程加速放疗的研究中仍然存在不同的结果。如在一项 150 例食管癌患者的研究中，后程加速治疗组与常规分割组的 5 年生存率分别为 33% 和 15%，其结论是后程加速超分割放疗组提高了生存率。然而 4 年后 55 例其中位生存时间分别为 21 个月和 24 个月，1~5 年生存率两组没有差异。以上研究结果提示我们思考的问题：①能否进行分层研究，因为大量的前瞻性研究结果已明确术前放疗或放化疗后病理的 pCR 率为 30% 左右（随机研究结果，pCR 率为 11%~47%），70% 有不同程度的肿瘤残存（即 T 残存、N 残存或 TN 均有残存），而对射线敏感的食管癌放疗 Dt 40 Gy 后，是否还需要后程加速？②后程加速是放疗敏感者获益还是中度和（或）轻度敏感者获益？③如何能准确判断放化疗的敏感性？目前临床的检查难以判断病理的 pCR，因此还需要更多的特别是术前放化疗患者在手术前详细、全面检查后与病理的对照研究。因此，对分割方式的研究还需要多中心、分层、相同入组条件的足够样本量的随机分组研究，发现对后程加速超分割放疗敏感的患者，进一步推动食管癌放疗个性化或分类化的治疗进程。

（2）3D-CRT/IMRT 放疗技术：有学者在国内较早报道了食管癌适形放疗 132 例的结果。其 1 年生存率、3 年生存率分别为 50.7%、29.9%。影响预后的多因素分析为性别、分期、放疗剂量和吸烟。与常规技术放疗后生存率的历史对照显示，局部失败率有不同程度的降低，生存率有不同程度的提高。

无论是肿瘤剂量分布还是正常组织的受量，IMRT 都明显优于 3D-CRT。2012 年 3D-CRT/IMRT 的配对研究结果显示，前者的 5 年生存率明显低于后者，分别为 34% 和 44%，同时显示 IMRT 的局部复发率和对心脏的放疗毒性明显下降，差异有统计学意义。因此，建议尽可能采用 IMRT。

（3）同步放化疗治疗不能手术者食管癌的预后（表 3-13）：关于不能手术的食管癌，美国

NCCN 指南显示放化疗同步进行是目前标准的治疗方案,其研究结果来源于 RTOG 85-01 等前瞻性的研究结果。之后有 6 个随机研究比较了单一放疗与放化同步的治疗效果。在此只介绍较为规范、病例数较多的研究。值得一提的是 RTOG 的一系列临床研究,包括 85-01、INT0122(多中心研究)、INT0123(RTOG 9405)。85-01 的研究结果显示放化疗同步治疗组比单一放疗组的 5 年生存率明显提高,分别为 27% 和 0($P<0.001$),中位生存时间分别为 14 个月和 9 个月。同时与治疗相关的副反应也是增加的,如放化疗组中有 8% 的患者出现 RTOG 4 度急性反应,并有 2% 的治疗相关死亡率。单一放疗组只有 2% 的 4 度急性反应,没有治疗相关死亡。随后增加放疗的剂量和合并腔内放疗的几个研究结果均未显示生存率有提高。然而,再仔细分析 RTOG 一系列的研究可发现,放疗均采用了比较大的照射范围,如 RTOG 85-01 中放疗范围,前 30 Gy 是自锁骨上区到食管胃交界,30 Gy 后原发肿瘤上下放 5 cm 范围加量 20 Gy,INT0123 中的放疗范围是肿瘤上下各放 5 cm。30 Gy 的预防剂量是否能起到预防的作用? 同步足量化疗的毒性反应增加是否都适合中国的食管癌患者? 在 209 例中晚期食管癌患者中,其中放化疗同步治疗 105 例,单一放疗 104 例,1 年生存率、2 年生存率、3 年生存率分别为 84.4%、52.9%、45.6% 和 75.2%、50.7%、37.0%,差异没有统计学意义,但样本量不大。有研究者分析哈尔滨医科大学附属第二医院 592 例中晚期食管癌并进行配对分析(放化疗同步 148 例,单一放疗 148 例),结果显示,同步放化疗与单一放疗的 1 年生存率、3 年生存率、5 年生存率分别为 64.9%、35.1%、26.5% 和 63.8%、32.6%、22.1%,中位生存时间分别为 22 个月和 19 个月($P=0.463$)。其结果并未与美国的 RTOG 一致。但目前国内的研究存在一些问题:①前瞻性研究样本量不够大。②回顾性研究存在偏倚,可靠性远不如前瞻性研究结果。目前国内的研究结果较一致的结论是单一 3D-CRT/IMRT 放疗也能获得 5 年生存率,不像美国 RTOG 8501 报道的 5 年生存率为 0,特别是年龄大、一般状况差、靶区大、有心肺等疾患的食管癌患者,单一 3D-CRT 也是不错的治疗方案选择。对于能做放化疗同步的患者建议按照 NCCN 指南,但放疗剂量有待研究。因此,目前最重要的是研究更适合中国食管癌的治疗指南。应积极开展多中心、前瞻性、可靠、可行、更符合中国国情的食管癌患者的研究。

表 3-13 同步放化疗与单一放疗治疗不能手术食管癌疗效的比较

研究者	例数		5 年生存率(%)	中位生存期(月)	局部失败率(%)
Herskovic 等	R	62	0	9	68
	R+C	61	27(22%8 y)	14	47
	R+C[a]	69	14	17	52
Araujo 等	R	31	6	—	84
	R+C	28	16	—	61
Roussel 等	R	69	6(3 y)	—	—
	R+C	75	12	—	—
Nygaard 等	R	51	6(3 y)	—	—
	R+C	46	0	—	—
Slabber 等	R	36	—	5	—
	R+C	34	—	6	—

研究者	例数		5 年生存率(%)	中位生存期(月)	局部失败率(%)
Smith 等	R	60	7	9	—
	R+C	59	9	15	—

注　a 试验关闭后入组非随机病例。

(4)照射剂量：放疗剂量仍然存在争议，NCCN 推荐剂量为 50.4 Gy＋化疗。在早年(表 3-14)国内就前瞻性显示放疗剂量与生存率的关系。

表 3-14　放疗剂量与生存率的关系

放疗剂量	生存率(%)		
	1 年	3 年	5 年
50 Gy/5 w	55.6～64	22～24	8～16.7
70 Gy/7 w	47.9～79	24～48	9～17.2

因此，有学者认为 DT 50～70 Gy 放疗效果一样。提倡放射剂量为 TD 50 Gy/(5 w·25 次)，可以减少放射损伤。尸检资料表明，放疗剂量＜50 Gy，无癌率为 16%(4/25)；＞50 Gy，无癌率为 23.1%(12/52)。肿瘤达到 50 Gy 以后无癌率约为 33%(18/54 例)。表 3-15 还显示 TD 90 Gy 2 例仍有肿瘤残存。术前放疗的资料显示，常规 TD 200 cGy/次，放疗 TD 40 Gy/(4 w·20 次)，出现轻、中重度病理放疗反应率为 22.1%(53/240)，37.5%(90/240)，40.8%(97/240 例)。因此，食管癌对放射敏感性存在明显的差异。有研究者报道 592 例中晚期食管癌在多因素分析结果显示，放疗剂量是影响预后的独立因素。而河北四院多篇文献均未显示放疗剂量是影响预后的独立因素，是否与这几篇文献报道的放疗剂量分组的剂量点不同有关还需要更多病例数的研究与累积。建议采用 95%PTV 处方剂量为 60～64 Gy、6～6.4 周，30～32 次，姑息剂量为 50 Gy/5 w。但对于同步放化疗是否需要降低放疗剂量也能获得同样或更好的效果还有待于进一步的研究。

表 3-15　不同放疗剂量与无癌率

照射剂量	例数	标本上无癌	无癌率(%)
＜40 Gy	158	6	3.8
40～	117	23	19.7
50～	10	4	40
60	14	3	21.4
70	25	9	36
80	3	2	66
90	2	0	0
合计	329	47	14.2

二、腔内放疗

近年来，关于食管癌腔内放疗的文献不如 20 世纪 90 年代报道的多，其次 3D-CRT 或 IMRT 放疗后其肿瘤靶体积剂量与常规放疗技术有所不同，还需要按 95%PTV 的体积剂量与腔内放疗剂量进行研究,以减少其不良反应。特别是放化同步治疗后是否需要腔内放疗,腔内放疗后能否降低其复发率等问题仍有待研究。但对老年、体弱、有严重合并症不能进行放化同步治疗或梗阻严重的患者,腔内放疗仍然是较好的治疗手段。

食管癌的腔内放疗正是利用近距离治疗剂量的特点(即随肿瘤深度的增加,剂量迅速下降),提高食管肿瘤的局部剂量,降低局部复发率,达到提高生存率的目的。35 例食管癌尸检资料表明,外照射合并腔内放疗,局部复发率为 44%(7/16),而单一外照射为 93%～100%(表 3-16)。有学者报道 203 例食管癌单一腔内放疗(X 线分型为表浅型)3 年生存率为48.3%(13/27),但发生急性放射性食管炎(表现为下咽疼痛)占 66%(134/203),远期放射性食管损伤为放射性食管狭窄者占 11.8%(23/203)。对 21 例表浅型食管癌采用单一照射,和外照射合并腔内放疗,前者 13 例,后者 8 例,3 年局部控制率和肿瘤专项死亡生存率分别为 85%、100%和 45%、67%,$P < 0.05$。3 年生存率分别为 45%、85%,$P < 0.05$。为了克服放射性食管损伤,选择合适的患者,适当的时机行腔内放疗。

表 3-16　外照射合并腔内放疗(35 例尸检)

失败的原因	合并腔内放疗	>50 Gy 放疗	<50 Gy 放疗	全部
肿瘤复发(残存)	44%(7/16)	93%(13/14)	100%(5/5)	71%(5/35)
淋巴结转移	81%(13/16)	79%(11/14)	80%(4/5)	80%(28/35)
远处转移	75%(12/16)	71%(10/14)	80%(4/5)	74%(26/35)
中位生存时间(月)	11.3	6.9	3.6	8.4

有研究者报道:①采用气囊施源器由普通施源器半径 0.3～0.4 cm 增加到平均 0.6 cm,食管黏膜处的受量由 2031 cGy 下降为 903 cGy(设参考点为 1.0 cm,剂量为 500 cGy,表3-17),急性放射性食管炎不明显,18 例中仅 3 例有轻微的下咽疼痛但无须处理;②做腔内放疗时行 MRI 或 CT 扫描检查,以明确肿瘤最大浸润深度,施源器在气囊内的位置,可以精确地知道肿瘤最大外缘的受量、食管黏膜的受量;③腔内放疗仅适合肿瘤最大外缘浸润深度≤1.5 cm 的患者。否则肿瘤最大外缘(如在 2～2.5 cm,图 3-10A)的剂量仅为 224～166 cGy,达不到有效剂量。医科院肿瘤医院行腔内放疗,在外照射 95%PTV 处方剂量 50～54 Gy 后加两次腔内,参考点剂量为 500～600 cGy。参考点据 MIR 所示气囊的大小、施源器的位置、肿瘤的大小决定。多数情况参考点为 1.0～1.2 cm(图 3-10B)。

表 3-17　不同参考点、不同部位的照射剂量 cGy(各参考点处方剂量为 500 cGy)

参考点/部位	各参考点的距离			
	1.0 cm(cGy)	1.2 cm(cGy)	1.4 cm(cGy)	1.6 cm(cGy)
不带气囊施源器的剂量(施源器的半径 0.3 cm)	2031	2547	3091	3669
带气囊施源器的剂量(施源器的半径 0.6 cm)	903	1129	1369	1626
肿瘤最外缘的剂量				
(1.6 cm)	298	372	451	536
(2.0 cm)	224	284	340	403
(2.5 cm)	166	207	251	298
气管膜状部的剂量(1.0 cm)	514	643	778	926

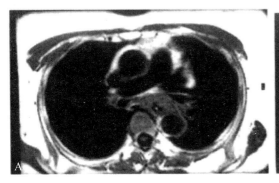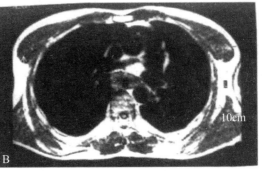

图 3-10　MRI 显示气囊施源器腔内放疗时肿瘤与气囊间的关系

注:白点为施源器

腔内放疗时机的选择:食管癌的近距离治疗,仅作为辅助治疗手段之一。其主要原因为肿瘤很大时(最大浸润深度＞2.0 cm),近距离治疗剂量达不到理想的剂量分布。有学者报道(表 3-18)的一组资料表明单一外照射组治疗前 CT 扫描显示,肿瘤最大浸润深度≤2.0 cm 者仅占 28.3%(15/53),对称性浸润仅占 17.8%(13/73)。因此,仅有少部分患者在外照射开始时适合做腔内放疗。图 3-10A 为放疗前带气囊施源器行 MRI 检查的图像,肿瘤最大浸润深度为 2.0 cm,如参考点选择为 1.4 cm,参考点剂量为 500 cGy,肿瘤最外缘处的剂量为251 cGy。选用不同施源器、不同参考点时,不同部位的照射剂量不同。另一组资料表明,放疗后有 88.9%(16/18)的患者肿瘤最大浸润深度≤1.5 cm。因此,腔内放疗应在外照射之后。腔内放疗时如不采用带气囊施源器的医院,可遵循参考点为 0.8～1.0 cm,参考点剂量为500～600 cGy,以减少食管黏膜的受量,降低吞咽疼痛的发生。必须了解肿瘤的最大浸润深度,如肿瘤较大,就不适合腔内放疗。否则出现较严重的并发症,而肿瘤达不到有效控制剂量。但在以下情况食管癌腔内放疗仍然是一种有效的治疗方式,如不能进食、仅为了缓解梗阻严重的进食困难、年龄大、KS 差或体型不能平躺等患者。

表 3-18　放疗前 CT 所示肿瘤浸润方式及最大浸润深度

项目	非对称性浸润及浸润深度			对称性浸润及浸润深度		
	例数	≤2.0 cm	＞2.0 cm	例数	≤2.0 cm	＞2.0 cm
手术组	13	8	5	7	5	2
放疗组	47	10	37	6	5	1
合计	60	18	42	13	10	3

CT 所示肿瘤为非对称性浸润占 82.2%(60/73),其中手术组为 65%(13/20),放疗组88.68%(47/53),对称性浸润占 17.8%(13/73)。

三、放疗与手术相结合的综合治疗

(一)术前放化疗治疗模式的建立

2014 年美国 NCCN 指南显示,能手术的胸段食管癌术前放化同步治疗是标准的治疗模式。采用适形放疗技术(3D-CRT/IMRT),处方剂量为 95%PTV 41.4～50.4 Gy/23～28次,同步化疗方案为紫杉醇＋卡铂或顺铂＋5-FU。治疗指南主要来源于以下两项研究。

(1)2007 年的一篇 Meta 分析包括了 10 项共 2933 例,对比术前放化疗联合手术与单纯手术亚组提示同步放化疗使鳞癌患者死亡风险下降 24%($P=0.04$),但是仅有 1 项研究的样本量足够大,具有统计学效力。为此,2011 年该作者对 Meta 分析做了更新,包括 24 项(以前 17 项,增加 7 项最新的临床研究)使总病例数达到 4188 例,其中 12 项术前放化同步治疗与单一手术的随机研究病例数 1854 例,9 项术前化疗与手术比较的随机研究(病例数为 1981 例)。其结果显示,术前放化疗组的死亡风险比为 0.78(95%CI 0.70~0.88;$P<0.001$),亚组分析显示鳞癌组死亡风险比为 0.80(0.68~0.93,$P=0.004$),腺癌组死亡风险比 0.75(0.59~0.95,$P=0.02$)。更新后的 Meta 分析结果显示,食管癌术前放化疗使食管鳞癌和腺癌患者均能从治疗中获益,食管腺癌患者能从术前化疗中获益,鳞癌患者没能获益。但术前放化疗或化疗哪个更获益尚未建立。

(2)2012 年有学者前瞻性报道(Meta 分析中最大一组资料),对能手术的食管癌Ⅲ期前瞻性随机临床研究(手术组与术前放化疗组)(CROSS 研究)奠定了术前放化同步治疗在食管癌中的地位。该临床研究入组的 368 例(T_1N_1、$T_{2\sim3}N_{0\sim1}$ 期)的食管癌患者随机分为两组,分别接受了同步放化疗+手术治疗或单纯手术治疗。术前放化疗采用 3D-CRT(总剂量41.4 Gy,每次 1.8 Gy,共 23 次)联合紫杉醇+卡铂 5 周期方案。其结果显示,两组术后 30 天内死亡率无显著差异($P=0.85$)。R_0 切除分别为 69% 和 92%($P<0.001$),淋巴结转移率分别为 75% 和 31%($P<0.001$),术后病理的 pCR 率为 29%(其中鳞状细胞癌为 49%,腺癌为 23%,$P=0.008$)。中位生存时间术前放化疗组为 49.4 个月,手术组为 24.0 个月。1 年生存率、3 年生存率、5 年生存率分别为 82%、58%、47% 和 70%、44%、34%,差异有统计学意义($P=0.003$)。亚组分析提示,对于鳞癌患者术前放化同步治疗带来的生存获益更加显著,同步放化疗联合手术可使鳞癌患者的死亡风险下降 58%($P=0.007$),进一步证实术前放化疗能使患者获益。

然而,在 2014 年法国的一项前瞻性研究结果(早期食管癌术前放化疗与单一手术对照研究 FFCD9901)显示,术前放化疗组与手术组比较,R_0 切除率、3 年生存率和术后死亡率分别为 93.8% 与 92.1%($P=0.749$)、47.5% 与 53.0%($P=0.94$)、11.1% 与 3.4%($P=0.049$),术后死亡风险明显高于单一手术组。未能使食管癌患者从术前放化疗中获益。

(二)术前放化疗方案

目前哈尔滨医科大学附属第二医院 95%PTV 41.4 Gy/23 次(每天 1 次,每次 1.8 Gy,每周 5 次)。化疗方案:紫杉醇(45~60 mg/m²)+PDD 25 mg/m² 每周方案,共 4~5 周。休息 5~6 周后手术。

(三)术前放疗范围

目前没有明确较一致的放疗范围,但术前放疗的目的是明确的。

(1)提高切除率,放疗使原发病灶(包括早期和局部晚期或不易切除的原发肿瘤)因放化疗后肿瘤缩小变得容易切除或提早 T 的分期。

(2)降低淋巴结转移率使 N 分期提早。

(3)必须了解原发肿瘤部位与手术清扫的难易程度,以减少术后的复发率。因此有必要了解食管癌淋巴结转移规律和不同病变部位淋巴结的转移率,尸检资料所示淋巴结转移部位与转移率和手术时淋巴结转移的情况,可为术前放疗范围提供参考。国内外多数文献报道放疗范围多为病变上下缘外上下各外放 3～5 cm,前后左右外放 1.0～1.5 cm。但除考虑原发灶外,更要考虑淋巴引流区域且手术不清扫或不易清扫的上纵隔(1～7 区淋巴引流区域)。而上段食管癌因 7 区以下容易清扫且复发率低。因此,多数情况下不要求照射腹腔淋巴引流区域。

无论是术前放疗、化疗还是放化疗,影响患者生存获益的主要因素是对治疗的敏感性(降期或者达到 pCR,表 3-19)和手术的安全性。在保证了手术风险不增加的基础上降低 T 分期、N 分期并获得病理 CR 才能获得生存期的延长。

表 3-19　术前放化疗后病理 pCR 与无 pCR 的生存率

作者	报道时间	反应	例数	中位生存时间(月)	生存率(%)	随访时间(年)	P 值
Urba et al.	2001 年	pCR	14	49.7	6	3	0.01
		No pCR	36	12	19		
Ancona et al.	2001 年	Responders	19	NA	60	5	0.0002
		Nonresponders	28	NA	12		
Donington et al.	2003 年	pCR	24	Not reached	64	3	
		Residual tumor	84	19	34		
Brucher BL et al.	2004 年	Responders	26	32.3	NA		
		Non-responders	38	19.5	NA		
Chirieac et al.	2005 年	pCR	77	133.2	65	5	0.003
		No pCR	158	10.5～38.1	29		
Berger et al.	2005 年	pCR	42	50	48	5	0.015
		PR	13	49	34		
		No response	76	25	15		
Sweisher et al.	2005 年	pCR	86	NA	74	3	<0.001
		PR	98	NA	54		
		>50% residual	53	NA	24		
Rohatgi et al.	2005 年	pCR	69	133	NA		
		No pCR	166	34	NA		
Kesler et al.	2005 年	pCR	25	57.6	NA		
		Partial downstage	36	13.2	NA		
		No downstage	24	16.8	NA		
Dianel et al.	2010 年	pCR	55	124.8	61.6	5	<0.01
		No pCR	120	21.1	30.4		
Meredith et al.	2010 年	pCR	106	66	52	5	
		pPR	95	32	38		
		NR	61	16	19		

作者	报道时间	反应	例数	中位生存时间（月）	生存率（%）	随访时间（年）	P 值
Donahue et al.	2010 年	pCR	42	NA	55	5	
		Near complete	27	NA	27		
		Partial response	88	NA	27		
Pasini et al.	2013 年	pCR	35	Not reached	77	5	<0.001
		pnCR	11	53	44		
		Residual tumor	46	16	14		
Huang et al.	2014 年	pCR	59	98.8	NA		

在 7 例术前放化疗的研究中,病理的 CR 率为 11%～43%,4 个有报道术前化疗的 pCR 的文章显示 pCR 率为 3%～50%,差异较大。但从 pCR 率的绝对值看,术前放化疗仍然高于术前化疗。而能从术前治疗中获益的患者是病理获得 CR 者。多数临床研究结果显示获得 pCR 组的生存率明显高于 No pCR 组。因此,在确保不增加手术并发症的基本前提下获得 pCR 者是提高生存率的关键。

由于中国人的体质、对放化疗的耐受、年龄大小、心肺功能、是否有合并症、照射范围、潜在的体质等因素需要综合评估,只有减少手术风险,提高切除率,降低淋巴结转移率和提早 T 分期方能使食管癌患者从术前放化疗中获益,且真正能获益的患者只是其中达到 pCR 和部分降期($T_{1～2}N_0$)的患者。

对能手术治疗的食管癌患者进行术前放疗与单一手术的前瞻性随机对照研究,局部晚期外科医师认为手术有困难者进行非随机计划性术前放疗研究,结果表明术前放疗:①能提高手术切除率,其放疗作用使瘤体缩小,淋巴结转移率下降。②不增加手术的死亡率及吻合口瘘的发生率。③提高生存率,吻合口残端癌发生率下降。有学者报道了 1977～1989 年 418 例可手术的食管癌,随机分为手术组(S,223 例)和术前放疗＋手术组(R＋S,195 例),长期结果显示手术切除率提高,分别为 85.7% 和 90.3%($P=0.08$);不增加手术死亡率分别为 4.2% 和 2.2%;淋巴结转移率降低,分别为 40.8% 和 22.2%,差异有统计学意义($P<0.001$,图 3-11)。局部和区域复发率分别为 41.4% 和 22.7%,差异有统计学意义($P=0.01$)。两组生存率 R＋S 组明显优于 S 组,差异有统计学意义($P=0.042$)。随机研究结果显示术前放疗组 5 年生存率提高约 9.7%($P=0.0420$)。为了进一步评价食管癌术前放疗的意义,有关学者就该组资料进一步分析放疗反应程度与生存率的关系,其结果显示,重度、中度、轻度放疗反应的 5 年生存率分别为 60.7%、46.4% 和 21.1%,差异有统计学意义。与单一手术组 5 年生存率(38.8%)比较,重度放疗反应组优于手术组,差异有统计学意义(图 3-12,$P=0.000$),中度放疗反应组稍优于手术组,但差异无统计学意义($P=0.295$),轻度放疗反应组低于手术组,差异有统计学意义($P=0.034$)。因此认为,对放疗不敏感的患者,术前放疗不能获益。非常遗憾的是,目前国际上关于术前放化疗与手术比较的前瞻性研究的文献报道,并没有进行分层分析以进一步证实未达到病理 CR 组与手术组比较是否生存率也获益。因此,无法得知哪部分患者(与手术比较,术前放化疗后)真正能从术前放化疗中获益。假设病理显示未达到

pCR 患者(如 $T_{2\sim4}N$ 阳性者)与手术组比较不能从术前放化疗中获益,是否还需要术前新辅助放化疗? 因此,加强术后放疗或放化疗也有一定的研究空间且非常重要。

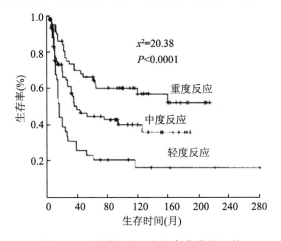

图 3-11　不同放疗反应生存曲线的比较

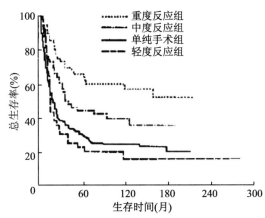

图 3-12　不同放疗反应组和单纯手术组的总生存率

(四)术后放疗

1.预防性术后放疗的理由——手术的生存率和术后复发率

文献报道食管癌术后因不同期别其生存率不同,5 年生存率Ⅱ期为 46.3％～53.5％,Ⅲ期为 6.7％～15.1％;无转移和有转移的 5 年生存率分别为 39.3％～47.5％、10％～25％;造成治疗失败的主要原因是术后复发和转移。有学者报道,单一手术后 2 年内死于肿瘤复发或(和)转移者占 77.4％,5 年和 10 年生存者仍有 40％和 24.2％的患者死于肿瘤复发和转移。有学者报道,根治手术后淋巴结复发转移占 74.1％,复发中位时间为 321 天(约 10.7 个月),血行转移占 8.0％,转移中位时间为 304 天(约 10 个月)。其中 75％在术后 18 个月复发和转移,25％在术后 4.8 个月复发和转移。有学者报道手术后 5 年复发率为 56.8％。Ⅱa 期和Ⅲ期术后复发率分别为 41.6％和 80.7％。为此,日本提出三野淋巴结清扫术以降低淋巴结的复发转移率,提高生存率,但据文献报道即使采用扩大淋巴结的清扫术仍然有一定比例因复发而造成手术失败(表 3-20)。因此,单一手术的治疗是有限的,为综合治疗提供了依据。

表 3-20　食管癌三野淋巴结清扫术后的生存率

作者	报道时间	例数	5 年生存率(%)	复发率(%)
Kato	1991 年	77	48.7	23.4
Okuma	1993 年	68	35.2	ND
Akiyama	1994 年	324	55	ND
Baba	1994 年	106	30.8	46.2
Fujita	1995 年	63	40	33.3
Nishimaki	1998 年	190	41.5	41.5
Tachibana	1999 年	129	45.8	28.7
Ando	2000 年	116	40	ND
Isono	1991 年	1791	34.3	ND
Altorki	2002 年	80	51	43.6

2. 术后放疗的适应证、放疗范围

根据哈尔滨医科大学附属第二医院 1986～1997 年完成食管癌根治术后预防性放疗的前瞻性随机研究结果，修改照射范围，于 2004～2009 年在临床上应用，同时采用 IMRT 进行术后放疗，进行第 3 次照射范围和放疗剂量的修改。目前启动了临床的应用研究，其疗效如何有待研究结果的证实。修改意见和建议如下。

目前哈尔滨医科大学附属第二医院术后放疗靶区试用版本如下，采用调强放疗技术。

(1) Ⅱa 期[$T_{2\sim3}N_0M_0$-淋巴结阴性组(2002 年 UICC 分期)]患者，推荐术后放疗，但临床Ⅱ期的研究结果与历史(1986～1997 年前瞻性研究结果)对照的 OS 有明显提高，目前正在进行前瞻性随机研究。

照射范围如下。

上界：环甲膜水平(上段食管癌)或 T_1 椎体的上缘(中段和下段)。

下界：隆突下 3 cm 或瘤床下缘下 2～3 cm。包括下颈、锁骨上、锁骨头水平食管气管沟的淋巴引流区、1、2、3p、4、7 区淋巴引流区；上段食管癌或上切缘≤3 cm 者包括吻合口。

(2) Ⅱb/Ⅲ 食管癌根治术后的照射范围。

1)胸上段食管癌：不包括腹腔干周围的淋巴引流区域的照射。

上界：环甲膜水平包括下颈、锁骨上区域、锁骨头水平食管气管沟的淋巴结引流区、1、2、3p、4、7 区淋巴引流区。

下界：隆突下 3 cm 或瘤床下缘下 2～3 cm。

2)中段食管癌(淋巴结 0～2 枚)，1～2 枚转移淋巴结在纵隔内或膈下或两个区域；当转移淋巴结≥3 枚，而转移淋巴结均在纵隔内的照射范围，仍然不包括腹腔干周围的淋巴引流区域。

上界：T_1 椎体的上缘包括锁骨上区域、锁骨头水平食管气管沟淋巴结、1、2、3p、4、7、8 区淋巴引流区。

下界：瘤床下缘下 2～3 cm。

3)中段食管癌淋巴结转移≥3 枚，转移淋巴结在纵隔＋膈下两个区域或在膈下。

下段食管癌淋巴结转移，不论淋巴结转移个数的多少，建议包括腹腔干周围的淋巴引流区域。

上界：T_1 椎体的上缘包括锁骨上区域、锁骨头水平食管气管的淋巴结、1、2、3p、4、7、8 和胃周围的淋巴引流区。

下界：腹腔干水平。

3. 放疗剂量

术前和术后 CT 显示没有肿大淋巴结，95％PTV 54 Gy(2.0 Gy·27 次)。

术前和(或)术后 CT 显示不能除外转移淋巴结需要勾画 GTVnd 并外放 0.5 cm 形成 PGTVnd。95％PTV 54 Gy(1.8 Gy·30 次)同步加量 95％PGTV 60 Gy(2.0 Gy·30 次)。

4. 正常组织剂量(中国医学科学院肿瘤医院放疗科正常组织的限量标准)

(1)肺平均剂量：$\leqslant 15 \sim 17$ Gy，两肺 $V_{20} \leqslant 30\%$，两肺 $V_{30} \leqslant 20\%$。同时化放疗者两肺 $V_{20} \leqslant 28\%$。

(2)脊髓剂量：平均剂量 $9 \sim 21$ Gy 和 0 体积剂量$\leqslant 45$ Gy/6 周。

(3)心脏：$V_{40} \leqslant 50\%$。

(4)术后胸胃：$V_{40} \leqslant 50\%$(不能有高剂量点)。

关于术后预防性放疗或放化疗有多篇文章报道，与手术比较其生存率提高存争议(表 3-21)。有研究者报道食管癌术后放疗增加了并发症，其原因可能与大分割剂量有关。如放疗剂量单次为 350 cGy，3 次/每周，共 14 次，总剂量为 $49 \sim 52$ Gy，胃出血或胃溃疡等合并症为 37％，明显高于对照组(6％)。其他研究者报道，常规分割剂量并未明显增加与放疗有关的并发症。因此，仅少部位胸胃在照射野内。549 例食管癌根治术后预防性放疗的临床前瞻性研究结果显示，手术组和术后放疗组的 5 年生存率分别为 37.14％和 41.3％，差异无统计学意义($P=0.4474$)。但Ⅲ期食管癌术后放疗组的 5 年生存率为 35.1％，明显高于单一手术的 13.1％，差异有统计学意义($P=0.0027$)。在淋巴结有转移时，手术和术后放疗组的 5 年生存率分别为 17.6％，34.1％，差异有统计学意义($P=0.0378$)。复发率：术后放疗组的胸内淋巴结、吻合口、锁骨上淋巴结转移的失败率均比单一手术组低，分别为 16.8％、0.5％、3.1％和 25％、5.8％、13.2％($P<0.05$)。腹腔淋巴结和血性转移失败率两组无差异。约 1/3 的患者有放疗所致的恶心、食欲降低。不增加吻合口狭窄的发生率(单一手术组 1.8％和术后放疗组 4.0％)。在多因素分析时发现，淋巴结转移数对预后有明显的影响。通过该临床课题前瞻性研究得出结论如下：①食管癌根治术后预防性放疗能提高Ⅲ期和淋巴结转移患者的生存率。②能降低放疗部位的复发率。③术后放疗不增加吻合口狭窄等与放疗有关的并发症。④淋巴结转移个数是影响食管癌生存率的另一主要因素。⑤提出食管癌分期新建议：Ⅲa 期($T_4N_0M_0$-没有淋巴结转移)，Ⅲb 期($T_{3\sim4}N_1M_0$-淋巴结转移个数 $1\sim2$ 枚)，Ⅲc 期($T_{3\sim4}N_2M_0$-淋巴结转移个数$\geqslant 3$ 枚)。2009 年 UICC 和 AJCC 食管癌的分期充分考虑到淋巴结转移个数对生存率的影响并进行了分期的调整。

表 3-21　术后放疗与生存率的关系(随机研究)

国家 (地区)	分组	治疗方式	例数	剂量(Gy)	局部复发	远处转移	生存(%)			P 值
							1 年	3 年	5 年	
法国	全组	术后放疗	102	55.8					18.6	NS
		单一手术	119						17.6	
中国 香港	全组	术后放疗	30	$49 \sim 52$	10	40				
		单一手术	30		13	30				

国家（地区）	分组	治疗方式	例数	剂量(Gy)	局部复发	远处转移	生存率(%)			P值
							1年	3年	5年	
日本	全组	术后放化	22	52	4		80	58	50	NS
		术后化疗	23		4		100	63	38	
德国	全组	术后放疗	33	45～55			57.0	22.0		NS
		单一手术	35				53.5	20.0		
	Ⅲ期	术后放疗	11	45～55			41.0	18.0		NS
		单一手术	13				47.0	19.0		
中国内地	全组	术后放疗	220	50～60			79.3	50.9	41.3	0.4474
		单一手术	275				79.1	43.5	37.1	
	LN+	术后放疗	129	50～60	35.9		72.3	38.2	29.2	0.0698
		单一手术	132		21.5		69.7	24.7	14.7	
	Ⅲ期	术后放疗	129	50～60			75.0	43.2	35.1	0.0027
		单一手术	143				67.5	23.3	13.1	

有学者根据 1119 例食管癌根治术后患者的分析结果,提出第 3 次修改靶区的理由如下。

1)根治术后病理为 $T_{2\sim3}N_0M_0$ 期食管鳞癌 581 例,单一手术组 543 例,术后 IMRT 治疗组 38 例。T_2 153 例(26.3%),T_3 428 例(73.7%)。共清除淋巴结个数 12 601 枚,中位 20 枚(0～88 枚)。肿瘤长度中位值 4.5 cm(1.0～10.0 cm)。肿瘤上切缘中位 5.0 cm(1.0～14 cm),下切缘 7.5 cm(2.0～20 cm)。在分析治疗后失败模式发现,全组手术后总的复发转移率为38.6%(216/559),其中手术组为 40.3%(210/521),术后放疗组为 15.8%(6/38),差异有统计学意义($x^2=8.979,P=0.003$)。在单一手术组,总复发转移率 T_2 为 43.6%(65/149),T_3 为 39.0%(145/372),其中纵隔淋巴结复发率最高,T_2 为 20.3%(29/143),T_3 为 17.8%(64/360),其次为锁骨上淋巴结 T_2 为 13.3%(19/143),T_3 为 9.7%(35/360);血性转移 T_2 为 8.4%(12/143),T_3 为 11.7%(42/360),腹腔淋巴结和吻合口复发率均较低。上段、中段、下段食管癌术后复发转移率分别为:42.4%(28/66)、41.4%(138/333)、36.1%(44/122),差异无统计学意义($x^2=1.213,P=0.545$)。由此可见,$T_2N_0M_0$ 期和下段食管癌术后纵隔和锁骨上失败率不低。因此,本书在《肿瘤放射治疗学》第四版的基础上进一步完善和修改,建议 $T_2N_0M_0$ 和下段食管癌进行术后放疗。其次,在术后采用适形放疗技术、修改照射范围的小样本的研究结果显示,术后放疗组 DFS 高于手术组,但生存率没有提高。为了明确术后放疗在这组患者中的作用,(有学者)将病例数扩展到 916 例,其中手术组 82 例,术后放疗组 96 例。两组的 5 年生存率分别为 59.9%、74.3%($P=0.010$),5 年 DFS 率分别为 51.7%、71.0%($P=0.003$)。术后放疗组和单纯手术组总复发率、局部区域复发率、远处转移率分别为 22.9%和42.6%($P=0.000$)、18.8%和34.7%($P=0.002$)、11.5%和21.2%($P=0.025$),进一步显示术后放疗降低复发率提高生存率。但还需要前瞻性随机研究的结果。

2)Ⅱb～Ⅲ期胸段食管癌的术后放疗或放化同步的研究:(有文献报道)根治术后病理为Ⅱb～Ⅲ期胸段食管鳞癌 538 例,其中手术 348 例(占 64.5%),术后 IMRT 190 例(占35.5%)。分析手术组失败的模式以帮助术后靶区的修改。

淋巴结阳性组 523 例,手术组 337 例,术后放疗组 186 例,5 年生存率分别为 28.4%和

38.9%,中位生存时间分别为24个月和39个月($x^2=12.565$,$P=0.000$)。Ⅲ期食管癌417例,手术组274例,术后放疗组143例,5年生存率分别为24%和38%($P=0.001$)。手术组失败的主要模式:纵隔淋巴结转移失败率为34.6%,锁骨上淋巴结失败率为13.3%,腹腔淋巴结转移失败率为10%,血性转移失败率为21%。术后IMRT治疗组,纵隔淋巴结和锁骨上淋巴结转移失败率明显下降,分别为13.4%($P=0.000$)、6.1%($P=0.015$),术后IMRT放疗明显降低了放疗部位的复发转移率,提高了生存率。但血性转移率为30.7%较手术组(21%)高,为术后放化疗提供了重要依据。上、中、下不同肿瘤部位其局部失败(纵隔淋巴结+吻合口)率分别为23.8%、45.0%、30.2%($P=0.021$);锁骨上淋巴结转移失败率分别为38.1%、13.0%、8.3%($P=0.001$);腹腔淋巴结转移失败率分别为0、7.7%、15.6%($P=0.033$);血性转移失败率分别为28.6%、20.1%、20.8%($P=0.668$)。然而中段食管癌术后淋巴结转移为0~2枚即便是在两个区域,腹腔淋巴结转移失败率也在5%以下,即使转移淋巴结≥3枚但转移部位均在纵隔内,其腹腔淋巴结转移失败率仅为5.3%(1/19)。但是,在转移淋巴结≥3枚且转移部位在膈下或两个区域(纵隔和膈下两个区域)均有,其腹腔淋巴结转移失败率分别为14.3%(1/7)、18.6%(8/43),差异没有统计学意义,可能与病例数少有关。通过5年术后适形放疗技术的研究、照射范围的修改后的应用,其结果进一步显示术后放疗明显降低了放疗部位的复发率,提高了生存率。但血行转移率高,分别为21.0%和30.7%。对于中段食管癌因淋巴结转移个数不同其失败率有所不同,需要进一步修改照射范围以降低术后放疗的毒性反应。因此合并化疗是下一步研究的重点。

2010~2014年多篇文献报道的结果也支持淋巴结阳性或Ⅲ期术后放疗或放化疗提高了生存率这一结论。国外学者报道了1046例患者,其中683例接受了单纯手术,363例接受了手术+术后放疗,Ⅱa的3年生存率分别为46.0%和52%($P>0.05$),Ⅲ期的3年生存率分别为18%和29%($P<0.001$)。国外学者报道了2431例食管癌,术后放疗组与手术组的5年生存率分别为20.1%和13.1%($P<0.001$)。国内学者2013年报道术后放化同步治疗与放疗比较5年生存率分别为47.4%和38.6%($P=0.03$),差异有统计学意义,但多因素分析化疗周期是独立预后影响因素。中国台湾2014年回顾性研究术后放化同步治疗组与手术组比较淋巴结阳性的3年生存率分别为45.8%和14.1%($P<0.001$),配对后的3年生存率分别为48.6%和16.8%($P=0.003$),其结论认为淋巴结阳性者能从术后放化疗中获益。但这些报道均为回顾性分析资料,还需要前瞻性研究结果加以证实。

5. 姑息手术后的放疗

姑息手术指外科医师在手术时肉眼可见未切净和病理检查时显微镜下有肿瘤残存(可能为肿瘤直接浸润和转移性淋巴结所致)。多数与邻近组织器官紧密粘连,如大血管、气管、支气管、椎前筋膜或病理检测时,有切缘不净。对姑息性手术者应及时行放疗。文献报道称能明显改善其预后。中国学者报道70例姑息手术+放疗和单一外科,其局部复发率明显下降,分别为20%(7/35)和46%(16/35)($P=0.04$)。中国医学科学院肿瘤医院报告姑息手术后有计划地放疗,其生存率明显高于不放疗组(表3-22)。放疗后的3年、5年生存率分别为20%、18%。而未放疗组无3年生存率。由于肿瘤残存部位不同,生存率也有所差异(表3-23),但关于适形放疗技术的文献报道不多且例数很少。

表 3-22　姑息术后非随机研究结果

项目	1 年生存率		3 年生存率		5 年生存率	
	例数	百分比(%)	例数	百分比(%)	例数	百分比(%)
姑息术后						
放疗组	20/46	43	9/46	20	8/46	18
未放疗组	11/28	39	0/28	0	0/28	0
≥60 cGy	6/11	55	3/11	27	3/11	27
<60 cGy	14/35	40	6/35	17	5/35	14

表 3-23　姑息手术后肿瘤残存部位与生存率

肿瘤残存部位	1 年生存率		3 年生存率		5 年生存率	
	例数	百分比(%)	例数	百分比(%)	例数	百分比(%)
胸腹内淋巴结转移	4/20	20	0/20	0	0/20	0
大血管壁残存癌	6/9	67	2/9	22	2/9	22
气管、心包、椎前筋膜	11/17	65	7/17	41	6/17	35
吻合口残癌	23/30	77	11/30	37	8/30	27

6. 照射技术与照射剂量

建议采用靶区局部加量的照射方式。95%PTV 50 Gy(预防高危区域)+肿瘤残存部位10~14 Gy,一定注意的是胸腔胃不在同步加量的部位。照射范围主要根据术前 CT 所示肿瘤可能残存的部位或外科医生手术后所示的金属标记,其次要参考患者的一般情况和术后淋巴结转移的个数,适当地扩大到转移比例较高的淋巴引流区。

(王璟璐)

第三节　肺癌

一、早期非小细胞肺癌的放疗

(一)常规剂量分割放疗

在非小细胞肺癌(NSCLC)中,有 20%~30% 为早期肺癌(Ⅰ、Ⅱ期),术后 5 年生存率Ⅰ期约为 55%,Ⅱ期约为 33%。但是此类患者中有一部分采用非手术治疗,其原因:一是有严重的内科并发症,多为心肺疾病,可能造成围术期的高风险;二是高龄,心肺功能储备不足;三是部分患者拒绝手术。对于上述不能手术的患者,放疗提供了更多治疗的机会。有研究者对26 组共 2003 例Ⅰ/Ⅱ期 NSCLC 根治性放疗的结果进行了系统评估,2 年生存率为 33%~72%,3 年生存率为 17%~55%,5 年生存率为 0~42%。肿瘤特异生存率,2 年为 54%~93%,3 年为 22%~56%,5 年为 13%~39%;完全缓解率为 33%~61%;局部失败率为 6%~70%。该结果显示肿瘤缓解率和生存率与肿瘤大小和照射剂量有关。尽管随着放疗技术的改进,早期 NSCLC 的疗效有了一定的提高,但是,放疗的总剂量、靶区范围、分割剂量等问题尚未得到根本解决。

有学者总结了近 20 年报道的早期 NSCLC 放疗的结果(表 3-24),虽然不同的报道在治疗方法、放疗剂量、入选条件方面有所不同,但总体结果显示,Ⅰ期和Ⅱ期病例的 5 年生存率分别为 30% 和 25%。

表 3-24 早期非小细胞肺癌常规放疗结果

作者	例数	中位年龄(岁)	分期	剂量(Gy)	中位生存期(个月)	5 年总生存率(%)
Haffty 等	43	64	$T_{1\sim2}N_{0\sim1}$	54~60	28	21
Noordijk 等	50	74	$T_{1\sim2}N_0$	60	27	16
Zhang 等	44	57	$T_{1\sim2}N_{0\sim2}$	55~70	>36	32
Talton 等	77	65	$T_{1\sim3}N_0$	60	~16[a]	17
Sandler 等	77	72	$T_{1\sim2}N_0$	50~60	20	10
Ono 等	38	—	T_1N_0	39~70	~40	42
Dossretz 等	152	74	$T_{1\sim3}N_{0\sim1}$	50~70	17	10
Hayakawa 等	64	—	$T_{1\sim2}N_{0\sim1}$	50~80	19	24
Rosenthal 等	62	68	$T_{1\sim2}N_1$	18~65[b]	17.9	12
Kaskowitz 等	53	73	$T_{1\sim2}N_0$	50~70	20.9	6
Slotman 等	47	75	$T_{1\sim2}N_0$	32~56	20	15
Graham 等	103	67	$T_{1\sim2}N_{0\sim1}$	18~65[b]	16.1	14
Gauden 等	347	70	$T_{1\sim2}N_0$	50	27.9	27
Krol 等	108	74	$T_{1\sim2}N_0$	60~55	~24	15
Slotman 等	31	75	$T_{1\sim2}N_0$	48	33	8
Kupelian 等	71	—	$T_{1\sim2}N_0$	50~60	~16	12
Morita 等	149	75	$T_{1\sim2}N_0$	55~74	27.2	22
Jeremić 等	49	63	$T_{1\sim2}N_0$	69.6	33	30
Sibley 等	141	70	$T_{1\sim2}N_0$	50~80	18	13
Hayakawa 等	36	—	$T_{1\sim2}N_1$	60~81[c]	~33[a]	23
Jeremić 等	67	60	$T_{1\sim3}N_{0\sim1}$	69.6	27	25
Cheung 等	102	71.5	$T_{1\sim2}N_{0\sim1}$	50~52.5	24	16
Zierhut 等	60	69	$T_{1\sim2}N_{0\sim1}$	60	20.5	—
Hayakawa 等	114	69	$T_{1\sim2}N_0$	60~80	—	12
Cheung 等	33	72	$T_{1\sim2}N_{0\sim1}$	48	22.6	46(2 年)
Lagerwaard 等	113	—	$T_{1\sim2}N_0$	66~70	20	12
Firat 等	50	69	$T_{1\sim2}N_0$	31~77	13[a]	5

注 a. 根据可用生存曲线估计;b. 中位剂量,60 Gy;c. 一名接受 48 Gy 辐射的患者。

(二)放疗总剂量

对 NSCLC 的放疗剂量方面的研究显示,高剂量放疗能得到较好的疗效。有学者认为,对于Ⅰ期 NSCLC,剂量≥65 Gy 有更好的总生存率。有研究者利用 3D-CRT,研究了 56 例Ⅰ期 NSCLC、常规分割方式、单因素和多因素分析,均显示剂量≥70 Gy 有较高的生存率。由于研究的分割剂量、总剂量、分割方式、治疗时间都有所不同,所以 Cheung 等的研究结果更有说服力。他们应用生物等效剂量(BED)比较了 6 组研究例数>30 的早期 NSCLC 的局部控制率与 BED 的关系(表 3-25),结果显示 BED 和局部控制率呈正相关。

表 3-25　BED 与局部失败率的关系

研究者	肿瘤总剂量(Gy)	每次剂量(Gy)	总治疗时间(d)	肿瘤 BED(Gy)	局部失败率(%)
Haffty	54(中位)	2.75(中位)	40	59.6	47(15/32)
Kaskowitz	60(中位)	2	40	62.8	42(22/53)
Noordijk	60	3	47	63.4	70(35/50)
Morita	64.7(平均)	2	44	65.3	44(66/149)
Cheung	52.5	2.625	26	57.8	41(42/102)
Slotman	48	4	16	76.4	6(2/31)

注　$BED = D \times [1 + d/\alpha/\beta] - \ln \times (T - T_K)/(\alpha \times T_P)$,D 是总剂量;d 是每次剂量;T 是总治疗时间;T_K 是"kick-off time"(按 28 d 计算);T_P 为潜在倍增时间(按 3 d 计算);α 按 0.3 计算;肿瘤的 α/β 按 10 计算。

因此,尽管剂量上尚存争议,但大多数肿瘤学家推荐常规分割照射时,照射剂量应不低于 60 Gy。以治愈为目的的治疗,在常规剂量分割条件下,照射剂量应在>65 Gy,或在改变分割时给予相对应的生物等效剂量。利用 3D-CRT,在组织充分保护的情况下,剂量递增的实验还在进行。RTOG-9311 的初步结果显示,利用 3D-CRT,最大耐受剂量可达到 90.3 Gy。

(三)靶区范围

临床纵隔淋巴结未受侵的早期 NSCLC 的放疗中,靶区范围的关键是是否给予纵隔淋巴结预防性照射(ENI),这是临床上尚未解决的问题。

首先,做 ENI 一直是肺癌常规治疗范围的一部分,在没有资料证明淋巴结区照射无效的情况下,临床应用中总是遵循经验的方法。另一方面,文献报道肺癌淋巴结转移率较高,这也是 ENI 的重要原因。有学者研究了 389 例临床分期为 I A 的 NSCLC,患者已行肺大部切除及纵隔淋巴结清扫术,术后病理检查显示淋巴结转移高达 23%,若肿瘤>2 cm 或中至低分化或有胸膜侵犯,则淋巴结阳性的概率更高,这也是传统上给予淋巴结预防照射的依据。

其次,不做 ENI,虽然在肺癌的常规放疗中,纵隔、同侧肺门淋巴结区域一直作为放疗的范围,但这种治疗的临床效果和价值没有文献报道。这是因为放疗后 X 线片及 CT 上的改变,难以区分纤维化和复发。此外,放疗后原发病灶控制率低,医师不注重评价淋巴结的情况。另外,有学者认为纵隔淋巴结对放疗反应要比原发灶好。临床上不注意报道淋巴结的治疗结果,对于非手术肺癌放疗后失败原因的分析,多数报道只关注了局部复发或区域复发。因此,在以往的临床资料中,很难评价肺癌选择性淋巴结照射的意义。由于 ENI 临床价值的不确定性,在肺癌放疗时不做 ENI,在正常组织耐受剂量范围内更容易提高靶区照射剂量,可以减少肺的损伤,另外还可以观察 ENI 的作用。

很多文献研究了早期 NSCLC 的失败模式,试图从失败模式上说明不做 ENI 的合理性。研究表明,早期 NSCLC 根治性放疗后的失败原因在局部,文献报道仅有局部复发者为11%~55%,总的局部失败率[包括局部复发合并区域复发和(或)远处转移]最高为 75%。单独区域失败仅有 0~7%,总的区域失败率最高为 15%。单独远处转移为 3%~33%,总的远处失败率最高为 36%。在国外学者的研究中,近 50% 的首次复发为单纯局部复发,单独区域复发仅占 6.6%。在 49 例 I 期的 NSCLC 研究中,每次 1.2 Gy,每天 2 次,总量 69.6 Gy,不做化疗和免疫治疗,也不做纵隔淋巴结的预防照射,无一例单独区域复发。所以,从以上的失败模式分析,局部控制仍是 NSCLC 治疗的难题,单独区域失败率很低,故 ENI 可不做。

再就是选择性 ENI,学者分析了 346 例临床Ⅰ、Ⅱ期的 NSCLC 手术患者,他们按气管镜发现的肿瘤大小、病理分级把患者分为低危组、低中危组、中高危组和高危组。研究发现,N_1/N_2 淋巴结和(或)局部复发、区域复发的概率 4 个组分别为 15.6%、35.2%、41.7%和68.2%(表 3-26)。

表 3-26　N_1/N_2 和(或)局部复发、区域复发的危险分组

$N_1/N_2/LRR$ 相对危险	危险因素	$N_1/N_2/LRR$ 发生率(%)
低危(32 例)	气管镜阴性,肿瘤 1～2 级	15.6
低中危(227 例)	气管镜阴性,肿瘤 3～4 级	35.2
中高危(22 例)	气管镜阴性,肿瘤≤3 cm	41.7
高危(44 例)	气管镜阴性,肿瘤>3 cm	68.2

在临床放疗实践中,靶区的选择范围不是对所有病例都一成不变的,要结合患者的具体情况,体现治疗的个体化。因为,在判断是否采取 ENI 时,应根据具体病例淋巴结转移可能性的高低,还要考虑患者的情况,包括一般状况、肺功能、年龄等。综合上述因素,评估何种治疗方案使患者获益最大,从而决定治疗的选择。近年来 PET 在肺癌临床分期中的应用,提高了肺癌区域淋巴结转移和远处转移的诊断敏感性,对早期肺癌临床放疗中精确地确定靶区范围具有重要的参考价值。

(四)分割剂量的选择

临床实践证明,分割放疗是行之有效的放疗基本原则。对放疗的时间、剂量分割等因素的合理调整,可提高晚反应组织的耐受量,增加肿瘤的放射生物效应,是放疗研究的一个重要方面。根据放射生物学近年的观点,在改变放疗分割方案的时候应该考虑以下因素。①分次剂量:晚反应组织损伤与分割剂量的大小密切相关,因此降低每次照射剂量就会提高晚反应组织对于放射线的耐受性。相反,增大每次照射剂量而总的治疗剂量不变就可能产生严重的后期并发症。②照射间隔时间:应使得靶区内晚反应组织在照射间隔的时间内完成亚致死性损伤的修复,以避免严重的并发症。一般认为两次照射至少间隔 6 h,才可使得94%的细胞损伤得到修复。③总的治疗时间:虽然延长总的治疗时间可以减轻正常组织急性反应,但却可能导致肿瘤控制率的降低。对于肿瘤倍增快、放疗后加速再群体化明显的肿瘤,为了克服肿瘤干细胞的增殖,放疗必须在尽可能短的时间内完成。

以下重点介绍早期 NSCLC 分割的大剂量分割和超分割放疗。

1. 大剂量分割放疗

有学者报道了 31 例早期 NSCLC,用"邮票野"(放射野不包括纵隔和肺门)照射,48 Gy/12 F(周一至周五,每天照射 1 次),效果较好,患者的中位生存时间为 33 个月;1 年、2 年、3 年、4 年、5 年的总生存率分别为 81%、72%、42%、33%、8%;疾病生存率 2 年为 93%,4 年为 76%;复发率为 19%。加拿大的学者用同样的方法研究了 33 例早期周围型 NSCLC,不做选择性淋巴结区的照射,中位生存时间为22.6个月,2 年的总生存率、疾病相关生存率和无复发生存率分别为 46%、54.1%和40%。复发 15 例,疗效较差,确切的原因尚未完全明了,可能是病例选择的问题。应用这一方案,假如从同一天开始放疗,则整个疗程 16 天可结束,这对于有很多内科并发症、一般情况差的 NSCLC 来说,无疑是增加了耐受性和依从性,患者能更加方便地完成放疗计划,而且效价比更高。此方案比较安全,无治疗相关的死亡,没有 3 级以

上的放射性肺炎,最常见的毒性反应是急性皮炎和皮肤、皮下组织纤维化。

2.超分割放疗

在对Ⅰ/Ⅱ期 NSCLC 根治性放疗结果进行的系统评估中,随机对照研究显示连续加速超分割照射(CHART 54 Gy,36 次,12 天)优于常规分割照射(60 Gy,30 天),2 年生存率分别为37%和24%。

有学者研究了Ⅰ/Ⅱ期 NSCLC,每次 1.2 Gy,每天 2 次,总量 69.6 Gy。49 例Ⅰ期的 NSCLC 不做化疗和免疫治疗,也不做纵隔淋巴结的预防照射,中位生存时间为 33 个月,5 年生存率为 30%,5 年的无复发生存率为 41%。67 例Ⅱ期 NSCLC 的中位生存时间为 27 个月,5 年生存率为 25%,5 年局控率为 44%。然而,同期常规放疗(每天 1 次,每次 1.8~2 Gy,总量 60 Gy)中位生存时间为 19 个月,5 年生存率只有 17%,疗效均低于超分割放疗。单因素分析显示超分割放疗对于 KPS 评分高、疗前体重下降<5%、T_1 分期的患者有更好的疗效。

评价一个分割方案的优劣,应该看是否满足下述要求:①提高放疗疗效。②正常组织的放射操作减轻或不超过常规方案。③疗效与常规分割方案相同,但疗程明显缩短,并能提高设备利用率。从上述研究结果看,分割方案的改变在一定程度上提高了 NSCLC 的疗效,但上述研究多为回顾性分析,有待于未来大宗病例的随机分组研究。

(五)立体定向放疗

立体定向放疗(stereotactic radiotherapy,SRT)是利用立体定向装置、CT、磁共振和 X 射线减影等先进影像设备及三维重建技术确定病变和邻近重要器官的准确位置和范围,利用三维治疗计划系统确定 X 线的线束方向,精确计算出靶区与邻近重要器官间的剂量分布计划,使射线对病变实施"手术"式照射。SRT 与常规的外照射相比具有靶区小、单次剂量高、靶区定位和治疗立体定向参数要求特别精确、靶区与周边正常组织之间剂量变化梯度大、射线从三维空间分布汇聚于靶区等特点。

2001 年,日本学者报道了 50 例早期($T_{1\sim2}N_0$)NSCLC 的立体定向放射治疗结果。50~60 Gy,5~10 次,1~2 周。中位随访 36 个月。3 年总生存率为 66%,3 年的肿瘤特异生存率为 88%,29 例可手术的病例,3 年总生存率为 86%。该作者认为 SRT 对早期 NSCLC 是安全有效的治疗方法。2002 年日本学者研究了 23 例单次大剂量照射周围型肺癌的初步结果。结果显示,10 例剂量<30 Gy 的患者中有 3 例复发,13 个月的局部无进展率为 63%;剂量>30 Gy 的 13 例患者中只有 1 例复发,13 个月的局部无进展率为 88%($P=0.102$);1 例患者出现 2 级放射性肺炎。尽管随访时间较短,此结果首次证明,单次>30 Gy 的大剂量照射可控制≤40 mm 的周围型肺癌。

SRT 为早期 NSCLC 的治疗提供了一种新的治疗手段,初步的临床实验表明,SRT 是安全、可行的。SRT 在降低正常组织受照射剂量的同时增加了肿瘤剂量,提高了局部控制率,缩短了整个治疗时间,改善了生存率,同时还有一些未完全解决的问题,如呼吸运动的控制、靶区的确定、是否需要同时配合化疗等,还需要在今后的工作中不断完善和发展。

适形放射治疗和立体定向放疗的临床研究进展显示了放疗在早期 NSCLC 治疗中的应用前景。有学者对 102 例早期 NSCLC 行局部野照射,照射剂量为 52.5 Gy,20 次,每天 1 次,4 周。中位生存期为 24 个月,3 年生存率为 35%,5 年生存率为 16%。因此认为,对早期 NSCLC 行局部野照射能使部分病例获得治愈,可应用于不能手术的病例和因严重肺功能不全不能耐受大野照射的病例。

近 10 年放射治疗技术得益于计算机技术的发展而不断提高,3D CRT 和 SRT 的临床应用结果,显示了放疗技术在早期 NSCLC 治疗中的价值。放疗成为早期 NSCLC 继手术之后的另一根治性治疗手段。它既是对早期 NSCLC 单一外科治疗的挑战,又减轻了外科医师面对手术高风险病例时产生的压力。

二、局部晚期非小细胞肺癌的放疗

放疗在以往被认为是局部晚期 NSCLC 的标准治疗方法。放疗能够提高生存率并对大部分病例起到姑息治疗的效果。放疗后患者的中位生存期为 9 个月,2 年生存率为 10%~15%,5 年生存率为 5%。临床研究显示化疗合并放疗能够提高生存率。放疗与化疗的综合治疗是目前局部晚期 NSCLC 的治疗策略,而同步放化疗已成为局部晚期 NSCLC 的临床治疗模式。

最早的同步化放疗研究是 EORTC 应用单药顺铂合并放疗。其目的是应用顺铂的放射增敏作用提高局部控制率。实验分 3 组:放疗＋顺铂 30 mg/m²,每周 1 次;放疗＋顺铂 6 mg/m²,每日 1 次;单纯放疗。结果显示,综合治疗组(前两组)局部控制率和生存率均优于单纯放疗组。日本的一组研究比较序贯化放疗和同步化放疗对Ⅲ期 NSCLC 的作用,对化疗有效的病例,在放疗结束后再追加 1 周化疗。结果显示,5 年生存率同步放化疗组优于序贯组,分别为 15.8% 与 8.9%。中位生存期为 16.5 个月和 13.3 个月。1 年、3 年无局部复发生存率分别为 49.9%、33.9%。以上两个研究是同步化放疗序贯化放疗的比较,虽然证实同步化放疗能够提高局部控制率和生存率,然而,从肿瘤内科的角度看,在同步放疗/化疗中仅仅接受两个周期的化疗作为全身治疗,治疗强度显然不足。因此,在同步化放疗前给予诱导化疗或在其后给予巩固化疗是否会得到更好的结果,成为 CALGB 研究和 SWOG 研究试图回答的问题。

CALGB-39081 研究目的是观察诱导化疗能否提高局部晚期 NSCLC 的生存率。研究分为:A 组,同步化放疗组(CT/X);B 组,诱导化疗＋同步化放疗组(Ind→CT/X)。有效率(CR＋PR),A 组为 66%,B 组为 62%。中位生存时间分别为 11.4 个月和 13.7 个月,2 年生存率和 3 年生存率分别为 28%、18% 和 32%、24%。

研究结论认为,同步化放疗加上诱导化疗虽然从表面数据上提高中位生存时间 2 个月,但没能显著提高 PFS 和总生存率 OS。

有学者选择不能手术的ⅢA/ⅢB 期 NSCLC 先给予紫杉醇＋卡铂方案(紫杉醇 200 mg/m²,卡铂 AUC＝6),化疗后无进展的病例随机分为单纯放疗或同步放化疗,化疗给予每周方案,紫杉醇 60 mg/m²。303 例患者入组,275 例完成诱导化疗,219 例进入随机分组。诱导化疗加单纯放疗(C＋R)115 例,诱导化疗加同步放化疗(C＋R/C)104 例。中位生存时间分别为 14.1个月和 18.7 个月(P＝0.007)。中位 PFS 时间分别为 5.6 个月和 11.4 个月(P＝0.0003)。复发率分别为 88.8% 和 62.1%(P<0.001)。研究结果显示,PC 方案诱导化疗后每周紫杉醇的同步放化疗优于 PC 方案诱导化疗加单纯放疗,但该研究并不能说明同步放化疗加或不加诱导化疗的作用。在该研究中,同步放化疗选择的单药每周给药的模式,其目的偏重于增加放疗的局部效果。若无诱导化疗,仅靠每周低剂量的单药化疗,全身治疗强度明显不足。

有学者的研究方案是诱导化疗＋同步放化疗±巩固化疗,目的是研究巩固化疗的作用。

入组患者 220 例为不能手术的ⅢA/ⅢB期 NSCLC,先给予紫杉醇+卡铂方案(紫杉醇 200 mg/m²,卡铂 AUC=6)化疗 2 个周期,然后患者每周接受紫杉醇+卡铂(紫杉醇 45 mg/m²,卡铂 AUC=2)化疗同时合并放疗,放疗剂量 66.6 Gy,37 次。以上被称为标准治疗,完成上述治疗后再进行随机分组,分为观察组和巩固化疗组,后者每周给予紫杉醇 70 mg/m² 方案,连续 6 个月。结果显示,观察组和巩固治疗组有效率为 71% 和 63%,中位生存期分别为 26.9 个月和 16.1 个月,3 年生存率分别为 34% 和 23%。观察组优于巩固治疗组,提示巩固化疗不能改善 NSCLC 患者生存率。

SWOG 首先对同步化放疗后巩固化疗进行了系列的Ⅱ期临床研究,S 9019 和 S 9504 研究方案分别是 PE/RT→PE 巩固化疗和 PE/RT→泰索帝巩固化疗。PE 方案:顺铂 50 mg/m²,第 1、第 8、第 29、第 36 天;VP-16 50 mg/m²,第 1~第 5、第 29~第 33 天。放疗从第 1 天开始,总剂量 61 Gy,每次 1.8~2 Gy。S 9019 采用同样的化疗方案巩固化疗 3 个周期,S 9504 采用单药泰索帝化疗,75~100 mg/m²,第 1、第 21 天为 1 个周期,连续给 3 个周期。2005 年 ASCO 报道了两个研究的长期随访结果(表 3-27)。

表 3-27 S 9504、S 9019 远期随诊结果

研究方案	中位生存期(个月)	3 年总生存率(%)	4 年总生存率(%)	5 年总生存率(%)
PE/RT→D(S 9504)	26(CI 18~43)	40(CI 24~55)	29(CI 19~29)	29(CI 19~29)
PE/RT→PE(S 9019)	15(CI 10~22)	17(CI 7~27)	17(CI 6~28)	17(CI 6~28)

注 S:美国西南肿瘤组;PE:DDP+VP-16;RT:放疗;D:泰索帝。

该研究结果显示,PE 巩固化疗没能有效提高同步化放疗的效果,而 S 9504 的结果则显示较好的治疗结果,被认为是ⅢB期最好的结果。

在此基础上,SWOG 设计了 S 0023 研究,S 0023 是Ⅲ期临床研究,其研究设计如下。

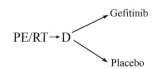

该研究包括 3 个部分:PE 方案同步化放疗,泰索帝巩固化疗,Gefitinib 维持治疗。结果为 574 例完成了同步化放疗到达巩固化疗阶段,263 例到达维持治疗阶段。

该研究没有报道总的中位生存期,维持治疗病例的中位生存期见表 3-28,显示 PE 方案同步化放疗后单药泰索帝巩固化疗在局部晚期 NSCLC 治疗中取得较为满意的临床疗效,作者提出 PE/RT→泰索帝治疗的 277 例,≥3 级肺炎的发生率为 8%,与 RTOG 9410、CALGB 39801 等比较,放射性肺炎的发生率并不高。

表 3-28 S 0023 研究的 MST 和 MPFT

观察指标	吉非替尼	安慰剂	P 值
中位生存时间	19 个月	29 个月	>0.05
中位无进展生存时间	11 个月	10 个月	>0.05

注 P>0.05,无统计学差异。

同步放化疗是当前局部晚期 NSCLC 治疗的模式。目前临床调查分析显示 3/4 以上的局部晚期 NSCLC 采用同步化放疗。新的临床研究体现在以下方面:①含有新的化疗药物组成的化疗方案。②采用 3D-CRT。③探讨同时放/化疗前或后给予全身化疗(诱导化疗或巩固

化疗)对控制远处转移的作用。④生物靶向治疗与放/化疗的联合应用。

三、局部晚期 NSCLC 单纯化疗与放/化疗

对不能手术的局部晚期 NSCLC,放疗是经典的治疗手段,放/化疗综合治疗是目前局部晚期 NSCLC 治疗的基本模式。化疗对 NSCLC 治疗有较好的疗效,然而单纯化疗对局部晚期 NSCLC 的疗效是非常有限的。Kubota 等报道了日本的一组Ⅲ期临床研究结果,比较了化疗＋放疗与单纯化疗的效果,显示单纯化疗的效果明显低于放疗/化疗综合治疗的结果(表3-29)。

表 3-29　单纯化疗与放/化疗Ⅲ期临床研究

治疗方式	中位生存时间(d)	2年生存率(%)	3年生存率(%)	5年生存率(%)
化疗→放疗	461	36	29	9.7
化疗	447	9	3.1	3.1

鉴于上述研究结果,目前认为局部晚期 NSCLC 患者应由肿瘤科医师和肿瘤放疗医师联合决定治疗方案。单纯化疗仅适用于因肿瘤体积大、肺受照射体积大、患者的肺功能差等因素不宜进行放疗的患者。而对一般情况差、合并内科疾病、体重明显减轻、不宜化疗的患者应考虑行姑息性放疗。

四、可手术ⅢA(N₂)期 NSCLC 的治疗

SWOG 8805Ⅱ期临床研究,对经活检或穿刺证实纵隔淋巴结转移的病例给予三联综合治疗,即术前周期放化疗＋手术。化疗方案:顺铂 50 mg/m²,第1、第8、第29、第36 天,VP-16 50 mg/m²,第1～第5 天、第29～第33 天,同时放疗(45 Gy,每次 1.8 Gy,每周 5 次)。治疗停止 2～4 周后开胸手术。全组病例中位生存期为 15 个月,2 年生存率为 40%。该结果与局部晚期 NSCLC 同步放化疗的结果接近。因此,有学者对ⅢA(N₂)病例的手术治疗价值提出疑问。在此基础上,由 RTOG 牵头组织了多个协作中心共同参与的Ⅲ期临床研究(RTOG 9309;T₁～₃N₂ NSCLC)。随机分为两组:A 组,同时放化疗(45 Gy)＋手术＋化疗;B 组,同时放/化疗(45 Gy)＋放疗(Boost 16 Gy)＋化疗,目的是评价手术对ⅢA(N₂)期病例的价值。2003 年和 2005 年 ASCO 大会报道了 Intergroup 0139(RTOG 9309)的研究结果,手术组 PFS 高于非手术组,5 年 PFS 分别为 22% 和 11%;中位 PFS 分别为 12.8 个月和 10.5 个月。而手术组非肿瘤死亡率高于非手术组。两组中位生存期无明显差别(23.6 个月 vs 22.2 个月,$P=0.24$),HR 为 0.87(0.70,1.10)。5 年生存率分别为 27.2% vs 20.3%,5 年生存的风险比为 0.63(0.36,1.10,$P=0.10$)。女性和体重减轻是独立的预后因素。在 A 组中,术后病理 pN₀ 者 5 年生存率为 41%,pN₁～₃者为 24%;未手术的病例为 8%。该研究的结论是:①对ⅢA(N₂)期病例,手术组 PFS 优于非手术组,但总生存率无差别。②三联治疗有提高 5 年生存率的趋势。③手术后病理 pN₀ 的病例预后好。④对合适的病例可用 CT/RT＋手术的治疗方式。⑤对需要做全肺切除的病例,这种三联治疗方式可能不是最佳的选择。因此,ⅢA(N₂)期病例仍然是综合治疗临床研究的热点。

EORTC 08941:选择 NSCLC ⅢA(N₂)期病例,先给予 3 周期顺铂为基础的方案诱导化疗。对化疗有效的病例随机分为根治性手术组(S)和胸部放疗组(TRT)。登记入组进行诱导化疗的病例 572 例,诱导化疗有效率为 61.5%,333 例进入随机分组,手术组 167 例,放疗组

166 例。154 例接受了手术治疗,其中,探查手术 14%,根治性切除术 51%,病理降期 42%,手术死亡率为 4%;39% 的病例接受了手术后放疗。随机进入放疗组的患者,155 例接受了放疗,纵隔照射剂量 40 Gy,局部补量 20 Gy。放疗组 3～4 级毒性发生率为 3.9%。中位随诊 72 个月,S 和 TRT 组中位生存时间为 16.4 个月和 17.5 个月;2 年生存率、5 年生存率为 35% 和 41%,16% 和 13%。中位 PFS 为 9.0 个月和 11.4 个月;2 年 PFS 为 27% 和 24%($P=0.6$)。研究结论认为,对诱导化疗有效的 ⅢA(N_2)期病例,手术与放疗比较既不能改善生存率也不能改善无病生存率。

五、NSCLC 的术后放疗

临床诊断的 NSCLC 中,仅 20% 的病例能够行根治性手术切除,并且即使是手术切除的病例,其 5 年生存率仅为 30%～40%。治疗失败的原因主要是局部复发和(或)远处转移。

为提高局部控制率和生存率,术后放疗被广泛应用于 N_1(Ⅱ期)和 N_2(ⅢA 期)病例。术后放疗对局部控制率和生存率的影响,以及放疗的不良反应,随着临床研究资料的积累有了新的认识。

MRC 应用 Meta 分析方法对 9 组 NSCLC 术后放疗随机临床研究结果进行综合分析。全部 2128 例,手术＋放疗 1056 例,单纯手术 1072 例,中位随访时间 3.9 年。术后放疗生存率不但没能提高反而有所降低(HR 1.21,CI 1.08～1.34)。2 年生存率 S＋R 组和 S 组分别为 48% 和 55%($P=0.001$)。2 年无复发生存率分别为 46% 和 50%($P=0.018$)。分层分析显示,术后放疗对生存率的负相作用与分期有相关性,Ⅰ期最为明显,其次为Ⅱ期,而Ⅲ期病例术后放疗对生存率没有明显影响。认为对根治术后的Ⅰ、Ⅱ期病例,不提倡常规术后放疗,对Ⅲ(N_2)病例需要进行进一步的临床研究。

中国医学科学院肿瘤医院对肺癌术后 N_1、N_2 的病例进行术后放疗随机分组研究,可供分析的 296 例,S＋R 134 例,单纯手术 162 例。3 年和 5 年生存率分别为 51.9% 和 42.9%、50.2% 和 40.5%($P=0.56$),3 年和 5 年无病生存率分别为 50.7% 和 42.9%、44.4% 和 38.2%($P=0.28$)。对 $T_{3\sim4}N_1M_0$ 病例,术后放疗显示具有提高生存率和无病生存率的趋势,但未达到统计学意义水平($P=0.092$,$P=0.057$)。术后放疗能明显降低胸腔内复发率(12.7% 和 33.2%,$P<0.01$)。

因此也认为,Ⅰ、Ⅱ期病例术后放疗对总生存率有负相影响,不宜行术后放疗。ⅢA 病例虽然单纯手术后复发率和死亡率高,但术后放疗的价值仍不明确。目前认为肺癌术后放疗宜限于以下方面:①术后有肿瘤残存的病例。②N_2 或 $T_{3\sim4}N_1$ 病例根治术后需要进行计划性临床研究(包括放疗和化疗)。③采用 3D-CRT,明确治疗体积,优化剂量分布以降低肺和心脏的受照射体积和照射剂量。④总剂量不超过 60 Gy,分次剂量≤2 Gy。⑤放疗和化疗联合应用时,要注意放疗和化疗毒性作用的相互加强。

然而,2002 年意大利学者对Ⅰ期 NSCLC 术后放疗的Ⅲ期研究结果,使得我们需要对 NSCLC 术后放疗重新认识和评价。该研究结果显示,Ⅰ期 NSCLC 术后放疗能够提高局部控制率,能够改善总生存率和无病生存率,并且治疗相关毒性可以耐受。

在 2005 年的 ASTRO 年会上,耶鲁大学的 Lally 为了确定术后放疗在Ⅱ、Ⅲ期 NSCLC 根治术后的应用价值,从 SEER 数据中筛选了 1988～2001 年确诊为Ⅱ、Ⅲ期 NSCLC 患者 6953 例,其中采用术后放疗的患者共 3390 例(48.76%)。观察指标是 OS 及疾病专项生存率。入组标准主要为手术根治性切除,不包括 N_3 患者,为了避免围术期死亡的影响,手术后 3 个月内死亡的患者均出组。该作者在单因素分析中发现,肿瘤直径>3 cm、T 分期晚(T_3、T_4)、淋巴结阳性、3 个或更多的阳性淋巴结、支气管肺泡癌、术后放疗的使用等因素均提示总生存率差,但进入多因素分析时后两者却没有统计学差异。当对疾病专项生存率分析时发现,无论是在单因素分析还是在多因素分析中,术后放疗均提示 DFS 差;对 N_3 患者单因素分析发现术后放疗可以提高总生存率($P=0.0029$)及疾病相关生存率($P=0.0336$),术后放疗的 N_2 患者的 5 年生存率为(26.9 ± 1.4)%,不行术后放疗的则为(18.7 ± 2.0)%,疾病专项生存率则分别为(35 ± 1.6)%及(25.8 ± 2.4)%。多因素分析显示术后放疗对于 N_2 患者明显提高了 OS 及 DFS。该作者提出术后放疗似乎对患者总生存并无不利影响,但术后放疗组的 DFS 明显降低,这可能是由于在临床实践中对于有更多预后不良因素的早期肺癌医师往往推荐行术后放疗,而对于 N_2 患者,术后放疗既能够提高总生存率也能够提高疾病专项生存率。

术后放疗的临床应用虽然缺乏充分的临床证据,但术后放疗仍然在各临床指南中广为推荐应用,NCCN 2005 年指南推荐在下列情况考虑为使用术后放疗的指征:阳性手术切缘、N_2 和 T_4 根治切除后,N_1 根治术后有预后不利因素(淋巴结清扫不充分、包膜受侵、多个肺门淋巴结转移及切缘过近)。

六、NSCLC 的适形放疗

放疗是肺癌的主要治疗手段之一,但常规放疗的疗效尚不能令人满意,临床 Ⅱ、Ⅲ 期病例 2 年生存率为 33%～72%,3 年生存率为 17%～55%,5 年生存率为 0～43%。CR 为 33%～61%。局部失败率为 6%～70%。局部晚期病例(Ⅲ A/B),5 年生存率为 5%～10%。局部控制率低是造成这种结果的一个主要原因,临床随诊结果显示局部控制率为 13%～70%。根据 Fletcher 的基础放射生物原理,要杀灭临床治疗中的局部晚期 NSCLC 可能需要接近 100 Gy 的剂量。应用数学模型对密歇根大学的资料分析显示,对 NSCLC 要达到>50% 的局部控制率,常规照射需要 84 Gy。但由于肺组织耐受剂量的限制,给予 60 Gy 以上的剂量在常规放疗中是不可能的。3D-CRT 为解决这一难题提供了可行的手段。3D-CRT 的两个优点:一是提高靶区的精确性,确保靶区内剂量的均匀分布,提高靶区剂量,提高局部控制率;二是降低靶区周围正常组织的受照射剂量,从而降低并发症的发生率。3D-CRT 治疗计划能够提供精确的剂量体积直方图(DVH)。根据 DVH 能够精确判断某一治疗计划产生正常组织并发症的可能性。

肺癌的放疗技术复杂,是进行治疗计划评价研究的最佳范例。精确的治疗计划需要应用不规则野、组织补偿、给角照射及摆位重复性要求。真正的最佳治疗计划设计是非常困难的,表现在以下几个方面:①精确靶区确认困难。②胸腔内敏感器官(心脏、肺及食管等)。③胸廓外轮廓不规则。④治疗区组织密度不均一(肺、骨)。⑤需要不规则野计算。⑥器官运动幅度大(呼吸运动、心脏和血管的搏动)。美国 4 个研究机构对肺癌 3D TP 临床应用的研究结果,认为 3D TP 在肺癌治疗中的肿瘤区剂量分布和正常组织保护方面提供了优化的治疗计划。与常规治疗计划相比,常规治疗难以给予一个安全肿瘤区高剂量照射,不能控制正常组织的照射在一适当的剂量范围内。3D TP 的应用使放射肿瘤学家实现高剂量无并发症的肺癌治疗成为可能。

精确的靶区确认是实现精确放疗的前提。肿瘤诊断的影像学技术发展为精确放疗的实现提供了可能。生物影像技术——PET 的应用克服了 CT/MRI 的不足,从解剖诊断向功能诊断发展,使放疗靶区的确定更为精确。影像导引下放疗(IGRT)将是放疗发展的方向。

3D-CRT 是一种高精度的放疗,其实施过程需要有流程和规范,本部分将对 3D-CRT 在肺癌放疗中实施的流程及每一步骤的基本要求进行阐述。

(一)临床准备阶段

实施精确放疗前必须有完善的分期检查和临床分期诊断,应综合分析所有临床资料和相关辅助检查信息以保证准确合理地实施 3D-CRT。对于 NSCLC,影像学资料非常重要,主要有胸部 X 线片、CT、MRI 和 PET/CT 等。其中 CT 应用最为广泛,在骨与软组织可能受侵时可行 MRI 检查,PET/CT 是代谢性的影像检查,在确定病变范围尤其是纵隔淋巴结的分期上有一定的优势。其他检查也很重要,如支气管镜、纵隔镜和腔内超声等。支气管镜可明确气管受侵情况,从而为病变分期和确定放疗靶区提供了可靠的依据;纵隔镜和腔内超声检查有助于确定纵隔淋巴结的转移情况。

(二)CT 扫描及靶区定义

1.患者的体位与体位的固定

肺癌放疗通常选用的体位应为仰卧位,双手抱肘上举过顶,使用不同的固定装置。目前较为常用的体位固定技术主要为 3 种:消解塑料成形技术、真空袋成形技术和液体混合发泡成形技术,国外尚有丁字架及肺板等固定装置。总体上应遵循两个原则:一是患者的舒适性好,二是体位重复性强。

2.放疗专用 CT 模拟定位机

CT 模拟定位机是高质量的 3D-CRT 实施的重要设备,其特点是除了普通 CT 的功能外还带有放疗专用的激光定位系统及图像软件系统。

(1)扫描要求:层厚应该<5 mm 以更好识别纵隔小淋巴结。2~3 mm 层厚所得的 CT 图像可以生成高质量的数字重建射野影像(DRR),而高质量的 DRR 是虚拟定位所必需的。

(2)中心点的确定:既往使用 CT 模拟机扫描时一般是要给出一个参考中心并予以标记,设计三维计划时会再次设计一个合适的中心,计划完成以后于 CT 模拟机或普通定位机上找出计划中心,整个过程需要两次上定位机,这种做法已被证实增加了系统误差,故多数学者均提倡 3D-CRT 的治疗中心应该在 CT 模拟机扫描时确定,而不应该在设计三维计划时确定,对计划的校正应该在计划系统生成的 DRR 图像与加速器上的射野摄片之间进行。

(3)静脉增强及其影响:如果没有近期的增强 CT 可用,做定位 CT 扫描时应该做静脉增强。研究表明,使用静脉增强 CT 勾画 GTV 与无增强 CT 相比可以减少 22%~34%的 GTV 体积,而增强 CT 对三维计划系统的运算没有明显的影响。

3.靶区定义及靶区勾画

关于靶区的定义如下:GTV 指肿瘤的临床灶,为一般的诊断手段能够诊断出的、可见的、具有一定形状和大小的恶性病变的范围,包括转移的淋巴结和其他转移的病变;CTV 指在 GTV 的基础上包括周围的亚临床灶可能侵犯的范围和淋巴引流区;ITV 是包括人体内部运动所致的 CTV 体积和开关变化的范围;PTV 指包括 CTV、ITV、摆位误差及治疗中靶位置和靶体积变化等因素后的照射范围。

(1)GTV:包括原发灶和转移淋巴结。肺内病变在肺窗中勾画,纵隔病变则应在纵隔窗中勾画。而研究表明,肺窗窗宽 1600、窗位 600、纵隔窗窗宽 400、窗位 20 时 CT 显示的病变大小与实际大小最为接近,故这些参数应预置在软件系统内以便医师更准确地勾画靶区。对纵隔淋巴结勾画应根据改良 Naruke 纵隔淋巴结分区图。CT 扫描中纵隔淋巴结短径≥10 mm 通常被作为纵隔淋巴结转移的标准,阳性淋巴结均勾画入 GTV。

PET 及 PET/CT 已越来越多地运用到临床,已有研究证实 PET 的应用使得放疗医师勾画 GTV 的个体差异减小。另有研究证实,对于有肺不张和胸膜浸润的患者应用 PET 可以明显减小靶区范围。如果患者有梗阻性肺不张,应考虑根据 PET 或 PET/CT 图像将不张的部分置于 GTV 以外,如无条件行 PET 或 PET/CT 检查,增强 CT 也有助于肺不张范围的判断。经过一段时间的治疗,不张的肺可能已经张开,肿瘤可能移位,此时应重新定位。PET 对于纵隔淋巴结的诊断明显优于 CT。

(2)CTV:肺腺癌的平均微浸润距离是 2.69 mm,鳞癌是 1.48 mm;如欲包及 95% 的微小浸润病变腺癌需外放 8 mm,鳞癌需外放 6 mm。来自手术切缘的研究表明,鳞癌较腺癌更易向近端支气管浸润,鳞癌的最大浸润距离是 3 cm,腺癌的最大浸润距离是 2 cm,1.5 cm 的支气管切缘可以保证 93% 的 NSCLC 患者切缘干净,这个标准同样适用于放疗。实际临床工作中为了简化工作程序及减少失误可能,考虑均外放 8 mm。中心性肺癌近主支气管处应外放 1.5 cm。实际勾画过程中应注意不要超出解剖边界,除非有外侵证据。例如,如果没有 CT/MRI 的影像学表现证明有肿瘤外侵,CTV 就不应包括胸壁或者椎体,纵隔内的器官和大血管有一定的屏障作用,故勾画 CTV 的时候应予以考虑。

目前多数学者赞成不做预防性淋巴结照射(ENT),在以下情况下实施特定区域的预防性照射。对于右中下叶或者左舌叶及左下叶病变,如果纵隔淋巴结受侵,隆凸下淋巴结应包入 CTV;对于左上叶病变,如果纵隔淋巴结包括隆凸下淋巴结受侵,主肺动脉窗的淋巴结应包入 CTV;如果隆凸下淋巴结或者纵隔淋巴结受侵,同侧肺门应包入 CTV。

在临床实际工作中不宜教条,应在提高肿瘤剂量与降低正常组织剂量之间取得一个较好的平衡。如果患者的肺功能很差,或者 CTV 体积较大,需要在使肿瘤获得良好剂量分布的同时考虑到放射毒性,必要时可以考虑修改 CTV。

(3)ITV:这是 ICRU62 号报告针对运动问题特别提出的一个概念,指由于运动而致的 CTV 体积和形状变化的范围。可以通过以下方法生成 ITV。①在普通模拟定位机上测量运动的范围。②合成"运动 GTV"。具体方法是用慢速 CT 扫描(每层 4 s),通过延长扫描时间获得肿瘤在呼吸过程中的整个轨迹,即为"移动 GTV",此基础上勾画出的 CTV 即为 ITV;普通 CT 多次扫描后进行图像融合也可以获得近似的效果,有研究证实将慢速 CT 扫描肿瘤图像加上 5 mm 的边缘所得到的"运动 GTV"与快速螺旋定位 CT 6 次扫描后图像融合所获的"运动 GTV"相似且重复性很强。合成"运动 GTV"对设备要求不高,相对简便易行。③通过四维 CT 获取 ITV。四维 CT 是一组在呼吸的不同时相所获的 CT 图像。它使得放疗医师可以观察到三维状态下肿瘤的运动情况,而且所获图像质量较胸透高。但扫描时间延长、海量数据、过多的辐射都使其使用价值备受争议,其对照射野边界的影响目前尚需要验证。以上方法各单位可根据自身情况选用。

(4)PTV:等于 CTV 加上运动及摆位误差。肺癌的运动主要包括呼吸运动及心血管搏动,前者尤其重要。既往研究显示呼吸运动没有规律,不同患者呼吸运动是不一样的,而同一患者不同呼吸之间也会变异。头足方向的肿瘤位移大于前后及侧方位移,下叶大于上叶。而有学者通过对纵隔钙化淋巴结的研究发现在头足、前后及侧方纵隔淋巴结的呼吸移动均值分别为 6.6 cm、2.6 mm 和 1.4 mm，小于原发灶的运动，各区淋巴结之间运动幅度也无明显差异。

目前通常做法是在 CTV 的基础上外放一个所谓的"标准边缘"形成 PTV，但是由于 CT 模拟定位机扫描只是取得了体内肿瘤和风险器官运动的瞬间图像，用建立在这种静态 CTV 基础上的"标准边缘"治疗动态肿瘤是不合适的，已有研究证实这种方法既会造成肿瘤遗漏又会让正常组织受到不必要的照射，故应在 ITV 的基础上形成 PTV，由于运动的无规律性及影像检查的误差应给 ITV 加上一定的误差范围，目前考虑为 3~5 mm，另外再加上摆位误差就形成 PTV，也就是最终的照射靶区。

呼吸运动明显增加了靶区体积，故有很多研究致力于减小呼吸的影响。常用的方法有：①网罩固定可以减小呼吸幅度，但影响有限。②浅呼吸法，需要对患者训练。③腹部压迫法，部分患者难以耐受。④深吸气屏气法这种方法能有效缩小视野边界，但约有 40% 的患者难以忍受，且并不能排除心血管搏动造成的运动。⑤主动呼吸门控系统需专门的设备及训练。⑥靶区跟踪技术这项技术已经成功地运用在头颈部肿瘤，但在胸部由于呼吸所致的运动没有规律，有很多变异，尚需更多的研究才能完善。⑦呼吸门控技术应选择早期病例使用，如肿瘤体积 <100 cm^3 者（若类圆形则通常直径 <5 cm）。以上这些方法有些比较简单，有些则需要复杂的操作和不菲的费用才能实现，目前还不知道何种类型的患者应选择什么样的方法，但临床工作中仍应根据实际条件尽可能地提高靶区剂量及保护正常组织。

由于摆位误差受机器设备、人员训练、质控状况等多种因素影响，各个治疗中心的误差水平是不一样的，为了准确界定 PTV 的边界，各治疗中心均应测出各自的误差值。在线校正和离线校正两种方法可以减少误差，前者需要在每个患者治疗前完成，明显增加了每个患者的治疗时间；后者则是通过在每个患者治疗时采用电子射野影像系统（EPID）多次摄片，测算出误差的均值并予以校正。

（三）三维适形放疗计划的评估

三维治疗计划完成后应进行评估，包括对靶区剂量的评估及风险器官剂量的评估两个方面，DVH 是基本的评估工具，从中可以看到 PTV 等靶区及风险器官的剂量分布，但其不能提供等剂量曲线在三维空间中的分布。对于靶区应尽可能提高剂量并兼顾其剂量均匀度及冷热点分布，要求至少 95% 的 PTV 达到处方剂量，剂量均匀度达到 95%~107%。临床工作中因肿瘤的体积或位置等原因有时很难兼顾，临床医师应根据经验决定取舍。已有研究显示，放宽靶区内最大剂量的限制可使肿瘤获得更高的剂量。

需要注意的正常组织限量包括肺、食管、脊髓、心脏等。肺是主要的风险器官，具体见表 3-30。已有的一系列研究显示，V_{20}、V_{30} 及平均肺剂量等 DVH 参数与放射性肺炎的发生明显相关。而同步放化疗与序贯放化疗相同的 V_{20} 意味着更高的放射性肺炎发生率。食管最大剂量是否超过 58 Gy 可能与重度放射性食管炎的发生明显相关。研究发现，将全周食管接受剂量 $\geqslant45$ Gy 的长度限制在 9.5 cm 以内将明显减少重度放射性食管炎的发生。脊髓受照体积增加时，发生脊髓损伤的概率也会增加。当较大体积的脊髓已经接受到极限剂量时，医师应考虑尽早避开脊髓。脊髓剂量不应当超过 45 Gy，大分割照射脊髓剂量上限应为 40 Gy。有关心脏毒性研究还缺乏足够的数据。

表 3-30 剂量体积的一些限定

正常器官	单纯放疗(Gy)	同步放化疗(Gy)	同步放化疗(Gy)＋手术
脊髓	45	45	45
肺	20(<35％)	20(<30％)	10(<40％)
			15(<30％)
			20(<2％)
心脏	40(<100％)	未知	未知
	50(<50％)		
食管	60(<50％)	55(<50％)	未知

三维适形放疗计划评估应由医师与物理师共同完成,但医师与物理师的角度不同,后者多从物理角度出发,而前者必须兼顾生物及物理剂量两个方面,综合权衡利弊。

(四)三维适形放疗的实施与疗效毒性的评估

现有的资料强烈支持 EPID 的使用,其在 3D-CRT 的治疗中能明显减少摆位误差。在线校正系统操作复杂,占用时间多,相比之下建立在 EPID、DRR 和图像比较软件基础上的离线校正系统有优势,可以有效地减少 CTV 到 PTV 的边界。在图像比较的过程中,前后位重复性最高的参考标记是胸壁和气管,侧位方向上则为椎体和胸骨。有学者提出使用能量大于10 M 的射线是不合适的,因为会导致增加散射电子线在肺内运动的距离从而增宽了照射野的半影。

疗效评估采用 RECIST 标准;毒性评估则采用了 CTC 3.0 标准,这个版本由欧洲和美国的协会共同制定,涵盖了各种肿瘤的急性和晚期治疗反应。

肺癌适形放疗经过多年的临床研究,有一些初步的研究结果报道。Sim 等报道了 152 例Ⅲ期 NSCLC 3D-CRT 的结果。70 例单独放疗,中位剂量 70.2 Gy;82 例采用诱导化疗加放疗,中位剂量 64.8 Gy。单放组和综合组的中位生存时间分别为 11.7 个月、18.1 个月($P=0.001$);2 年的局部控制率分别为 35.4％、43.1％($P=0.1$)。有学者报道了 207 例不能手术NSCLC 的 3D-CRT 的结果,中位剂量 70 Gy,1、2 年生存率分别为 59％和 41％。这些临床结果都表明用适形放疗后患者生存率高于常规放疗,但其放疗并发症并无明显增加。

七、小细胞肺癌的放疗

1. 放疗在 SCLC 治疗中的价值

小细胞肺癌恶性度高,生长快,远处转移率高,但对化疗十分敏感,化疗可以获得 40％～68％的完全缓解率。在全身化疗作为 SCLC 的主要临床治疗手段后,一些学者对放疗在局限期 SCLC(LD SCLC)治疗中的价值提出疑问。即 LD SCLC 是否需要行放疗,化疗后 CR 的病例是否也需要行放疗及放疗对局部控制率、生存率的影响如何等。

自 20 世纪 70 年代后期,有关放疗在 LD SCLC 治疗中的价值进行了大量的临床研究。研究结果显示,胸部照射能够提高局部控制率和生存率。化疗合并胸部照射的病例局部和区域复发率为 30％～60％,而单纯化疗的病例为 75％～80％。有学者对 13 个随机对照研究共2140 例 SCLC 进行分析,认为化疗合并放疗优于单纯化疗,3 年生存率分别为 15％和 9％;5

年生存率分别为 11% 和 7%（$P=0.001$）。2 年局部复发率分别为 23% 和 48%（$P=0.0001$）。此后,放疗加化疗的综合治疗成为 LD SCLC 的临床治疗模式。

2. 放疗剂量

照射剂量是临床上对于 SCLC 实施放疗时必须面对的问题,然而,对于 SCLC 的最佳照射剂量,并不像对恶性淋巴瘤的放疗那样有较明确的临床研究结果,对所谓的"最佳剂量"直到目前仍无明确答案。

放疗的剂量是直接影响局部控制率的重要因素。NCIC 将接受 3 个周期化疗有效的病例,随机分为标准剂量（SD）（25 Gy,10 次,2 周）和高剂量（HD）（37.5 Gy,15 次,3 周）两组进行放疗。放射野根据化疗前肿瘤边界外放 2 cm。可分析病例 168 例,SD 组完全缓解率为 65%,HD 组为 69%;中位局部病变无进展时间两组分别为 38 周和 49 周（$P=0.05$）;两年局部未控率分别为 80% 和 69%,（$P<0.05$）;总生存率两组无显著差别。吞咽困难发生率 SD 组和 HD 组分别为 26% 和 49%（$P<0.01$）。有研究者报道 197 例 LD SCLC 的治疗结果,比较不同放疗剂量组的治疗疗效,近期疗效和远期疗效见表 3-31。45 Gy 组与 40 Gy 组比较,显示有提高生存率的趋势,但无统计学意义。

表 3-31　照射剂量与近期疗效和生存率

剂量	例数	CR(%)	PR(%)	2 年生存率(%)	5 年生存率(%)
40 Gy	85	60	26	15.1	9.3
45 Gy	112	60	28	22.1	12.8
P 值					0.18

1974~1986 年收治的 154 例 LD SCLC,放疗剂量由 1974~1977 年 30~40 Gy 提高到 1978~1986 年的 44~52 Gy。分析照射剂量与局部复发率的关系。50 Gy、45 Gy、40 Gy、35 Gy、30 Gy 组的 2.5 年局部和区域失败率分别为 37%、39%、49%、79%、84%。50 Gy 组与 35 Gy 组比较,$P<0.05$。50 Gy 组与 40 Gy 组比较差别无统计学意义。该研究结果显示局部控制率随剂量增加而提高的趋势。

虽然对最佳剂量临床上尚无有力的证据和明确的答案,但是在临床治疗和研究中,多数学者有一定的共识,低于 40 Gy 将导致局部控制率降低,而高于 56 Gy 似乎无明显的益处。

3. 照射体积

在制订放疗计划时,照射体积与照射剂量同样重要。但到目前为止,对于 SCLC 的照射体积仍无定论。有学者把照射体积作为质量控制的一部分进行回顾性分析,照射野被分为"恰当"和"不恰当",前者局部复发率为 33%,而后者局部复发率为 69%。有学者进行了相同的回顾性分析,结果显示照射野恰当组和照射野不恰当组的局部复发率分别为 43% 和 69%。因此,以上各位学者的观点倾向于大野照射。如对原发灶位于左上叶的病变伴同侧肺门、纵隔淋巴结转移的病例,照射体积应包括肿瘤边缘外 2 cm,左、右肺门区,纵隔(胸廓入口至隆凸下)和双侧锁骨上。这种大野照射的优点在于采用中等剂量的照射能够获得较好的局部治疗效果,但大野照射同时也阻碍了提高照射剂量的可能。

SWOG 对 SCLC 照射体积的随机对照研究结果,也是唯一关于照射体积的随机对照研究。将诱导化疗后达到部分缓解和稳定的患者随机分为大野照射和小野照射,可分析病例

191 例,结果显示远期生存率和复发形式两组无明显差别(表 3-32)。大野照射组并发症的发生率显著高于小野照射组(表 3-33)。

表 3-32　照射体积与生存期和缓解期

组别	例数	中位生存期(周)	缓解期(周)
Pre-field	93	51	31
Post-field	98	46	30
P 值	—	0.73	0.32

表 3-33　照射体积与严重的并发症(例)

并发症	Pre-field			Post-field		
	S	LT	F	S	LT	F
食管炎	1	0	0	2	0	0
放射性肺炎	4	0	0	2	1	0
血小板减少	2	1	0	0	0	0
白细胞减少	32	15	2	27	7	1

注　S:严重的;LT:威胁生命的;F:致死性的。

Uppsala 大学的研究结果显示,86%的胸腔内复发是野内复发,提示是照射剂量不恰当而不是照射野不恰当。其他学者认为改变照射体积不影响治疗结果,而且减少照射体积还可以在不超过正常组织耐受的范围内,提高照射剂量。

美国 Intergroup trial 0096 的临床研究中所采用的照射野为肿瘤边缘外放 1.5 cm,同侧肺门,纵隔从胸廓入口至隆凸下区,不做对侧肺门和双侧锁骨上区的预防照射。这一原则已被北美和欧洲的临床研究广泛采纳。

4. 在综合治疗中放疗的时间

随着 PE 方案作为 SCLC 的标准化疗方案的应用,多数临床研究认为 PE 方案化疗同时合并放疗是可以耐受的,并被广泛接受。交替治疗方法可以降低治疗毒性和耐受性,但间断放疗被认为是不合理的放疗模式。有学者对放疗和化疗联合应用的时间间隔与治疗疗效的关系进行了分析,其结果仍具有重要的参考价值(表 3-34)。

表 3-34　放疗和化疗间隔时间的 Meta 分析

间隔时间(周)	平均间隔时间(周)	例数	3 年无进展生存率(%)
0~2	0	426	18.9
3~5	4	304	22.2
6~10	9	176	14.1
11~19	17	453	12.7
≥20	20	388	13
未放疗	不适合	493	6.7

目前,有 7 个关于放疗时间和顺序的Ⅲ期临床研究。EORTC 比较了交替治疗与序贯治疗的疗效。全组 169 例,化疗采用 CDE 方案,交替治疗组放疗在治疗开始后的第 6 周进行,照射剂量 50 Gy,20 次,89 天;序贯组放疗在化疗完成后(第 14 周)开始,照射剂量 50 Gy,20 次,26 天。局部复发率两组无显著差别(50% vs 45%),3 年生存率两组相同(14%)。法国的

一组研究比较了交替放化疗与同步放化疗。同步放化疗组放疗在第 2 周期化疗结束后立即开始,照射剂量 50 Gy,20 次,36 天。交替治疗组化疗方案 CDE 方案,放疗:第 36～第 47 天,20 Gy,8 次;第 64～第 75 天,20 Gy,8 次;第 92～第 101 天,15 Gy,6 次。结果两组的中位生存期和 3 年生存率也无显著差别。有学者对放疗化疗同时进行的研究,认为早放疗组和晚放疗组的局部复发率和 5 年生存率无显著性差异。

加拿大国立肿瘤研究所(NCIC)的随机对照研究比较了早放疗和晚放疗对预后的影响,化疗采用 CAV/EP 交替。虽然两组的局部控制率相同(55%),远期疗效早放疗组优于晚放疗组(表 3-35)。

表 3-35　放疗时间与预后

研究组	例数	CT	RT(Gy)	中位生存期(个月)	5 年生存率(%)	P 值
CALGB	—	CEVA	50	—	—	—
Early-RT	125	—	—	13.04	6.6	
Late-RT	145	—	—	14.54	12.8	NS
Aarhus	—	CAV/EP	40～45	—	—	
Early-RT	99	—	—	10.7	10	
Late-RT	100	—	—	12.9	10	NS
NCIC	—	CAV/EP	40	—	—	
Early-RT	155	—	—	21.2	22.0	
Late-RT	153	—	—	16.0	13.0	0.013
Yugoslavia	—	Carb/EP	54	—	—	
Early-RT	52	—	—	34	30	
Late-RT	51	—	—	26	15	0.027
JCOG	—	EP	45	—	—	
Early-RT	114	—	—	31.3	30	
Late-RT	113	—	—	20.8	15	<0.05

注　CALGB:美国癌症和白血病研究组;NCIC:加拿大癌症研究中心;JCOG:日本临床肿瘤研究组;CEVA:环磷酰胺、依托泊苷、长春新碱和多柔比星;RT:放疗;NS:不显著;CAV:环磷酰胺、阿霉素和长春新碱;EP:依托泊苷和顺铂。

综上所述,根据现有临床研究证据,有关放疗的时间、顺序可总结为以下几点:①放疗提高 LD SCLC 的生存率与治疗的时机有关,即与化疗结合的时间关系。②在同时放化疗的模式中,虽然放疗的最佳时间尚不确定,加拿大、日本的研究证据支持在治疗疗程的早期给予放疗,而 CALGB 的研究结果显示晚放疗优于早放疗。③没有证据支持在化疗全部结束以后才开始放疗。④对一些特殊的临床情况,如肿瘤巨大、合并肺功能损害、阻塞性肺不张,2 个周期化疗后进行放疗是合理的,这样易于明确病变范围,缩小照射体积,使患者能够耐受和完成放疗。

5. 放疗的剂量分割

由于应用常规放疗提高照射剂量的方法在 SCLC 的治疗中是不成功的,临床上转向对提高局部治疗强度的研究——改变剂量分割,以缩短治疗时间。加速超分割照射技术正适合应用于 SCLC——因其细胞增殖快,照射后细胞存活曲线的肩区不明显,因此理论上能够提高治疗疗效。

有学者报道了每天 2 次照射,每次照射 1.5 Gy,同时合并 EP 方案化疗的 Ⅱ 期临床研究结果,此后多家类似的临床研究报道(表 3-36)显示了较好的前景。2 年生存率在 40% 左右,毒性反应主要为骨髓抑制和食管炎,但可耐受,3 级粒细胞减少 70%～80%,3 级食管炎在 35%～40%。

表 3-36　每天 2 次照射＋EP 化疗的 Ⅱ 期临床研究

研究者	剂量(Gy)	分次数	周期/放疗	病例数	2 年生存率(%)	局部控制率(%)
Turrisi	45	30	1C	23	56	91
ECOG	45	30	1C	40	36	90
NCI-Navy	45	30	1C	31	60	91
ECOG	45	30	1A	34	40	86
Mayo Clinic	48	30	3C	29	47	83

注　C:concurrent(同步);A:alternating(交替)。

在上述 Ⅱ 期临床研究的基础上,美国于 1989～1992 年开展了多中心 Ⅲ 期临床研究。419 例局限期 SCLC 随机分为加速超分割治疗组和常规分割治疗组,每天 2 次照射,每次 1.5 Gy,总量 45 Gy。两组均在治疗的第 1 天同时应用 EP 方案化疗,化疗共 4 个周期。全部病例均随诊 5 年以上,结果显示加速超分割治疗组明显优于常规治疗组(表 3-37)。

表 3-37　加速超分割与常规分割治疗的结果

项目	1.8 Gy,每天 1 次	1.5 Gy,每天 2 次	P 值
病例数	206	211	—
中位生存期(个月)	19	23	—
2 年生存率(%)	41	47	—
5 年生存率(%)	16	26	0.04
无复发生存率(%)	24	29	0.10
局部失败率(%)	52	36	0.06
局部＋远处失败率(%)	23	6	0.005
3 级食管炎	11	27	<0.001

6.脑预防照射(PCI)

脑部是 SCLC 常见的转移部位,发生率高达 50%。多药联合化疗和放疗的应用,使 SCLC 患者的长期生存率提高,但是脑转移的发生率也随之增加,文献报道,治疗后生存 5 年以上的 SCLC 病例中枢神经系统转移率高达 80%。

选择性 PCI 能够降低 SCLC 的脑转移率。文献报道,PCI 组中枢神经系统复发率降低为 6%,而对照组为 22%,两者有显著差别。PCI 综合分析协作组对 SCLC 完全缓解病例脑预防照射随机对照研究资料进行 Meta 分析,结果显示,SCLC 完全缓解病例脑预防照射能够提高生存率和无病生存率。PCI 组 3 年生存率提高了 5.4%(20.7% vs 15.3%);与对照组比较,PCI 组死亡的相对危险性(RR)为 0.84(95%$CI=0.73～0.97,P=0.01$);DFS 提高($RR=0.75,95\%CI=0.65～0.86,P<0.001$);脑转移率降低($RR=0.46,95\%CI=0.38～0.57,P<0.001$)。对不同照射剂量的分析显示,脑转移率随剂量增加而降低。PCI 给予的时间对脑

转移的影响显示,PCI给予越早越能降低脑转移率。

八、肺癌的姑息性放疗

(一)适应证

为减轻近期症状,对于局部晚期肿瘤患者或远处转移灶极可能导致严重临床症状的病例,应行姑息放疗减症。

现约75%的临床医师认为放疗并不能治愈手术不能切除的局部晚期NSCLC,仅能达到缓解症状及有限延长生存期的目的。

(二)照射技术

1.胸部

胸部照射野仅包入产生症状的病灶。建议预期存活<6个月者DT 20 Gy,5次,1周,预期存活6~12个月者DT 30 Gy,10次,2周,或DT 45 Gy,15次,3周,一般情况好,瘤体直径<10 cm者采用根治性放疗技术照射。缓解阻塞性肺炎症状可行腔内近距离照射,剂量参考点为黏膜下1.5 cm,只照射1次,DT 10~15 Gy。

2.脑

多发脑转移者,全脑照射DT 30 Gy,10次,2周,或DT 45 Gy,15次,3周;单发转移局部加量DT 12 Gy,4次,1周,也可以不行全脑照射,单纯手术或者光子刀治疗。

3.骨

骨转移照射野应包入整块受累骨,也可单纯照射局部。一般照射DT 30 Gy,10次,2周或DT 8 Gy,1次。半身照射一般照射DT 6~8 Gy,1次。

(三)疗效

1.症状及体征消失情况

中国医学科学院肿瘤医院报道放疗后咯血、胸痛、气短、发热及上腔静脉压迫综合征缓解情况见表3-38。由表中数据可以看出,放疗对改善局部症状、消除上腔静脉压迫综合征有效。肺不张的复张率约23%,声嘶消失约6%,两者症状缓解率均与症状出现时间长短有关。姑息性放疗对控制肺癌转移有效率为70%~90%,骨转移疼痛缓解率>80%。

表3-38 姑息性放疗后局部症状改善情况

症状	例数	消失		改善		改善率(%)
		例数	百分比(%)	例数	百分比(%)	
血痰	244	188	77.0	35	14.3	19.3
胸痛	273	124	45.4	104	38.1	83.5
气短	218	93	42.7	89	40.8	83.5
发热	72	46	63.9	12	16.7	86
上腔静脉综合征	25	18	72	5	20	92

2.胸部病灶姑息性放疗疗效

在152例Ⅲ~Ⅳ期病例中,一组常规剂量分割照射DT 60 Gy,另一组超分割姑息照射,每次2 Gy,每日2次,间隔6小时,总量DT 32 Gy,10天,结果中位生存期在姑息组稍长,2年生存率同为9%。另一项随机分组研究发现姑息治疗了230例T_4有轻微胸部症状的病例,分为即刻放疗或症状出现加重后再放疗甚至不行放疗,放疗剂量DT 8.5 Gy,2次,1周,或

10 Gy,1 次,结论是各组存活质量和时间无差异。加拿大学者随机分组比较了 184 例肺癌患者 DT 20 Gy,5 次,1 周姑息放疗方式和英国 DT 10 Gy,1 次的方式,2 组疗效无差异。RTOG 随机研究报道照射 DT 30 Gy,10 次,4 周,DT 40 Gy,10 次,4 周和 DT 40 Gy,20 次,4 周,3 种治疗方式姑息效果无差异,回顾性与照射剂量>DT 60 Gy 比,还是照射剂量高于 DT 60 Gy 者预后好,但延长的生存时间却无统计学差异。目前尚无高于 DT 60 Gy 剂量与低量姑息比较的随机研究资料。

(王璟璐)

第四节　乳腺癌

一、保乳术后的放疗

（一）导管原位癌保乳术后辅助放疗

导管原位癌(DCIS)是局限于乳腺导管内的原位癌,被认为是浸润性导管癌的前期病变。根据病理学形态,将 DCIS 分为三级,即低级别、中级别和高级别。DCIS 如不经过治疗,最终可能会发展为浸润性导管癌。级别越高,进展为浸润性导管癌的风险越大,有报道称,低级别 DCIS 进展为浸润性癌的风险是 13%,高级别 DCIS 的风险是 36%。其他的危险因素,如年龄、肿瘤体积、切缘状态等,也与发展为浸润性导管癌密切相关。

DCIS 预后好,区域淋巴结和远处转移发生较少,绝大多数复发于局部乳腺,病死率很低。其治疗以局部治疗为主,包括全乳切除术和局部肿块扩大切除术(不包括腋窝淋巴结清扫)联合放疗。全乳切除对于 98% 的 DCIS 患者是一种治愈性治疗方法。来自法国的一组调查数据显示,在病灶直径小于 10 mm 的患者中,行全乳切除的约占 10%,而大于 20 mm 的约占 72%。在低级别和高级别 DCIS 中,分别有约 11% 和约 54% 的患者行全乳切除术。

对于多中心、多象限病灶,全乳切除术是推荐治疗方法。行局部肿块扩大切除术(不包括腋窝淋巴结清扫)联合放疗与乳腺切除术有相似的生存率。DCIS 保乳术后行全乳放疗可以降低约 50% 的同侧复发风险。研究者试图在评估复发低危的 DCIS 患者,仅行保乳手术而不接受放疗,比如低级别 DCIS,符合 Van Nays 预后指数(VNPI)为低危组的患者。目前仅有回顾性研究支持这一观点,而且长期随访结果显示,按危险度分组,仅能筛选出部分复发时间点延迟的患者,而非低复发风险的患者。RTOG 9804 研究对部分 DCIS 复发低危患者进行保乳术后放疗进行对比观察,入组患者均为低或中级别,肿瘤小于 2.5 cm,放疗组剂量 50 Gy/25 F,放疗靶区为全乳腺,无瘤床推量。共 636 例患者参加该随机临床研究,中位随访时间为 7 年,放疗组局部复发率仅为 0.9%,而观察组为 6.7%。RTOG 9804 的结果提示,即便是部分中危或低危患者,放疗后的局部复发率显著低于未放疗的患者。

基于以上的研究结果,对于初发 DCIS 的治疗,目前推荐保乳手术联合全乳放疗,推荐放疗剂量 50 Gy/25 F,不需要行区域淋巴结预防照射。全乳切除术可作为保乳手术联合放疗的替代治疗。是否进行瘤床加量,尚无随机临床研究证据。回顾性研究显示,瘤床加量未改善局控和生存,年轻患者可能从瘤床加量总获益。正在进行的 Ⅲ 期临床研究 TROG07.01 和 EORTC 22085 是专为针对 DCIS 保乳术后放疗是否需要瘤床加量的研究,该研究结果将会为是否需瘤床加量提供证据。

（二）早期乳腺癌保乳术后的放疗

保乳治疗成为早期乳腺癌的重要治疗方法已经有 20 余年。保乳手术后放疗是保乳治疗中的重要环节。通过用中等剂量的放疗控制乳腺内的亚临床病灶，达到与改良根治术相同的疗效，但保留完整的乳腺，有很好的美容效果和功能。

早期乳腺癌的保乳手术＋放疗，在局部控制和总生存率上与乳腺癌改良根治术相同。EORTC 10801Ⅲ期临床研究随访 20 年的研究结果表明，保乳手术＋放疗与改良根治术在生存方面无明显差异。这些研究均表明，保乳手术＋放疗与乳腺改良根治术相比，其局部复发率、远处转移率和总生存基本无差异，证实了保乳手术的安全性和可行性。

1. 早期乳腺癌保乳术后放疗和瘤床加量

保乳术后行全乳腺放疗能降低约 2/3 的局部复发风险，同时瘤床加量（光子、插植或电子线）可以在全乳 45～50 Gy 剂量的基础上进一步提高局部控制率。EORTC 22881 随机临床研究的结果表明，浸润性乳腺癌保乳术后行瘤床加量能进一步降低患者的同侧乳腺局部复发率，瘤床加量和未加量的患者 10 年局部复发率有显著性差异，分别为 6.2％和 10.2％，并且所有年龄组均能从瘤床加量中获益。年轻患者获益更大，年龄＜40 岁的患者瘤床加量和不加量 10 年同侧乳腺局部复发率为 13.5％和 23.9％。年龄＞60 岁患者瘤床加量和不加量的 10 年局部复发率为 3.8％和 7.3％。20 年绝对复发风险在 41～50 岁年龄组从 19.4％将至 13.5％，51～60 岁组从 13.2％降至 10.3％，＞60 岁组从 12.7％降至 9.7％。这些数据表明瘤床加量在年龄≤50 岁的患者获益更大。

除了年龄因素以外，影响瘤床加量的局部复发率的因素还有组织学级别、脉管癌栓和腋窝淋巴结状态。全乳放疗后，在局部复发高危患者（如年龄＜50 岁，高级别肿瘤，脉管癌栓，腋窝淋巴结阳性或有灶状阳性切缘）中推荐瘤床加量，以降低局部复发率。

保乳术后放疗的标准分割剂量为 50 Gy，每次 1.8～2 Gy，每天 1 次，共 5 周。如果手术切缘阴性，瘤床加量的剂量为 10～16 Gy；如果手术切缘阳性，瘤床加量的剂量为 15～20 Gy，常规分割。瘤床加量多在全乳放疗结束后进行，包括序贯加量的总疗程为 6～8 周。同期瘤床加量（SIB）是在全乳放疗的同时，瘤床达到比常规乳腺放疗更高的生物等效剂量。究竟是通过序贯还是同期方式完成瘤床加量，尚无定论。

保乳术后是否需要行区域淋巴结照射，以及照射的范围，主要参考初诊时的分期、术后分期、全身治疗的效果等来决定。

保乳术后放疗开始的时间，如果患者无需全身化疗，建议患者尽早放疗。因为手术放疗间隔太长，可能降低放疗的效果。建议患者在术后 8 周内进行放疗。也不建议患者在术后 4 周内进行放疗，因为此时血清肿较大。如果患者需要全身化疗，关于术后化疗和放疗的顺序问题，有研究表明，放疗延迟 6 个月会增加局部复发风险。随访 5 年，保乳术后先化疗组局部复发率高，先放疗组远处转移率高，随访 10 年，两组患者的局部复发率、远处转移率和总生存率无明显差异。因此，保乳术后放疗和化疗均需及时进行。当局部复发风险高时，如切缘阳性或近切缘，可先行放疗，当远处转移风险较高时，如腋窝淋巴结转移、雌激素受体（ER）阴性、脉管癌栓等乳腺癌，可先行化疗。

2. 早期乳腺癌保乳术后的全乳大分割放疗

大分割放疗是通过增加单次放疗剂量、减少放疗次数来缩短放疗周期，减少患者往返医院的次数或住院时间,提高患者对放疗的依从性,并能节省医疗资源。有报道称,乳腺癌对单次照射剂量敏感性的 α/β 值约为 3.6 Gy,而正常乳腺组织的 α/β 值约为 3.1 Gy,这项研究表明,乳腺癌细胞的 α/β 值可能与正常乳腺组织的 α/β 值相近或类似。许多恶性肿瘤,比如头颈部肿瘤的 α/β 值一般为 10 Gy。对于 α/β 值比较小的肿瘤,应用大分割放疗可能会提高肿瘤的局控率,达到与常规分割放疗 50 Gy/25 F 相当的治疗效果。

在保乳术后采用大分割放疗的前瞻性随机临床研究中,加拿大安大略省临床肿瘤协助组的研究是较早开展的,该研究选择了 1234 名腋窝淋巴结阴性的 $T_{1\sim2}$ 保乳术患者,切缘阴性,大分割放疗的剂量为 42.5 Gy/16 F/22 d,常规放疗组为 50 Gy/25 F/35 d,无瘤床加量。该研究显示,大分割放疗组和常规放疗组的 10 年局部复发率分别为 6.2% 和 6.7%,无显著性差异,且两组 10 年的美容效果也无显著性差异。

START A 和 START B 研究是英国的两项关于非常规分割放疗的多中心临床研究。START A 研究共入组了 2236 名保乳术及改良根治术患者(其中改良根治术患者约占 10%),分为 3 组,大分割放疗组(2 组):41.6 Gy/13 F/5 W 和 39 Gy/13 F/5 W,常规放疗组:50 Gy/25 F/5 W。中位随访 9.9 年,研究结果显示,局部复发率分别为 6.3%、8.8% 和 7.4%。41.6 Gy/13 F/5 W 组和常规放疗组相当,39 Gy/13 F/5 W 略差。START B 研究共入组了 2215 名保乳术及改良根治术患者,患者构成和 START A 研究基本类似。START B 研究的分割方式为 40 Gy/15 F/3 W 和 50 Gy/25 F/5 W,大分割短程放疗的局部复发率为 4.3%,而常规放疗组为 5.5%。在大分割放疗组,放疗相关的正常乳腺组织反应如乳腺收缩、毛细血管扩张和乳腺水肿是很少的。甚至,大分割组稍好于常规分割组。START 研究均允许在全乳放疗结束后给予 10 Gy/5 F 的放疗加量。START A 和 B 研究中,晚期损伤如缺血性心脏病、肺纤维化、臂丛神经损伤和有症状的肋骨骨折的发生率很低,为 0~1.9%,在不同剂量组之间无明显差异。START 研究说明,在早期浸润性乳腺癌,大分割放疗是安全和有效的。

UK IMPORT LOW 研究是继续对放疗的范围和剂量做减法的Ⅲ期多中心临床研究,沿袭了 START B 研究的大分割短程放疗,将 50 岁以上、T≤3 cm、非多灶的浸润性乳腺癌,无脉管癌栓、$N_{0\sim1}$、切缘≥2 mm 的保乳术后患者分为 3 组,全乳放疗组:40 Gy/15 F/3 W;减量放疗组:全乳 36 Gy/15 F/3 W;部分乳腺 40 Gy/15 F/3 W,部分乳腺放疗组:40 Gy/15 F/3 W。5 年的同侧乳腺复发率分别是 1.1%、0.2% 和 0.5%,美容效果无显著性差异。10 年的局部复发率和美容效果仍在随访中。

因此,2011 年美国放射治疗及肿瘤学会发表了关于全乳大分割放疗的指导性意见:推荐可行大分割放疗的患者为:保乳术后,术后分期为 $pT_{1\sim2}N_0$,诊断乳腺癌时年龄>50 岁,不接受全身化疗。对于有瘤床加量适应证的患者,仍需给予加量,但瘤床加量的最佳剂量和分割方式不明确,可同步加量,也可序贯加量。2018 年 NCCN 指南继续推荐全乳放疗优先选择 40~42 Gy/15~16/3 W 的大分割方式,在复发高危的人群中行瘤床加量,10~16 Gy/4~8 F。

3. 保乳术后加速部分乳腺照射(PBI)

保乳术后同侧乳腺复发主要位于瘤床和其周围,而瘤床以外部位复发较为少见。基于此,国外开展了保乳术后部分乳腺照射的研究,如 RTOG0413,RAPID-OCOG,术中放疗的 ELIOT、TARGIT-A 研究等。

PBI将瘤床和其周围的 1~2 cm 的范围定义为临床靶区,给予足够的预防剂量,以代替全乳放疗。整个疗程在 1 周左右。其优势有:放疗时间短,患者依从性更好;放疗范围小,放疗毒性可能更小;放疗范围小,PBI 后局部复发仍有可能接受保守治疗。

PBI 的放疗方式有 APBI 和术中放疗两种。ABPI 是通过分次照射来完成,采用 3D-CRT 技术,每次 3.85 Gy,每日 2 次,总剂量 38.5 Gy,采用组织间插植和球囊技术,3.4 Gy,每日 2 次,总剂量 34 Gy。术中放疗则是在术中给予瘤床单次 20 Gy 的照射。不良反应和美容效果可能取决于采用的 PBI 技术。目前,术中放疗 PBI 局部复发率高,需进一步选择合适的患者。

目前 PBI 研究中入组的多为低危患者,根据一些 II 期临床的结果,2009 年 ASTRO 关于 PBI 适应证应限于低危人群,年龄 ≥ 60 岁,T ≤ 2 cm,切缘 ≥ 2 mm,单中心病变,ER 阳性,无脉管癌栓,病理类型好,无 BRCA1/2 基因突变等,腋窝淋巴结阴性,无广泛导管内成分,未接受新辅助化疗。因 PBI 的随访时间短,数据不多,安全性和合适剂量模式仍不明确,PBI 尚不能成为标准治疗,患者选择应慎重。

(三)早期乳腺癌保乳术后豁免放疗

研究者尝试研究在局部复发风险很低的患者中,是否能够豁免保乳术后放疗。有些随机临床试验已经在开展这方面的研究。其中较早的一项是 NSABP B-21 研究,该研究结果表明,8 年同侧乳腺复发率在单纯三苯氧胺组是 16.5%,单纯放疗组是 9.3%,联合治疗组是 2.8%。在低风险而未行放疗组,有相当高的局部复发率,该研究恰恰表明,保乳术后放疗仍然是保乳治疗中的重要部分。

加拿大的研究人员随机选择了 769 名 50 岁及以上的乳腺癌患者,小肿瘤($T_{1\sim2}$),接受三苯氧胺联合或不联合放疗(40 Gy/16 F,瘤床补量 12.5 Gy/5 F)。中位年龄 68 岁,81% 患者是 ER 阳性。结果表明,保乳术后放疗显著降低了局部复发率(5 年内从 7.7% 降到 0.6%,8 年内从 17.6% 降到 3.5%)。因此,该研究再次在预后良好患者中证实保乳术后放疗的重要性。

为了进一步确定在更低风险患者中能否豁免放疗,在 CALGB9343 研究中,研究者将 636 名乳腺癌,70 岁以上,T_1,ER 阳性,淋巴结阴性的乳腺癌患者随机分为两组:接受他莫昔芬加或不加放疗(45 Gy/1.8 Gy,瘤床补量 14 Gy/7 F)。虽然 5 年和 10 年内放疗组的局部复发率有显著下降(分别为 5% 和 1%,分别为 9% 和 2%),但在仅接受他莫昔芬组的同侧乳腺复发率被认为是低水平,因此,在这部分患者中豁免术后放疗是可行的。该研究结果表明,对于 $T_1N_0M_0$,70 岁以上且 ER 阳性的患者,保乳术后可仅行内分泌治疗而不行术后放疗。

英国研究人员正在进行一项 III 期临床试验(PRIME II 研究),将年龄 ≥ 65 岁女性随机分为 2 组,放疗组:行全乳放疗＋内分泌治疗;观察组:仅行内分泌治疗。放疗剂量:45~50 Gy/2.0~2.6 Gy/(允许补量)。这项临床试验包括 1326 名女性,T ≤ 3 cm,ER 阳性,淋巴结阴性,手术切缘阴性。中位随访 5 年,接受放疗的患者比未接受放疗的患者同侧乳腺复发率明显下降(1.3%:4.1%),有统计学差异。两组的 5 年无转移生存或总生存无显著性差异。然而,虽然两组的同侧乳腺复发率有统计学差异,但实际的同侧乳腺复发率很低。该研究还在进一步随访中,后续数据的完善在决定复发率是否维持在可接受的低水平上是非常重要的。因此,该研究有可能在不久的将来改变临床实践,未来可以豁免放疗的患者年龄可能进一步降低到 65 岁。

二、改良根治术后放疗

(一)复发高危患者根治术后辅助放疗

改良根治术应用于乳腺癌多年,改良根治术后的部分乳腺癌患者仍有较高的局部复发风险。目前,主要依据腋窝淋巴结转移的数目和状态及原发肿瘤的分期来判断。对于术后复发高危患者,术后辅助放疗能否降低局部复发,进而提高生存率,这一直是研究者关心的问题。有研究将腋窝淋巴结阳性的绝经前患者分为单纯化疗组和化疗联合放疗组。15 年随访结果显示,术后放疗能降低局部复发率,提高乳腺癌专项生存率,20 年随访数据显示,术后放疗不仅降低局部复发率,而且总生存率也有显著获益。与此同时,丹麦乳腺癌研究组(DBCG)也于 1982 年开始改良根治术后高危患者辅助放疗的研究。入组的高危患者包括腋下淋巴结阳性、T_3 及肿瘤侵犯皮肤及胸肌间隙的患者。82b 研究中的患者均为绝经前患者,化疗联合放疗组和单纯化疗组 10 年的 DFS 分别为 48% 和 38%,OS 分别为 54% 和 45%。82c 研究中患者为绝经后患者,高危标准同 82b,他莫昔芬联合放疗组和单纯他莫昔芬组的 10 年 OS 率分别为 45% 和 36%,有明显统计学差异。

早期乳腺癌治疗协作组(EBCTCG)2014 年纳入根治术后辅助放疗后 10 年的局部复发率和 20 年的长期生存率的 Meta 分析结果显示,术后放疗能降低近 2/3 的局部复发。对于腋窝淋巴结转移数 ≥ 4 个的患者,放疗和未放疗的 10 年局部复发率分别为 13.0% 和 32.1%,20 年的总死亡率分别为 75.1% 和 82.7%($P=0.05$)。对于腋窝淋巴结转移数为 1~3 个的患者,放疗和未放疗的 10 年局部复发率分别为 53.5% 和 56.5%($P=0.01$)。

以上的临床研究表明,放疗对于局部复发高危患者的局部及区域淋巴结有显著的控制效果,这种局部控制作用并不能被其他全身治疗如化疗和内分泌治疗所替代,并且能给这些患者带来长期的生存获益。因此,对于局部复发风险高的患者需行术后辅助放疗。改良根治术后 $T_{3\sim4}$ 或 $N_{2\sim3}$(腋窝淋巴结转移 ≥ 4 个)的患者是术后辅助放疗的绝对适应证。此外,切缘阳性或切缘阴性但 < 1 mm 也是术后辅助放疗的绝对适应证。

(二)$T_{1\sim2}N_1M_0$ 患者的术后辅助放疗

术后辅助放疗在复发高危患者中的意义和地位明确,但在改良根治术后腋下淋巴结 1~3 枚阳性的患者中意义并不肯定。乳腺癌改良根治术后 $T_{1\sim2}N_1M_0$ 期患者具有中度局部区域复发危险(可达 10%~15%)。丹麦乳腺癌协助组开展的一项随机临床研究的亚组分析表明,对于 $T_{1\sim2}N_1M_0$ 患者,改良根治术后放疗有生存获益。与未放疗组相比,放疗降低了 15 年的局部区域失败率,从 27% 降至 4%,15 年的生存率,放疗组与未放疗组分别为 57% 和 48%,有显著性差异。

EORTC 22922/10925 这项随机对照的前瞻性研究探讨了内乳及锁骨上区域淋巴结放疗的意义,将肿瘤位于中央区及内侧区的术后Ⅰ、Ⅱ、Ⅲ期乳腺癌患者随机分为区域放疗组(内乳+锁骨上区淋巴结)及无区域放疗组,共入组 4004 例患者(包括保乳术和改良根治术),该研究中,有近 45% 为腋窝淋巴结 1~3 枚阳性的中危患者,随访 10 年后放疗组和对照组的无病生存率分别为 72.1% 和 69.1%($P=0.044$),无远处转移生存率为 78% 和 75%($P=0.02$),总生存率为 82.3% 和 80.7%($P=0.056$)。试验结果也支持在这部分患者中行局部区域放疗。

EBCTCG 在 2014 年发表了一篇 Mata 分析,该研究评估了腋窝淋巴结 1~3 枚转移的乳腺癌患者行根治术后辅助放疗的作用。在 1964～1986 年，共 22 项研究，共 8135 名患者，700 名患者行腋窝淋巴结清扫，但腋窝淋巴结阴性，放疗对于局部复发无明显影响。但对于腋窝淋巴结 1～3 枚转移的 1314 名患者，放疗降低了局部区域复发（$P < 0.00001$）、总复发率（RR 0.68，$P = 0.00006$）和乳腺癌的专项死亡率（RR 0.80，$P = 0.01$）。1314 名患者中有 1133 名患者行全身化疗（环磷酰胺，甲氨蝶呤和 5-FU，或他莫昔芬），这部分患者术后辅助放疗也降低了局部复发、总复发率和乳腺癌专项死亡率。

基于以上临床研究的结果，NCCN 指南中专家组对 $T_{1\sim2}N_1M_0$ 改良根治术后的辅助放疗作出 2A 类推荐。

然而，丹麦临床研究和 EBCTCG 中纳入分析的研究均为 20 世纪 60～80 年代的临床研究，这些患者平均局部区域复发率在 20% 以上，而最近报道的 $T_{1\sim2}N_1M_0$ 改良根治术后患者的局部区域复发率在 10% 左右，甚至低于 10%。局部区域复发率下降的原因有很多，如肿瘤变小，阳性淋巴结数目减少，清扫了更多的腋窝淋巴结（反映腋窝淋巴结清扫更彻底）和更有效的全身治疗方法（如蒽环类、紫杉类药物的使用，剂量密集方案，赫赛汀和其他靶向药物的使用等）。特别是对于局部复发低危的患者，其术后辅助放疗的绝对获益会被其潜在不良反应抵消，这些特征包括年龄 > 40 岁，肿瘤负荷低，如 T_1 或无脉管癌栓，或仅有 1 枚淋巴结转移，或对新辅助化疗反应好，良好的生物学特征，如低级别肿瘤，或激素受体强阳性等。因此，对这部分患者要充分权衡放疗获益和风险。

此外，有许多回顾性研究分析了 $T_{1\sim2}N_1M_0$ 患者复发的高危因素。总的说来，术后放疗可能在包含以下因素的患者中更有意义：年龄 ≤ 45 岁，腋窝淋巴结清扫数目 ≤ 10 枚，腋窝转移淋巴结个数为 3 枚，激素受体阴性，HER-2 过表达，手术切缘近以及脉管癌栓阳性等。这部分患者复发风险可能在 20% 以上，对于这些合并高危因素的 $T_{1\sim2}N_1M_0$ 患者强烈推荐行术后辅助放疗。而专门探讨 $T_{1\sim2}N_1M_0$ 中危复发风险患者是否需行术后辅助放疗的英国随机临床试验 SUPREMO 项目现正在随访中，期待该研究结果能为这类患者的治疗决策提供更确切的证据。

（三）放疗的范围、剂量和时间

改良根治术后放疗的范围包括患侧胸壁，锁骨上下区，临床上内乳淋巴结有累及或临床上高度怀疑内乳淋巴结可能会累及的需行内乳区放疗。$T_3N_0M_0$ 患者可以考虑单纯胸壁照射。放疗剂量 45～50 Gy/23～25 F，当需要行化疗时，放疗通常是在化疗后完成。术后放疗应在完成末次化疗结束后 2～4 周内开始。个别有辅助化疗禁忌证的患者可以在术后切口愈合、上肢功能恢复后开始术后放疗。内分泌治疗与放疗的时序配合目前没有一致意见，可以同期或放疗后开展。改良根治术后的大分割放疗现无随机临床研究的结果，有待后期研究明确其意义和作用。

三、区域淋巴结的放疗

对于可手术的乳腺癌，通常根据腋窝淋巴结状态决定是否给予区域淋巴结照射。区域淋巴结照射的目的是消灭掉手术有困难，全身治疗也不足以控制或杀灭的癌细胞，从而提高局部区域控制，进而转变成生存获益。

由于腋窝淋巴结清扫术所带来的上肢水肿等并发症，在早期乳腺癌中，腋窝淋巴结清扫应用明显减少，而前哨淋巴结活检的应用逐渐增加。在前哨淋巴结活检的背景下，如何进行区域淋巴结照射,是需要面对的问题。

（一）腋窝清扫术后区域淋巴结的放疗

保乳手术＋腋窝淋巴结清扫术患者,如果腋窝淋巴结≥4枚阳性,有区域淋巴结放疗指征;对于1～3枚淋巴结阳性者,NCCN指南也强烈建议给予锁骨上下区和内乳区的放疗。前者不难理解,后者主要的循证医学依据有MA.20和EORTC 22922这两项Ⅲ期随机临床研究。MA.20主要研究区域淋巴结照射是否改善局部控制和生存。MA.20研究中,保乳术后腋窝淋巴结阳性或腋窝淋巴结阴性但合并高危特征（原发肿瘤≥5 cm,或原发肿瘤≥2 cm但腋窝淋巴结清扫数目＜10枚,并且合并至少一项以下因素:组织学Ⅲ级、ER阴性或淋巴血管受侵）的患者随机分为全乳腺放疗组和全乳腺＋区域淋巴结放疗组,区域淋巴结照射范围包括锁骨上下区＋内乳区。该研究中约85%患者为1～3枚淋巴结阳性,接近10%患者为淋巴结阴性,3枚以上占5.1%～5.5%。结果显示,区域淋巴结照射降低了区域复发和远处转移,改善了10年的无病生存（82.0% vs 77.0%,$P=0.001$）,但总生存无明显差异。

EORTC 22922主要研究内乳和锁骨上区域的放疗能否改善生存和局控。在该研究中,4004例保乳或乳腺切除/腋窝淋巴结清扫或前哨活检的Ⅰ～Ⅲ期患者随机分为乳腺/胸壁放疗组和乳腺/胸壁放疗＋锁骨上/内乳淋巴结放疗组。入组患者:一类是肿块位于内象限或中央,无论有无淋巴结转移,第二类是肿块位于外象限且伴淋巴结转移。其中,$T_{1\sim2}$期约占95%,pN_0约占44.5%,pN_1约占43.3%,保乳术约占76%,内侧肿瘤约占66.5%。结果显示,10年DFS有显著差异（区域放疗组 vs 无区域放疗组:72.1% vs 69.1%,$P=0.04$）,无远处转移生存和乳腺癌专项死亡率在区域放疗组均有改善,总生存虽然无统计学差异,但有改善的趋势。

以上两项研究表明,腋窝清扫术1～3枚淋巴结阳性患者行区域淋巴结放疗有获益。但是,是否可以根据该研究结果对此类患者均进行区域淋巴结放疗,仍需结合患者情况联合考虑。在上述两项研究中,毕竟行区域淋巴结放疗的患者无显著的生存获益,而且放射性肺炎和淋巴结水肿的发生率显著增加。

因此,对于保乳术后腋窝淋巴结转移1～3个的患者,趋势仍然是对高危患者进行区域淋巴结放疗。许多研究表明,年龄≤45岁,腋窝淋巴结清扫数目≤10枚,腋窝转移淋巴结个数为2～3枚,激素受体阴性,HER-2过表达,脉管癌栓等,是区域复发的高危因素。对这些患者进行区域放疗,可能有更明显的获益。

（二）前哨淋巴结活检对保乳术后放疗的影响

保乳手术＋前哨淋巴结活检后,不同的前哨淋巴结状态对放疗的影响不同。关于前哨淋巴结活检阳性（微转移或宏转移）后续局部区域的治疗的研究有IBCSG 23-01、Z0011、AMAROS等临床试验。

IBCSG 23-01研究是一项前瞻性、多中心、非劣效性的临床试验,对临床$cT_{1\sim2}N_0M_0$、前哨淋巴结有一个或多个微转移（淋巴结肿瘤浸润直径≤2 mm）的患者进行随机分组,一组接受腋窝淋巴结清扫,另一组进行临床观察。中位随访5年,腋窝清扫组和观察组5年DFS分别为84.4%和87.8%,无统计学差异（$P=0.16$）。腋窝清扫组3～4级手术相关的不良事件较观察组多。2017年更新的10年随访的研究结果仍显示,对前哨淋巴结微转移的患者,行腋窝清扫与否,并不影响患者的DFS及OS,与5年的随访结果一致。分析原因,该研究中92%原发病灶直径＜3 cm,ER阳性者占90%,95%为1个前哨微转移,说明多数患者肿瘤负荷小,预后好。治疗上,91%的患者接受了保乳手术,有高达97%以上的患者行保乳术后放疗,96%的患者接受全身治疗。在腋窝清扫组,还有13%的患者有非前哨淋巴结受累。在治疗后5年,区域复发比率<1%。区域复发比率低,可能与以下因素有关:入组患者腋窝肿瘤负荷较小,预后好;全身治疗,尤其是内分泌治疗的贡献;以及全乳腺照射时对低位腋窝偶然照射的贡献。因此,对于有限个数的前哨淋巴结微转移的早期乳腺癌患者,应避免腋窝清扫,在不影响患者生存的情况下减少手术并发症。该临床试验显示,接受保乳手术+术后乳腺切线野照射的患者可以不做腋窝淋巴结清扫。

Z0011也是一项Ⅲ期非劣效性随机对照的临床试验,其目的是明确腋窝淋巴结清扫对有前哨淋巴结转移的乳腺癌患者生存的影响。Z0011试验入组时间为1999年5月到2004年12月。在这项Ⅲ期非劣效性临床试验中,有前哨淋巴结转移的患者随机化分配至腋窝淋巴结清扫组或仅进行前哨淋巴结切除组。目标人群是1900例,由于死亡率比预期要低,试验提前关闭。平均随访6.3年,5年OS在腋窝淋巴结清扫组为91.8%,在前哨淋巴结切除组为92.5%;5年DFS在腋窝淋巴结清扫组为82.2%,在前哨淋巴结切除组为83.9%。结论:在只有少数前哨淋巴结转移的乳腺癌患者,接受保乳手术和辅助全身治疗,与腋窝淋巴结清扫相比,前哨淋巴结切除并没有导致更差的生存,也就是说,前哨淋巴结切除并不劣于腋窝淋巴结清扫。

从Z0011研究的患者特征来看,80%为阳性,80%以上有1~2个阳性淋巴结,但41%为微转移,入组患者的腋窝肿瘤负荷小,多数患者预后较好。腋窝淋巴结清扫组清扫的淋巴结数目至少10枚,平均清扫淋巴结为17枚,除了前哨淋巴结外,还有27%患者有其他阳性淋巴结。也就是说,前哨淋巴结切除组也约有30%患者腋窝有亚临床病灶。全身治疗方案不限定具体的方案。治疗后5年出现区域复发的比例不超过2%。与IBCSG 23-01研究相比较,区域复发率低的原因包括:多数患者预后较好,腋窝肿瘤负荷较小,放疗对区域的控制以及全身治疗的贡献。

在Z0011研究中,放疗对区域控制有重要的贡献。在605例具有完整病历资料的患者中,89%患者接受全乳放疗。在接受全乳放疗的患者中,89例(15%)被记录也接受锁骨上区域淋巴结的放疗。在228例具有详细放疗记录的患者中,185例(81.1%)仅接受乳腺切线野放疗。在142例有详细放疗记录且可评估切线野高度的病历中,高切线野放疗(切线野上界离肱骨头≤2 cm)随机分配至腋窝淋巴结清扫组和前哨淋巴结活检组。在228例患者中,有43例患者(18.9%)接受≥3个野的针对区域淋巴结的放疗(均随机分配在两组)。区域淋巴结放疗的患者比未行区域淋巴结放疗的患者有更多的淋巴结转移。高切线野照射时,有更多腋窝Ⅰ/Ⅱ、部分腋窝Ⅲ区受到照射。由此可见,乳腺切线野、高切线野和区域淋巴结照射均在某种程度上增加了区域控制。对于区域复发风险较高的患者,增加锁骨上下区的照射是非常必要的;对于前哨淋巴结1~2枚阳性者,可在全身治疗的基础上给予乳腺切线或高切线野照射,是否区域照射,有必要结合患者的临床病理特征来联合考虑。

AMAROS研究也是一项Ⅲ期非劣效性临床试验,其研究目的是评估$T_{1\sim2}$有1~3枚前哨淋巴结转移的腋窝放疗能否取得和腋窝清扫术相似的局控,并减少上肢淋巴水肿等不良反应。将$cT_{1\sim2}N_0$前哨淋巴结阳性的患者随机分为腋窝清扫组和腋窝放疗组。中位随访6.1年,在腋窝淋巴结清扫组,33%患者腋窝还有其他阳性淋巴结。在局控方面,腋窝淋巴结清扫组有4例出现腋窝复发,而腋窝放疗组有7例出现腋窝复发,5年的复发率分别为0.43%和

1.19%。腋窝淋巴结清扫组和腋窝放疗组:5年的DFS分别为86.9%和82.7%($P=0.18$),OS分别为93.3%和92.5%($P=0.34$),无统计学差异。

在AMAROS研究中,约95%患者为1～2枚前哨淋巴结转移,75%～78%是1枚前哨淋巴结转移,17%～20%是2枚前哨淋巴结转移,约5%是3～4枚前哨淋巴结转移。在前哨淋巴结转移中,其中约60%是宏转移,29%为微转移。AMAROS研究中患者腋窝肿瘤负荷较小,与腋窝淋巴结清扫组相比,腋窝放疗降低了患侧上肢水肿的发生率。所以,对前哨淋巴结1～2枚的患者,针对腋窝的放疗可以代替腋窝清扫术。

从以上临床研究来看,针对1～2个前哨淋巴结阳性的$T_{1～2}$患者,如果患者预后良好,无论是微转移还是宏转移,可能并不需要区域淋巴结照射。Z0011和AMAROS研究均有对于高危患者进行区域淋巴结的照射,然而,该研究并未完全回答对于前哨淋巴结阳性患者是否行区域淋巴结照射的问题。因此,在临床实践中,当患者前哨淋巴结1～2枚阳性时,需要联合分析患者的临床病理特征,如年龄、原发肿瘤大小、有无脉管癌栓、前哨活检淋巴结的总数、阳性个数,推测区域复发的风险等,来判断是否需要行区域淋巴结照射。

(三)内乳淋巴结放疗

内乳淋巴结是乳腺癌的重要淋巴结引流区,对于内乳淋巴结区的照射一直存在争议。早期的回顾性分析显示,手术及化疗后内乳淋巴结局部复发率低,一般不超过3%。然而,随着先进的影像学检查的应用,发现内乳复发并不少见,且多合并远处转移。MA.20研究表明包含内乳的区域淋巴结照射降低区域复发和远处转移,改善10年DFS,未改善总生存。EORTC 22922研究表明,内乳和锁骨上区域淋巴结照射改善DFS,降低无远处转移生存和乳腺癌的专项死亡率,有改善总生存的趋势。

然而,内乳放疗会显著增加心脏和肺的受照剂量,如左侧乳癌内乳放疗会增加心脏和冠状动脉左前降支的剂量,右侧乳腺癌内乳放疗会增加右冠状动脉剂量,从而增加放疗引起的缺血性心脏病的死亡风险,从而抵消放疗的生存获益。乳腺癌放疗后缺血性心脏病与心脏受照的平均剂量有关,心脏的平均剂量每增加1 Gy,主要冠脉事件(心梗、冠脉再通和缺血性心脏病死亡)的发生相对风险增加7.4%,且心脏平均剂量无明显阈值,冠脉事件在放疗后5年内即开始出现。乳腺癌放疗的远期肺癌的发生率与肺部受照剂量呈正相关,也需将肺的受照剂量控制在可耐受的范围。

MA.20和EORTC 22922这两项Ⅲ期随机临床研究研究了包括内乳淋巴结的区域淋巴结放疗降低了局部区域复发,然而,这两项研究均不是专门针对内乳区放疗的研究。2016年发表的丹麦的DBCG-IMN研究,是一项关于专门研究内乳淋巴结放疗的大型队列研究,入组患者均为淋巴结阳性的保乳和乳腺切除术患者,放疗的靶区为乳腺/胸壁,锁骨上/下,腋下Ⅱ/Ⅲ站淋巴结引流区,为了避免心脏毒性,右侧乳腺癌患者行内乳区放疗(IMN),左侧乳腺癌患者不行内乳区放疗,主要研究终点是OS。共有3377例患者纳入研究,IMN组和对照组的8年的OS为75.9%和72.2%($P=0.005$),IMN降低了乳腺癌死亡率(IMN组和对照组分别是20.9%和23.4%,$P=0.03$)。在亚组分析中,IMN对原发灶位于中央/内侧区和(或)腋下淋巴结阳性≥4枚的患者OS有获益更明显,8年OS分别为64.8%和72.2%。

对于原发肿瘤位于中央区/内侧区和腋下淋巴结阳性患者或腋窝淋巴结转移≥4枚的患者,基于以上大样本的随机临床试验,建议考虑IMN,但需充分权衡放疗带来的临床获益和可能导致的心肺风险,必须在不明显增加心肺剂量的前提下进行。

四、新辅助治疗后放疗

新辅助治疗(包括化疗、内分泌治疗,靶向治疗)的应用,尤其是化疗,降低了乳腺原发灶和腋窝淋巴结的分期,临床实践证实改善了乳腺癌患者的预后。由于新辅助化疗的降期作用,术后病理对于辅助放疗的指导作用下降。新辅助化疗后放疗的指征根据化疗前的临床分期还是化疗后的病理分期,这是临床医生面临的一个重要问题。

安德森癌症中心在 1974~1998 年进行了一项前瞻性临床试验,共有 150 名乳腺癌患者行新辅助化疗和乳腺切除术,术后未行放疗。安德森癌症中心的研究发现,初诊时临床分期和新辅助化疗后的病理缓解程度是重要的局部复发率(LRR)的预测因素。尤其是,更高的 T 分期、更高的临床分期、化疗后大肿块、化疗后的阳性淋巴结数目增加,都是 LRR 的预测因素。亚组分析发现初诊临床 ⅡB 期或以上,新辅助化疗后病理阳性淋巴结,临床 T_3 或 T_4 而无病理阳性淋巴结都与局部区域复发风险足够高有关(>15%),这些可以成为考虑对胸壁和引流淋巴结进行乳腺切除术后放疗的依据。

有学者分析了 542 例接受了新辅助化疗、乳腺切除术和术后放疗患者的资料,并与 134 例接受了新辅助化疗但未接受放疗的患者进行比较。结果发现,接受放疗患者的 10 年 LRR 较低(11% vs 22%,$P=0.0001$),术后放疗获益人群包括原发肿瘤 T_3 或 T_4、≥ⅡB 期、pT_2 或 pN_2。

经过新辅助化疗后达到 pCR 的患者是否不需要术后辅助放疗,目前尚无随机临床试验专门进行研究。新辅助化疗后达到 pCR 的患者中辅助放疗的作用,回顾性分析显示 226 例患者接受了新辅助化疗后病理证实达到 pCR。结果显示,术后辅助放疗不影响 Ⅰ~Ⅱ 患者的 10 年 LRR(放疗组和未放疗组的 10 年 LRR 均为 0,也就是说,这组患者无局部及区域复发);Ⅲ 期患者的 10 年 LRR 从(33.3±15.7)%降低至(7.3±3.5)%($P=0.040$);此外,Ⅲ 期患者的 DFS 和 OS 也因放疗而改善。因此,初诊时 Ⅲ 期患者在新辅助化疗后,即使达到 pCR,辅助放疗仍不可缺少。

中期乳腺癌行新辅助化疗后,如何做出放疗选择? 研究者对 NSABP B-18 和 B-27 研究进行汇总分析,这两项研究中,患者的临床分期为 $T_{1\sim3}N_{0\sim1}M_0$,新辅助化疗后乳腺切除术后均未行术后放疗,或新辅助化疗后保乳术后仅行全乳放疗。1947 名新辅助化疗后行乳腺切除术的患者,累计 10 年 LRR 是 12.6%。这组患者中 LRR 的独立预测因素是肿瘤大小(>5 cm vs <5 cm)、临床淋巴结转移情况、病理淋巴结状态和乳腺肿瘤应答情况。新辅助化疗后行保乳术的 1100 名患者的 10 年局部复发率是 10.3%。这组患者 LRR 的独立预测因素包括年龄<50 岁、临床阳性淋巴结状态、病理阳性淋巴结状态以及新辅助化疗后乳腺缺乏完全缓解。新辅助化疗前临床评估腋窝淋巴结阳性,新辅助化疗后腋窝淋巴结仍阳性的患者 10 年 LRR 风险高达 20%,对于保乳术后患者,尤其是年龄在 50 岁以下的患者,全乳腺照射的基础上应另加区域淋巴结照射。对于乳腺切除术患者,尤其是新辅助化疗前原发肿瘤直径在 5 cm 以上者,应考虑术后放疗。新辅助化疗前淋巴结阳性,新辅助化疗后淋巴结阴性的患者 10 年 LRR 风险中等,保乳术后是否行区域淋巴结照射或乳腺切除术后是否行放疗,目前仍存在争议,有待随机临床试验。

NSABP B51/RTOG 1304 研究试图评价临床腋窝淋巴结阳性的 Ⅱ 期患者,新辅助化疗后改良根治术后病理腋窝淋巴结阴性的患者行放疗是否改善患者的 DFS,有助于明确新辅助化

疗前分期为 $cT_{1\sim3}N_1M_0$,化疗后达到 pN_0 患者的 LRR 风险。该研究结果将会为这类患者的治疗决策提供依据。

总之,当乳腺癌患者行新辅助的化疗后,对于临床Ⅰ~Ⅱ期患者,新辅助治疗达到 pCR,通常不能从乳腺切除术后辅助放疗中获益。对于化疗前评价 $cT_{1\sim3}N_1M_0$、化疗后腋窝淋巴结阳性的患者,仍需行区域淋巴结照射。对于化疗前评价 $cT_{1\sim3}N_1M_0$、化疗后腋窝淋巴结阴性的患者,是否需要区域照射,尚有争议,有待临床试验解决。对于临床Ⅲ期患者,无论原发肿瘤或腋窝淋巴结对化疗反应如何,都要考虑辅助放疗。

五、局部区域复发乳腺癌的放疗

乳腺癌改良根治术后和保乳术后均有可能出现局部区域复发,对于局部区域复发患者,需多学科讨论和治疗,最大限度控制局部疾病,尽可能减少或延迟再次复发或远处转移的发生。

（一）改良根治术后局部区域复发的放疗

局部区域复发患者应行全身检查,如胸部 CT、肝脏增强 CT、全身骨扫描、颅脑 MRI 增强扫描等,以排除远处转移。同时,尽量对复发肿瘤行活检,以重新检查激素受体、HER-2 状态,以指导后续全身治疗。

改良根治术后孤立的局部和区域淋巴结复发率在 3%~27%,其中半数患者胸壁为唯一的复发部位,其次为锁骨上淋巴结,腋窝和内乳淋巴结复发少见,为 2%~7%。改良根治术后单独胸壁复发的 5 年生存率为 20%~50%,锁骨上淋巴结复发的 5 年生存率为 10%~24%。改良根治术后仅出现局部区域复发时,应给予以根治为目的的联合治疗,包括手术治疗、放疗、全身治疗等。

改良根治术后常见的复发部位是胸壁,单纯胸壁复发,能手术切除应尽量手术切除,单纯手术切除后再次复发率高达 60%~75%,术后放疗可以显著降低再次复发的概率。此外,胸壁复发患者也有较高的远处转移风险。因此,胸壁复发术后需补充放疗和全身治疗,对于不能行手术治疗的患者,需行放疗和全身治疗。既往未行术后辅助放疗的复发患者,要用大范围照射,包括全胸壁照射和区域淋巴结的照射。中国医学科学院肿瘤医院报告显示,胸壁复发单纯局部小野照射,则二次胸壁复发率高达 52.94% 以上,而全胸壁放疗后胸壁二次复发率在 27.27%。胸壁复发不行区域淋巴结照射,其区域淋巴结复发率为 16.6%。全胸壁及区域淋巴结（锁骨上下区）的预防剂量是 50 Gy/25 F,然后缩野至原胸壁肿瘤区追加剂量。手术完全切除者,追加 10 Gy/5 F;手术有残留的,根据术后残留肿瘤大小追加 16~20 Gy/8~10 F。

局域淋巴结复发主要指同侧锁骨上下区、腋窝和内乳淋巴结复发。如果单纯放疗区域淋巴结、胸壁未行预防性照射,胸壁复发率为 44.1%,且放疗剂量与病灶大小有关。

锁骨上下区淋巴结复发,难以手术切除,建议先行穿刺活检获得组织学诊断,以及 ER、激素受体和 HER-2 检测结果。根据病理结果,先给予患者全身治疗,如化疗、靶向治疗或内分泌治疗等,在全身治疗效果最佳时行放疗。当全身治疗效果不佳时,应尽快给予放疗,以免肿块迅速增大,增加治疗难度。既往未行术后辅助放疗的复发患者,需要照射患侧胸壁、锁骨上下区。复发病灶局部补量 10~16 Gy/5~10 F。

腋窝淋巴结清扫术后腋窝复发,如果病灶可手术切除,应先行手术切除,然后行放疗和全身治疗。既往未行辅助放疗的患者,照射范围为腋窝、锁骨上下区和全胸壁,预防剂量 50 Gy/25 F,然后腋窝补量 10～16 Gy/5～10 F。腋窝前哨淋巴结活检术后腋窝复发,应行腋窝淋巴结清扫。如果腋窝淋巴结清扫彻底,放疗照射锁骨上下区和全胸壁,无须照射腋窝。

内乳淋巴结复发,手术创伤大,通常采用放疗。全身治疗原则同锁骨上下区复发,既往未行术后辅助放疗的复发患者,需要照射患侧内乳、胸壁、锁骨上下区。复发病灶局部补量 10～16 Gy/5～10 F。

既往接受过术后辅助放疗的局部区域复发的患者,是否可行再程放疗,要考虑首程放疗的部位、剂量、周围正常组织的耐受剂量、复发的间隔时间等因素,并且平衡再照射的风险和益处之后,可针对复发病灶局部再程放疗。再程放疗时,照射野设计要尽可能小,覆盖需要照射的区域,然后适当外放一定边界,以减少放疗的不良反应。

(二)保乳术后同侧乳腺复发的放疗

保乳术后同侧乳腺复发,需经病理学证实。保乳术同侧乳腺内单灶复发或可手术的复发患者,补救性乳腺切除术是最主要的局部治疗手段,可获得 60％～70％ 的 5 年局部控制率和约 85％ 的总生存率。保乳术后,同侧乳腺单灶复发,再次保乳手术可作为乳腺切除术的替代方法。既往未接受放疗的患者,可考虑保乳手术＋术后放疗;既往接受过放疗的患者,保乳术后可考虑加或不加部分乳腺照射,需结合既往放疗时心肺的照射剂量、放疗与复发的间隔,以及乳腺纤维化等多因素而定,要慎重选择。

保乳术后复发范围广泛或累及皮肤,需行全身治疗后再考虑局部手术,既往未行放疗,术后可行放疗。无法手术的患者,既往未行放疗,全身治疗后可行放疗。

补救性乳腺切除术后一般不考虑胸壁放疗,但如腋窝淋巴结有转移而既往未行区域淋巴结照射的患者,需补充锁骨上、下区淋巴结的放疗。

六、转移性乳腺癌的放疗

乳腺癌远处转移常见的转移部位是脑、骨、肺、肝或非区域淋巴结等。骨转移占的比率最高,肺转移较常见,肝转移少见,脑是比较常见的转移部位。对于转移性乳腺癌,需要多学科评估和治疗,以减轻患者痛苦,延长患者生存。转移性乳腺癌为晚期乳腺癌,治疗上首选全身治疗,在适当的时候需要局部治疗,如放疗。放疗对这些部位的转移灶均有较好的治疗效果。骨转移以放疗作为首选的治疗手段。脑转移患者肿瘤发展快,占位效应特别明显,手术切除转移灶是缓解症状最快、最有效的方法。除此之外,乳腺癌脑转移首选放疗。

乳腺癌骨转移引起的局部疼痛,放疗可以缓解疼痛,有效率为 70％～80％,并预防骨转移引起的骨相关不良事件。常规的放疗剂量为 30 Gy/10 次,每日 1 次。如果照射面积大,如骨盆的放疗,可以 40 Gy/20 次,每日 1 次。

乳腺癌骨转移往往多发,有少部分乳腺癌骨转移为单发或少发。对于脊柱的单发或少发转移,有的单位已开始采用立体定向放射手术(SRS,单次大剂量治疗)或立体定向放射治疗(SRT,分次大剂量治疗),单次剂量 12.5～25 Gy,或 6～9 Gy,3～5 次。肿瘤控制和疼痛缓解的有效率高,放疗时间缩短,方便患者。

乳腺癌脑转移引起的神经系统症状,如头晕恶心、癫痫、走路不稳等,脑部放疗可以有效地缓解症状,提高患者生活质量。放疗的方式应根据患者的一般情况、脑转移个数和部位、预期生存期、分子分型等选择不同的放疗方式。全脑放疗 30 Gy/10 次或 40 Gy/20 次,每日 1

次,该放疗方式多用于多发脑转移,如超过5~6个转移,或者软脑膜转移,三阴性乳腺癌,预期生存不长的患者。随着放疗技术的进步,如全脑预防照射肿瘤同步推量放疗,SRS/SRT,在临床上也越来越多地被使用。

脑转移瘤的SRS/SRT适用于较小的肿瘤,通过数次放疗、较大的单次放疗剂量来达到对肿瘤病灶的消融或控制。放疗单次剂量4~20 Gy,1~10次完成。SRS/SRT技术周围正常组织剂量跌落快,副作用小,对正常脑组织影响小,适合转移瘤少、小于5个转移瘤的患者。现有研究者尝试对更多个数的脑转移瘤行SRT。SRS/SRT对于HER-2阳性乳腺癌、ER阳性患者使用较多,因其预期生存期较长,有较多治疗手段,而SRS/SRT仅对肿瘤进行治疗,对患者认知等功能影响小。

此外,因乳腺癌转移引起的肿瘤溃烂、局部压迫等症状,可行局部放疗控制肿瘤,改善患者生活质量。肝、肺转移引起的症状,可以通过放疗控制肿瘤,减轻患者痛苦,改善患者生活质量。单个或有限个数的肝或肺转移灶,也可采用SRS/SRT技术。

(殷 悦)

参考文献

［1］赵金坤,戴东,等.肿瘤基础影像诊断须知［M］.天津:天津科技翻译出版有限公司,2017.

［2］惠双.卡培他滨联合奥沙利铂与替吉奥联合奥沙利铂治疗进展期胃癌的对比研究［J］.中国实用医药,2016,11(27):183-185.

［3］亚历山大·N.森查,艾琳娜·V.叶夫谢耶娃,米哈伊尔·S.英右托夫,等.乳腺超声［M］.罗葆明,肖晓云,吴欢,译.天津:天津科技翻译出版有限公司,2017.

［4］韩建雄,骆成俊,杨波,等.贝伐珠单抗联合不同化疗方案治疗转移性结直肠癌的疗效及安全性分析［J］.解放军医药杂志,2019,31(10):27-30.

［5］杨斌,张丽娟.腹部超声疑难及少见病例解析［M］.北京:科学技术文献出版社,2019.

［6］景钦东,刘海鹏,王斌儒,等.甲磺酸阿帕替尼治疗进展期胃癌的研究进展［J］.中国临床药理学与治疗学,2019,24(10):1194-1200.

［7］贾英杰.肿瘤临床技能手册［M］.北京:中国协和医科大学出版社,2019.

［8］李向欣,穆新林,李璐.吉西他滨注射剂联合顺铂注射剂治疗非小细胞肺癌患者的临床研究［J］.中国临床药理学杂志,2020,36(11):1446-1449.

［9］康春松.浅表组织器官超声疑难病例解析［M］.北京:科学技术文献出版社,2017.

［10］曹军丽,王欣.盐酸埃克替尼联合阿帕替尼一线治疗表皮生长因子受体 21 外显子敏感突变的晚期非小细胞肺癌的效果与安全性评价［J］.中国综合临床,2020,36(4):319-323.

［11］冀叶.肿瘤诊疗方法与实践［M］.北京:科学技术文献出版社,2018.

［12］胡卉华,张晶,徐海鹏,等.S1 节拍化疗联合多西他赛治疗晚期非小细胞肺癌的临床观察［J］.医学理论与实践,2020,33(15):2426-2428,2446.

［13］Ki Y. Shin.肿瘤［M］.周谋望,刘楠,邢华医,译.济南:山东科学技术出版社,2017.

［14］邵志敏,江泽飞,李俊杰,等.中国乳腺癌新辅助治疗专家共识(2019 年版)［J］.中国癌症杂志,2019,29(5):390-400.

［15］李安,牛桂芬,李杰清,等.乳腺癌新辅助化疗不良反应同疗效的相关性研究［J］.中国普外基础与临床杂志,2019,26(8):954-958.

［16］斯蒂芬·克拉克,李廷侃.免疫肿瘤学［M］.李廷侃,译.上海:上海交通大学出版社,2019.

［17］刘君,肖扬,郭建雄,等.奥沙利铂联合替吉奥和吉西他滨联合顺铂治疗晚期三阴性乳腺癌的疗效和不良反应比较［J］.肿瘤防治研究,2016,43(1):72-77.

［18］毛静瑜,曾赟,沈政洁,等.扶正化瘤方联合吉西他滨和顺铂治疗转移性三阴性乳腺癌的临床观察［J］.中国肿瘤临床与康复,2017,24(8):897-900.

[19]中国癌症基金会,《中国肿瘤临床年鉴》编辑委员会. 中国肿瘤临床年鉴[M].北京：
　　中国协和医科大学出版社,2019.

[20]薛英杰,贾靖,吴杨,等.培美曲塞和吉西他滨联合阿法替尼治疗晚期非小细胞肺癌
　　临床效果及安全性分析[J].临床误诊误治,2020,33(2):57-60.